Bernard Bouheret

El arte y la vía del shiatsu familiar

EDICIONES OBELISCO

Colección Salud y Vida Natural
EL ARTE Y LA VÍA DEL SHIATSU FAMILIAR
Bernard Bouheret

1.ª edición: octubre de 2013

Título original: *L'art et la voie du shiatsu familial*

Traducción: *Pilar Guerrero*
Corrección: *M.ª Ángeles Olivera*
Maquetación: *Juan Bejarano*
Diseño de cubierta: *Enrique Iborra*
Fotos: © Laurent Belmonte – l.belmonte@wanadoo.fr
Ilustraciones: © Francis Gingembre

Edita: Ediciones Obelisco, S. L.
Pere IV, 78 (Edif. Pedro IV) 3.ª planta, 5.ª puerta
08005 Barcelona - España
Tel. 93 309 85 25 - Fax 93 309 85 23
E-mail: info@edicionesobelisco.com

Paracas, 59 C1275AFA Buenos Aires - Argentina
Tel. (541-14) 305 06 33 - Fax: (541-14) 304 78 20

ISBN: 978-84-9777-974-6
Depósito Legal: B-13.546-2013

Printed in India

El tiempo que dura una vida es el mismo,
tanto si lo pasas cantando
como si lo pasas llorando.

Proverbio japonés

PREFACIO

Sin saber por qué
amo este mundo
al que venimos a morir.
Natsume Sôseki

Cuando debuté realmente en el mundo de la escritura, en la división en capítulos de este futuro libro y en las instalaciones de un jardín veneciano donde me encontraba, un extraño fenómeno se desarrolló antes mis ojos y los de mi compañera.

Una tortuga bastante grande anidaba justo detrás del banco en el que intentaba instalarme confortablemente; parecía plácida, tranquila, inmóvil como todas las tortugas del mundo. Pero a la que movía mínimamente uno de mis pies, la tortuga giraba la cabeza y arremetía tan rápido como le era posible contra mis extremidades, que le debían parecer agresores potenciales. Tuvimos que levantar los pies y ponerlos a una buena altura para evitar la batalla. Como no podía entender del motivo de tales ataques, se me ocurrió dejar en el suelo una de mis sandalias para juzgar cuáles eran sus intenciones reales, que no se hicieron esperar. La tortuga se abalanzó literalmente sobre el objeto de su desagrado. Empezó por darle furiosos golpes de caparazón, pataleando y dando grititos como de guerra. Lanzó la sandalia tan lejos como le fue posible, tras haberla mordisqueado con saña por los lados: ¡un perro no lo hubiera hecho mejor! Durante las tres semanas que estuvimos en Venecia, nada pudimos hacer para que cambiara su comportamiento, ni siquiera cuando nos la intentamos ganar a base de mimos y de lechuga, de esa que tanto gusta a los venecianos.

Este episodio provocó en mí una gran estupefacción y muchos interrogantes: no me podía creer que fuera por casualidad que una tortuga apareciese tan teatralmente justo cuando me disponía a difundir el mundo del taoísmo chino, del cual la tortuga es su emblema más paradigmático.

¿Cómo interpretar su agresividad? ¿Cómo un animal habitualmente dulce podía ponerse tan furioso por mis zapatos?

Cuando le dejábamos una sandalia a su alcance, repetía su comportamiento iracundo sin cambiar ni un punto ni una coma: carrera hacia la sandalia, ataque, grititos y mordisqueo. Siempre acababa subiéndose sobre la sandalia como quien ha vencido al enemigo, levantaba la cabecita y lanzaba un grito victorioso y defecaba concienzudamente para aliviar su rabia: ¡era sorprendente!

¿El orden del Tao estaba tan perturbado?

¿Podía interpretar los asaltos de esta tortuga como una exhortación a permanecer en la sombra, a no sacar nada a la luz, a no romper la línea del Wu Wei, de la no-actuación, tan preciada para Lao Tseu (Lao Zi)?

¿Tenía que hacer mías sus palabras: «*Una vez cumplida la obra, retírate. Tal es la ley del cielo*»? ¿Era la agresividad de este animal con reputación de pacífico un reflejo del actual desorden que reina en nuestra sociedad «sin Cielo»?

Recordé una historia contada por R. Wilheim (célebre traductor del YiKing) en la que había un maestro taoísta al que se había convocado para que trajera la lluvia, ¡pero lo que hizo fue que nevara en un sitio donde nadie había visto jamás ni un solo copo de nieve! Cuando le pidieron explicaciones, el viejo sabio respondió lacónicamente que en ese país reinaba un desorden tal entre el Cielo y la Tierra que no había podido conseguir otra cosa: la nieve repentinamente caída era la fiel muestra de la falta de armonía de los seres humanos. ¿Estaría pasando lo mismo con la tortuga guerrillera?

Afortunadamente, al siguiente día una hermosa melodía se escapaba de un clarinete, interpretando *El Bolero* de Ravel. Entonces me dispuse a escribir todo lo que había oído en mi práctica cotidiana y es el mismo *Bolero* que cito cuando enseño shiatsu y quiero compartir las pulsiones de mi música interior. Durante una semana, el clarinete del veneciano desconocido y mi pluma sobre el blanco papel fueron buenos compañeros, en los dulces instantes de las soleadas mañanas de la Serenísima. Un acorde se unía al tumulto del mundo. ¿Acaso no dice el budismo zen que «*Una flor se abre y llega la primavera a todas partes*»? ¿Puede que sea una locura presuntuosa pensar que si el shiatsu llega a cada hogar se puede contribuir a restablecer el Tao?

Cada vez que he tenido que dar fe del shiatsu y de las leyes del Tao que sustentan sus aplicaciones, me he visto obligado a priorizar la pertinencia de este viejo sistema de pensamiento (siglos VI y V a.C.), tanto desde el punto de vista de la higiene de vida y del lugar que ocupa el ser humano en el universo, como del respeto al entorno y a la Naturaleza. Resumiendo: que si fuéramos más taoístas, el mundo actual estaría en mejor estado; sería más respetuoso con los demás, con los animales, los bosques, el suelo, el agua y con todo lo que está vivo. Y sobre todo, estaría más ligado al eje vertical Cielo-Hombre-Tierra, tan separado hoy en día.

Me ratifico plenamente en esos grandes principios que desde hace casi treinta años nunca he dejado –en ningún momento– de verificar la magnífica sabiduría de la filosofía del extremo oriente. He querido hacerla mía a lo largo de todo este tiempo en el que he ejercido, de rodillas en el suelo, con mis pantalones y mis *zafus*, sin perder mi alma occidental, porque es en París donde la vida me ha hecho ejercer.

Sí, el shiatsu es una hermosa práctica y todos lo que lo practicamos lo sabemos: obedecemos a un maestro tan generoso como exigente. Y dado que este arte es manual, vivo, inmanente, no es fácil hablar de él por ser una disciplina (en los dos sentidos de la palabra) vivida con todo el ser, que pasa del corazón a las manos para llegar a tocar lo inmaterial a través de lo carnal: la Energía, el Aliento, el fluido vital, la esencia de la naturaleza médica.

Avanzando paso a paso por esta vía, he cedido a su rigor y, tomando la empinada escalera de la obediencia, he descubierto un mosaico de joyas al compartir cuidados repetidos a unos y a otros.

Instintivamente, sabía que un día escribiría sobre el único objeto de mi vida, que intentaría transmitir mi experiencia y, particularmente, guiar a los demás hacia la filosofía de la cura manual: «*Cuidarse a sí mismo, cuidar a los demás, cuidar al mundo*».

Como hay que estar mucho tiempo callado para tener algo que decir, hablaré ahora de «mi shiatsu» en el entramado del *Sei Shiatsu Dô*, la vía del shiatsu sincero, leal, donde el buen corazón es el motor de todos los actos que nos acercan al prójimo. Tanto si es en el ámbito de la familia o en una consulta, esta vía transformará tu vida; déjala que are sus surcos en tu vida cotidiana, déjala que te lleve al corazón de tu corazón.

LA LLAVE

Nasruddin rebuscaba en el suelo desde hacía una hora. El sol caía a plomo y su vecino estaba muy intrigado. Salió y le dijo:

— *Pero Mullah, ¿qué estás buscando ahí tanto rato? ¿Por qué escarbas en la tierra tan desesperadamente?*

— *Es que he perdido mi llave.*

Entonces ambos se pusieron a buscar la llave desaparecida. Al cabo de un rato largo e interminable, sudando y con la boca seca por culpa del sol de justicia, el vecino se levantó y miró a Mullah entre curioso y suspicaz:

— *Dime, Mullah, ¿estás seguro de que perdiste tu llave aquí?*

— *No, no la he perdido aquí,* respondió Nasruddin, *la he perdido dentro de casa, pero prefiero buscarla aquí fuera porque... ¡hay más luz!*

Sabiduría sufí

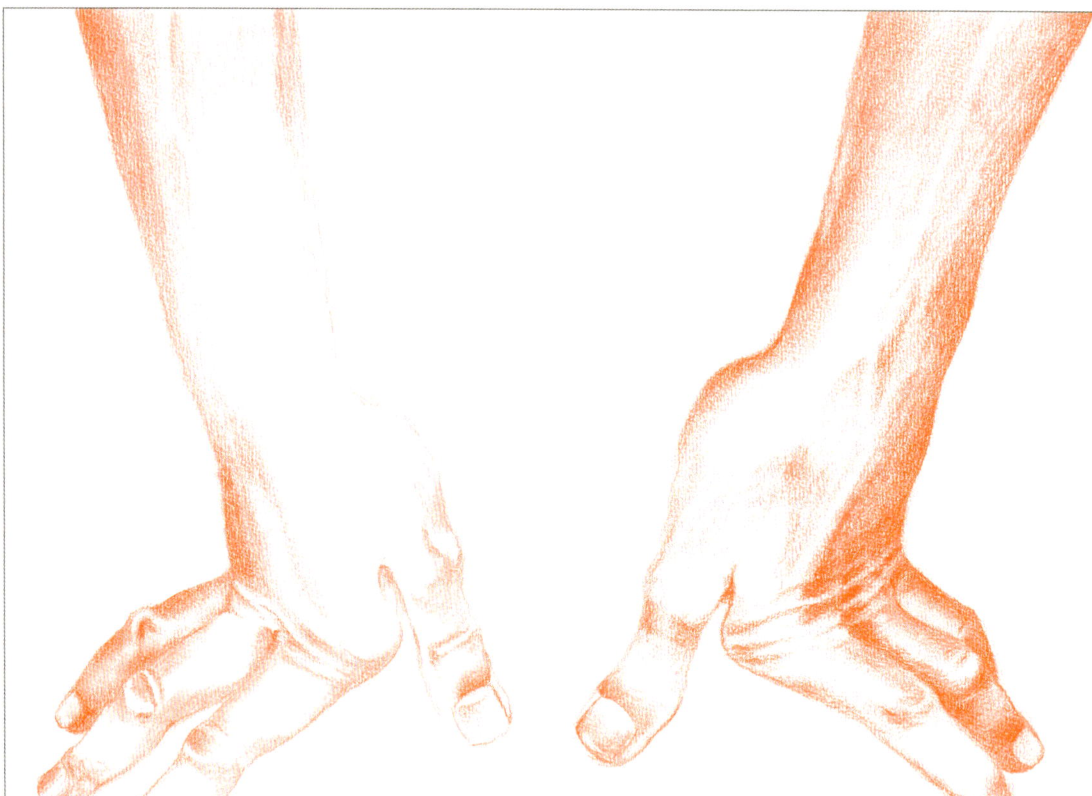

Introducción

La aurora toca el laúd a las puertas de la noche,
y acepta desvanecerse cuando aparece el sol.
R. Tagore

El shiatsu que presentaremos a lo largo de toda esta obra deriva de la auténtica tradición japonesa. Puede ser practicado en el seno de la familia, sin dejar de ser una disciplina artística, un arte familiar, como el tiro al arco, los arreglos florales o la ceremonia del té. Es, sin duda alguna, como me fue enseñado por mis maestros, tanto en Francia como en Japón.

El shiatsu familiar es un auténtico arte de vivir, momentos compartidos en los que la gente puede reencontrarse y compartir emociones comunes a través del tacto. Más que nunca, el mundo en que ahora vivimos, con su ritmo loco, sus incesantes ruidos, su incapacidad para el silencio y la interiorización, necesita reorientarse. El shiatsu puede ayudar a cualquiera que busque una vida más armoniosa, menos dispendiosa, más centrada y unificada. Gracias a su intervención en el conjunto del cuerpo, te ayudará a recuperar la unidad, la profundidad y la integridad. Quizá este libro haga penetrar en tu casa y en tus manos el deseo de compartir esos momentos privilegiados. Dando sólo eso, recibirás mucho a cambio, más de lo que te puedas imaginar. Practica y constatarás que, cuidando a otra persona te cuidas a ti mismo, que buscando el equilibrio para otro lo encuentras para ti.

Además de con tus seres queridos, el shiatsu puede ser practicado como artista: si los gestos se repiten invariablemente, como si fueran un ritual, rápidamente percibirás lo sagrado que vehicula. Instala este arte en tu vida, instálate en su ritmo, repite cien veces el mismo gesto, emborráchate de la cadencia musical y del sonido de los dedos sobre los tejidos. Déjate entonces transportar por el ritmo de tus presiones, vete con tu compañero, amigo, padre, hijo o quien sea y baila con él la música del cuerpo por todos sus caminos.

Estarás así sobre la vía del cuidado manual y notarás que, dándote a esta vía, ella se te ofrecerá también, que los mismos surcos que profundizas en tu vida se profundizan también en lo más secreto de tu ser.

Podría haber titulado este libro *Guía práctica del shiatsu familiar* o *Cómo cuidar de tu hijo mediante la simple presión de los dedos*, pero esos títulos no abarcan toda la dimensión sagrada, mágica, que oriente ha sabido transmitirnos, atravesando el tiempo y el espacio para venir hasta aquí, hasta nosotros, desde hace miles de años porque, en Asia, saben desde tiempos inmemoriales que dentro del cuerpo se expanden el alma y el espíritu. Así pues, nos moveremos en *el Arte y la Vía del Shiatsu Familiar*. Espero que hagamos este viaje juntos.

* * *

Todo el que practique artes marciales sabe que uno no pone un pie en el Dôjô sin haberse quitado los zapatos y que, tras haberlo hecho, se tiene que hacer un saludo concreto. El primer saludo es al Dôjô mismo, como lugar que acoge la práctica y la vía de la disciplina que hayamos escogido; el segundo saludo es al maestro fundador del arte ejercido (aikido, judo, karate do...).

Del mismo modo, rindo yo homenaje a Soké Sensei Okuyama Ryuho, maestro fundador del *Hakko Ryu*, saludándolo. En efecto, para comprender bien el estado de ánimo que deberemos experimentar a lo largo de esta obra, tenemos que presentar a la escuela japonesa que inició el camino por el que ahora transitamos.

El maestro Okuyama nació en 1902. Durante mi estancia en Japón, en 1981, aún dirigía la escuela, con la inestimable ayuda de su hijo Waka Sensei. Murió en 1986. Su hijo espiritual, Okuyama Shizan, me enseñó shiatsu en Montpellier, entre 1977 y 1980, paralelamente a mis estudios de kinesiterapia.

Esta escuela, principalmente instalada en Omiya (al norte de Tokio), se llamaba *hakko ryu*, que significa «Escuela de la octava Luz». Soké Sensei pidió a todos los alumnos de la escuela que trabajaran con la fuerza de la octava luz, que es la luz ultravioleta y que representa la radiación de lo invisible, porque está más allá de los siete colores del espectro. El ultravioleta invisible es la radiación más potente. El Dôjô Central de Omiya está separado en dos espacios. Un espacio de arte marcial: fantástico lugar lleno de tatamis de paja cuyos muros están completamente revestidos de madera, sobre los cuales se exponen todas las técnicas caligrafiadas por la mano del maestro. Un espacio de salud - shiatsu: un dispensario en el que operan dos prácticos desde la mañana hasta la noche. En Japón se reciben cuidados de shiatsu igual que aquí vamos a la peluquería, sin necesidad de concertar cita previa.

Por todas partes reina una atmósfera alegre, simple y cordial. Quedé profundamente sorprendido porque me esperaba un rollo mucho más Zen. ¡Y nada más lejos! En el Dôjô se respiraba alegría y relajación, estábamos entre sintoístas, que celebran la vida por encima de todo. El lugar era continuamente visitado por maestros venidos de los cuatro rincones del país, el sake corría como el agua y había geishas tocando música en todas las ceremonias.

Tuve la increíble suerte de ser el único alumno de Segawa Sensei, práctico emérito, uké preferido de Soke Sensei, que estaba para llevar con mano de hierro el Honbu Dôjô. Lógicamente, tenía un alto grado (7.º dan) del Hakko Ryu Ju Jitsu (yawara), pero también era un practicante de shiatsu sin par, que trabajaba con una maestría que yo no había visto nunca; durante todos mis largos, cálidos y húmedos días de primavera pasados allí, no perdí de vista ni uno solo de sus elegantes gestos, enérgicos y soberbiamente ejecutados con un ritmo perfecto. Aprendí mucho de ese hombre haciéndome el japonés: abriendo bien los ojos, no hablando casi nada, sentándome en *Seiza*, inmóvil y atento.

El dispensario atendía a las familias de la ciudad, adultos y niños, hombres y mujeres. Waka Sensei, el hijo del maestro, estaba cada día en el trabajo. Aún hoy recuerdo la intensidad y el rigor de su shiatsu, su rápida capacidad de reacción para ir a lo esencial con la máxima concentración.

Una cosa es segura: en Japón se aprende más con los ojos que con la palabra y tuve que esforzarme mucho en este punto porque, como salí para Japón precipitadamente, mi conocimiento de la lengua era más bien nulo. Otra virtud que me sirvió de mucho a lo largo de mi estancia fue una universal: la virtud de corazón, que los japoneses llaman Kokoro, constantemente presente en la vida diaria.

Este shiatsu amplio, rítmico, preciso, denominado *Koho shiatsu* o shiatsu imperial, hace honor a su nombre por su profundidad, su intensidad y su generosidad. El hombre joven que yo era entonces (tenía 26 años) quedó deslumbrado.

Sólo estuve una estación en Japón, pero este tiempo me dejó una huella tan profunda que resultó una verdadera iniciación. Si en la actualidad vuelo con mis propias alas y sé calcular distancias, es gracias a la familia Okuyama, por el acogimiento que me brindaron y por la fortaleza de las enseñanzas que me transmitieron, aunque las lecciones no las encontrara siempre en el momento y el lugar que esperaba hacerlo. Mucho más tarde, pasados bastantes años, pude valorar en su justa medida la dimensión de aquel viaje y todo lo que me aportó.

* * *

Soy completamente consciente de que no se puede dar ni recibir el shiatsu exactamente igual que en Japón; creo, no obstante, haber tenido éxito al transmitir el espíritu de dicha disciplina, su fuerza y su autenticidad, adaptándolas a los europeos, cuyo cuerpo es más frágil y cuyas emociones están más a flor de piel. Fui un adepto de ese Japón tradicional, auténtico y riguroso desde mi más tierna infancia, cuando a la edad de 8 años el judo se instaló en mi vida. Sin que yo lo supiera, el judo me preparó para mi futura vida como practicante de shiatsu, forjando mi cuerpo y mi espíritu para la nobleza del arte caballeresco del *Bushidô* (que no es el arte de la guerra sino el arte de defender la vida).

Cuando era un joven judoca, sentía cómo mi cuerpo se recolocaba solo cuando ataba el nudo de mi cinturón para cerrarme el kimono (dogi). El saludo reverencial a la entrada en el dôjô trascendía mi persona y poner los pies desnudos sobre el tatami engendraba, en todo mi ser, sensaciones de una suavidad desconocida hasta entonces.

Muy pronto, Japón despertó en mí una aspiración que no podía comprender en aquella época, ni siquiera imaginar la prolongación, el sentido ni el impacto que más tarde tendría en mi vida.

Otro hecho remarcable viene a mi memoria: el inmenso placer que sentía, en mi casa familiar de Montpellier, andando descalzo y escapando de las reprimendas de mi padre, que insistía en que me calzara; yo le hacía siempre la misma solemne promesa: «¡Cuando sea mayor, nunca llevaré zapatos!».

Y el adulto que ahora soy mantiene su promesa infantil. Ojalá ese niño clarividente no me deje nunca y me ayude a mantener su frescura, su pureza y el aliento vital que aún recorre mi cuerpo en este largo camino.

* * *

Nunca he negado que es difícil, en realidad imposible, aprender shiatsu –en tanto que disciplina manual, tradicional– a través de un manual por muy completo y por muy erudito que sea. Pero con un buen libro entre las manos y haciendo pinitos, a más de uno se le puede despertar el gusanillo por aprender y buscar un maestro competente que pueda guiarle a lo largo de sus maniobras.

No se me ocurriría tentar a nadie para que aprendiera a tocar el piano sin un buen profesor cualificado. De igual modo, un individuo sensato no puede pretender aprender aikido sin practicarlo cuerpo a cuerpo, sufriendo los golpes y el peso de un contrincante, sintiendo su fuerza y la capacidad para desequilibrarlo.

Exactamente lo mismo para con el arte del shiatsu. Aunque el objetivo de este libro es el ejercicio en el seno de la familia, nunca se deben perder de vista sus reglas esenciales. En el capítulo III veremos cómo la energía circula, se transforma, vive y toma forma en el cuerpo. El primer objetivo de cualquier practicante deberá ser el restablecimiento de la libre circulación de la energía. Cuanto más fluya, más salud habrá. Si esta fluidez se ve interrumpida, aparecerán dolores, cansancio, contracturas y tensiones.

La salud es el movimiento, el ritmo, la capacidad de cambiar y adaptarse. La enfermedad es la inercia, el aislamiento, el endurecimiento y la fragmentación.

El shiatsu familiar restablece la unidad, la integridad, la fluidez de la energía en el cuerpo. Busca mantener vivos los espacios en el interior de los cuales tienen lugar las transformaciones y los intercambios. En este sentido, el shiatsu es tan estructural (mantenimiento de la integridad de los espacios del cuerpo) como energético (mantenimiento de la buena circulación de la energía en el cuerpo).

No olvidemos que, en la antigua tradición griega, de donde sale nuestra propia cultura, la medicina se encontraba entre las artes mayores, al lado de la música, el teatro, la danza y la poesía. Si en la actualidad todos nos quejamos de la falta de humanidad y de buenas maneras en la medicina moderna es porque ésta –y estoy controlando mi lengua– ha perdido su alma. Ahora los médicos ya no actúan como artistas, no ponen sus cinco sentidos usando los ojos, las orejas, la nariz ni las manos, sino que se ayudan de analíticas, de clichés y con instrumental sin el cual no es nadie, porque es el instrumental quien consulta.

Yo tuve la suerte de tener un abuelo médico, todo peripuesto, a la antigua usanza. Recuerdo aún el contacto de sus manos buscando nudos dolorosos en mi cuerpo, que se infiltraban en cavidades, golpeándose una mano sobre otra para escuchar el buen funcionamiento de mis órganos. Estaba, tanto en sentido estricto como en sentido figurado, a la escucha del cuerpo, de su vida íntima, de sus ruidos, de sus resonancias y de sus olores. Y cuando acababa de pasar consulta, se dedicaba entonces a pintar paisajes con colores pastel, a sentarse en silencio para escuchar a Mozart o a leer literatura.

Pocos médicos son capaces, hoy en día, de interpretar una dermalgia refleja (dolor de un órgano expresado a través de la piel). Pocos son capaces de medir la intensidad de la fiebre sin un termómetro, cosa que mi madre conseguía fácilmente con sólo poner los labios sobre mi frente.

No pretendo insinuar que los médicos son unos inútiles, ni mucho menos, pero sí que afirmo que la carrera médica se va alejando cada vez más de la realidad global del ser vivo. Creo que va siendo hora de que la medicina vuelva a ser lo que nunca debió dejar de ser: «la forma de mantener la salud antes de combatir la enfermedad». Esa es la razón por la que, en la medicina china, el médico nunca cobra por pasar consulta porque lo mantiene la comunidad que está a su cargo.

Aquí decimos «más vale prevenir que curar». En los libros eruditos de China se lee: «No hay mal externo sin herida interna». Y es ahí donde nosotros intervenimos, porque la práctica del shiatsu en una familia curará mil «problemillas» que podrían degenerar y acabar debilitando seriamente el organismo, sin la presencia constante y regular de cuidados específicos. Un simple desorden puede destrozar el metabolismo y abrir la puerta a una enfermedad.

Este es otro adagio que nos guiará a lo largo de nuestro recorrido:

El gran médico cura pequeños males.
El médico pequeño cura los grandes males.

En efecto, el que es capaz de descifrar lo antes posible las pequeñas disfunciones del cuerpo evitará muchos problemas en el futuro.

Ahora que nuestros hospitales están desbordados, que la Seguridad Social está en números rojos y ya no saben de dónde sacarnos más dinero, se abre un hueco para el cuidado familiar. Podríamos soñar con que en cada familia, en cada hogar, hubiese un pequeño espacio para la salud donde todos pudieran ayudar a un miembro de la familia aquejado de una jaqueca, de dolores en la espalda, de cansancio por exceso de trabajo o por una mala postura, de nervios... Un espacio donde cada madre fuese capaz de hacer desaparecer dolorcitos a sus hijos.

¿Es un sueño tonto? Hagamos que no lo sea. Como dice Lao Tseu (Lao Zi): «*Un viaje de mil leguas empieza con un primer paso*».

Ante el relámpago, sublime es el que no sabe nada.
Bashô

Primera parte

TEORÍA

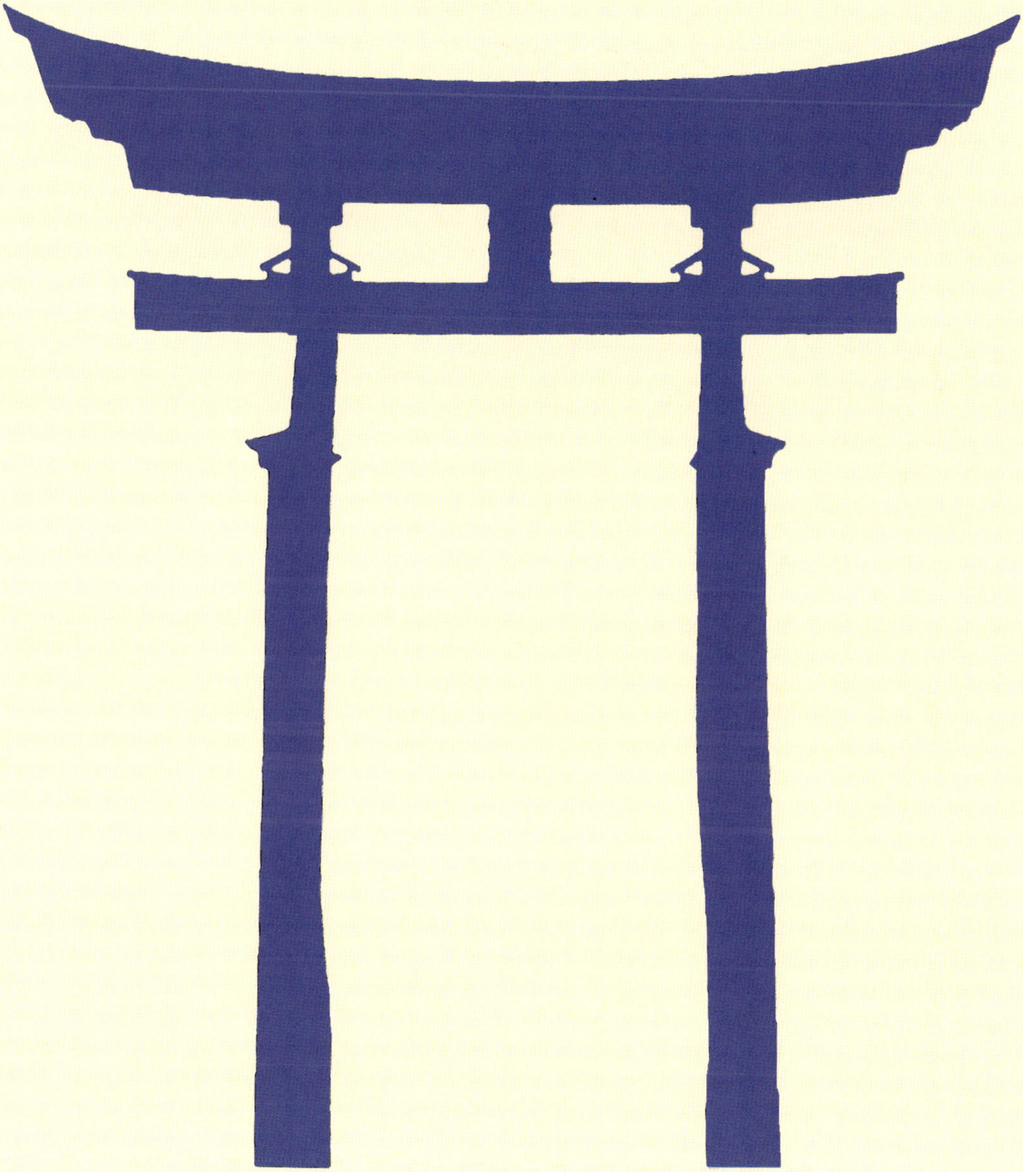

LA BARCA VACÍA

Imagina una barca navegando por un río. Otra barca, vacía, libre de ocupantes y a la deriva, se acerca y va a chocar. Los marineros de la primera barca son hombres vulgares, de baja condición y pendencieros, pero no tienen con quien enfadarse.

Si un solo hombre, un pobre desgraciado, se encontrara en la barca a la deriva, los marineros le gritarían, le insultarían, hasta intentarían agredirlo para que evitara el choque que pudiera romper su barca.

En resumen, la barca no despierta la cólera de nadie mientras que esté vacía. Lo cierto es que la barca tampoco despierta iras aunque esté ocupada. Del mismo modo, ¿quién podría ofender o hacer algún daño a quien haya sabido liberarse de su Yo?

Sabiduría taoísta

1

Los orígenes del shiatsu

Cuando bebas agua, piensa en la fuente.
Proverbio chino

El cuidado manual siempre ha sido desarrollado de manera instintiva, intuitiva y natural, porque la primera forma de terapéutica consiste en llevarse la mano al lugar donde sentimos sufrimiento. Cuando un niño se cae y se hace una heridita, su madre le sopla, le frota o le da un besito para conjurar el mal: lo hace de manera tan evidente como inconsciente. Cuando un amigo sufre emocionalmente, le cogemos la mano, lo abrazamos o de damos palmadas en la espalda para aliviar su corazón. Cuando un gato viene a frotarse entre nuestras piernas, en realidad busca las manos para que lo acaricien. El ser humano no ha necesitado leer libros ni hacer cursillos para saber que sus manos son naturalmente inteligentes, sabias y benefactoras.

Algunos curanderos afirman que sus manos están como imantadas y se sienten atraídas hacia el dolor de los demás. ¿Qué corriente pasa por ellas? ¡Eso nadie lo sabe!

En oriente han intentado explicarlo a su manera y, por supuesto, siempre incluyen la noción de *Ki* o energía (el Chi de los chinos). Para Soichiro Tobe (redactor jefe de la editorial Ido no Nippon), *«el Teaté (tocamiento manual) representa la primera forma terapéutica: la mano se lleva inconscientemente al sitio que duele»*, Cierto, la finalidad inconsciente es restablecer la unión, hacer que circula el Ki: el dolor aísla, la enfermedad fragmenta. Tocar reconecta y permite al individuo que sufre recuperar su integridad.

Es, pues, muy difícil datar el origen de las disciplinas manuales, dado que están imbricadas en nuestra propia historia, como un lenguaje universal de protección, de empatía y de lucha contra los traumas y los reveses de la vida diaria. Estamos obligados a constatar que el shiatsu japonés está fuertemente inspirado por las técnicas de masaje chinas, a pesar de que Japón ha puesto muchos elementos propios, como su sentido de la desnudez, su energía personal y su sobriedad.

En origen, el shiatsu no se llamaba así. Según las investigaciones de Shizuto Masunaga, parece ser que fue Tenkei Tanai el primero en emplear ese término en 1915 (shiatsu significa «presión de los dedos»). El shiatsu impregnó el *Anma* (masajes en general) con su *modus operandi*. *Anma*, literalmente «presionar» o «frotar», deriva del término chino *An Mo*. El *Put Tang An Mo* es el masaje más popular en China: es un masaje eficaz, seguro, que no necesita estudios profundos para ser practicado. Lo encontramos en todas partes, en oriente: es barato y lo practica gente muy sencilla, habitualmente ciegos. Esta misma tradición la encontramos en Japón.

«Desarrollando ciertos aspectos del Anma, el shiatsu desarrolló su propia forma. Pero tuvieron que pasar veinte años para que pudiera ser practicado legalmente y la odisea por la que tuvieron que pasar los practicantes interesados para conseguir una licencia está viva aún en muchas memorias. Nosotros sólo podemos sentir respeto por los esfuerzos de aquellos predecesores que tanto lucharon para que se reconociesen los valores innegables del shiatsu».[1]

Existe también un parentesco entre el shiatsu y el *Tui-Na*, que es una técnica practicada fundamentalmente en las escuelas marciales y que se emplea para aliviar traumatismos relacionados con las caídas, los golpes y las torsiones de miembros. Encontramos dichas manipulaciones ancestrales en el shiatsu derivado de la tradición marcial.

Pero lo cierto es que el shiatsu parece derivar, incontestablemente, de la rama *Dian Xue An Mo* o masaje por presión en los puntos de acupuntura. Este término ha sido traducido en occidente como acupresión, pero es impropio porque «acu» se refiere a aguja y en ningún caso se presiona con agujas en el shiatsu. Por el contrario, la relación entre los puntos de acupuntura y los órganos internos es evidente; esta relación tiene lugar gracias al Ki (Chi) y el practicante debe tener un buen conocimiento de su circulación por los meridianos y conocer las leyes de la medicina oriental.

En este punto ya nos salimos del ámbito del masaje de relajación para entrar en la vía de la «medicina manual». Mientras que en el *Tui-Na* se practica en los meridianos en su conjunto, en el *Dian Xue An Mo*, que derivará en shiatsu terapéutico, se centra más la atención en los puntos de acupuntura. Según las investigaciones históricas, los documentos de la época afirman que en torno al año 500 se desarrolló el arte del dominio del Ki.

Este arte llegó a Japón entre los siglos VII y VIII, a través de los monjes budistas. Sin embargo, en el libro más antiguo de medicina china, el *Huang Di Nei Ting Su Wen* (clásico del Emperador Amarillo), encontramos ya referencias a la cura manual que ha recorrido su andadura paralelamente a la acupuntura: Quibo, el experto que respondía a las preguntas del emperador Huang Di, era un «maestro masajista» y el emperador ordenó «al pueblo del centro» curarse con masajes.

---

[1] Shizuto Masunaga, *Shiatsu et Médecine Orientale*, Le Courier du Livre, 1999.

En época moderna, los maestros japoneses auténticos debieron luchar seriamente por conservar el noble arte de la curación manual energética, contra los listillos que sólo querían hacer cuatro masajes relajantes con objetivos mercantilistas. Las curaciones manuales se degradaron mucho desde la época Edo (1603-1868), como lo recuerda S. Masunaga, gran maestro de shiatsu:

«La degradación del Anma hasta ser una simple práctica de alivio no es reciente y podemos ver, leyendo el Anpuku Zukai de Jinsai Otha (1827), que ya se asistió a una cierta degradación a finales de la era Edo (1603-1868). Cuando el tratamiento con shiatsu se desmarcó de las medicinas empíricas, su estatus legal fue reconocido en Japón junto con el del Anma y el masaje corriente, pero se luchó mucho para demostrar sus originales efectos y poner de manifiesto su singularidad. Después pasó que, al darse cuenta de que el shiatsu se había visto limitado a ser una simple práctica terapéutica de apoyo marginal a los tratamientos de la medicina occidental, si se querían preparar realmente las condiciones para convertirlo en un arte a parte, era indispensable ordenar los sistemas de tratamiento y diagnóstico según los principios de la medicina oriental».

Opino que el esfuerzo que han hecho los maestros japoneses para sacar al shiatsu de mercadeo de las terapias alternativas sin finalidad terapéutica alguna debería llevarse a cabo también en Europa, para que el shiatsu deje de considerarse un simple método de relajación suplementario, abierto a todo el que lo quiera practicar sin tener ni idea.

Entre 1941 y 1945, se abrió una época que favoreció el desarrollo de las terapéuticas naturales en Japón. Durante la segunda guerra mundial, período de restricciones, el maestro Noguchi (célebre sanador, fundador del Seitai) fue encargado por el gobierno japonés para formar al máximo número posible de «técnicos seitai» para hacer frente a la crisis, reforzando el sentimiento de confianza en la medicina oriental. Este proyecto fue relatado por Itsuo Tsuda.[2]

Tras la guerra, el shiatsu se enriqueció con diferentes aportaciones de la medicina occidental americana: quiropraxis, osteopatía, etc. Casi se podía decir «un practicante, una escuela». En efecto, había más de trescientas técnicas repertoriadas y la legislación agrupó, bajo el término de Shiatsu Seitai, más de diez técnicas de trabajo en el abdomen.

En 1955, el gobierno japonés reconoció oficialmente el shiatsu como una auténtica terapia manual, en detrimento de todas las demás. Y dio la definición:

«La terapia de shiatsu es una forma de manipulación administrada con los pulgares, los dedos y las palmas de las manos, sin instrumento mecánico alguno, que aplica presión

[2] Autor de numerosas obras publicadas en el *Courier du Livre*.

sobre la piel humana para corregir el mal funcionamiento interno, favorecer y mantener la salud y tratar enfermedades específicas».

En las escuelas tradicionales japonesas de artes marciales, los maestros tienen conocimientos médicos para cuidar de sus alumnos. Es el caso de Okuyama Ryuho, que fundó las bases de su nueva escuela de *Ju Jitsu*, llamada primero *Gashin Bugli*, luego *Yotsume-Do* y, finalmente, en 1941, *Hakko Ryu* (escuela de la Octava Luz). La originalidad de esta escuela radica en su bicefalia: el maestro Okuyama quería formar a «practicantes-guerreros», para lo cual se les enseñaba arte marcial y shiatsu.

Veamos la opinión de Georges Charles, experto en artes marciales:

«En lo que respecta a Japón, por ejemplo, desde el siglo V no había tratado médico chino de importancia que no hubiese sido traducido al japonés y convenientemente comentado. La medicina china fue oficialmente reconocida en Japón en el año 632 y fue preponderante a partir de ese momento. Numerosos médicos chinos se trasladaron a Nara, la capital japonesa, para formar el cuerpo de profesores de la Academia Imperial de Medicina (...). El fenómeno concernía tanto a la medicina clásica como a las demás prácticas de salud y a las artes marciales (...).

La influencia de estas medicinas en las prácticas marciales permitió a éstas beneficiarse, hasta la actualidad, de diversas prácticas consideradas durante mucho tiempo como secretas (Himitsudo). Se trata, por una parte, de prácticas de reanimación, el Kwatsu, y, por otra parte, de prácticas de puesta en forma, el Shiatsu.

El hecho de que estas técnicas hayan sido consideradas secretas permitió, paradójicamente, conservarlas. En efecto, a finales del siglo pasado y a principios de este, el shiatsu tradicional fue duramente criticado por el colectivo médico japonés, que miraba entonces hacia la medicina alopática occidental. Cayó en desuso y muchas escuelas cerraron.

Hacia los años cincuenta, muchos médicos occidentales, la mayoría de los cuales practicantes de judo, descubrieron con estupefacción que en el medio marcial existían, a partir de cierto nivel, abundantes técnicas de reanimación y de masaje que despertaron su interés. Las dieron a conocer publicando obras de tendencia médica. Haciéndolo, devolvieron a estas prácticas su antigua nobleza y los propios japoneses redescubrieron con pasión su medicina con sus prácticas terapéuticas. Muchos practicantes que habían sido considerados como vulgares socorristas reivindicaron su posición y el shiatsu tomó un nuevo impulso».

Georges Charles también nombra la escuela de mi maestro:

«Se puede citar el significativo caso del Hakko Ryu del maestro Okuyama Ryuho, recientemente desaparecido, que en aquel entonces era la única escuela de Ju Jitsu reconocida como tal. Este maestro, paralelamente a la práctica del Yawara (término que designa el Ju Jitsu proveniente de China), enseñaba algunas disciplinas raras, como una forma de gimna-

sia energética basada en el principio de los "cinco movimientos", el Koho Goshin Taiso, así como un método muy complejo de masajes y manipulaciones, el Koho Shiatsu.»[3]

Es exactamente este tipo de shiatsu el que nos enseñó en Omiya el hijo del maestro Okuyama, Waka Sensei Toshio, así como Segawa Sensei, su discípulo privilegiado del que ya hemos hablado. Esto es lo que decía Georges Charles:

«El hecho de que esta escuela haya conservado, contra viento y marea, la antigua tradición china de los orígenes de Ju Jitsu, la cual contempla tanto el arte del combate como el arte de la medicina, le permitió no desaparecer. Actualmente existen otras escuelas de shiatsu, cuando la técnica se puso de moda en Japón, pero sin la tradición marcial, que conserva los principios y los secretos, no habrían conseguido implantarse».

Esta es la misma tradición que vamos a intentar transmitir a lo largo de esta obra y en la cual el Sei Shiatsu Dô hunde sus raíces.

Sei 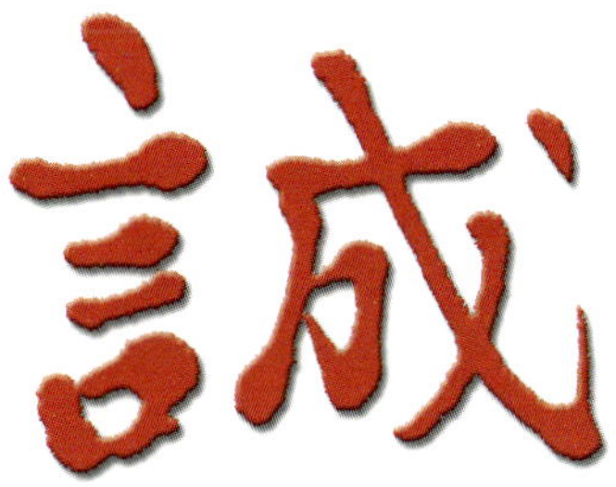

Chino: Cheng • Sinojaponés: Sei • Japonés: Makoto = sinceridad, buena fe

El ideograma significa «lo que sale de la boca del hombre íntegro».
Está formado por dos elementos:

言 • Elemento «palabra» (palabra dada y recibida).
Este elemento está formado por una boca con lo que de ella sale 口.

成 • Elemento «llegar a ser, conseguir» o «perfección».
Este elemento, Cheng, está compuesto por un hombre 𠂇 que sostiene una alabarda 戈. Es el hombre hecho y derecho, en edad de combatir.

---

[3] Fuera de serie *Tao Yin*, Medicina China n.º 39.

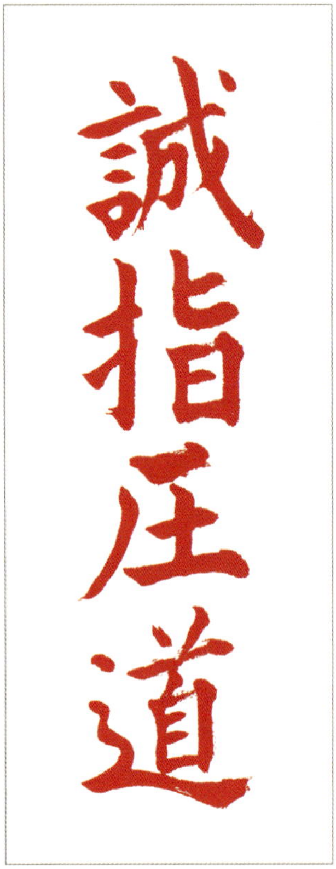

Sei Shiatshu Dô

Bernard Bouheret, servidor, fue enseñado entre 1977 y 1983 por Okuyama Shizan (hijo espiritual del maestro fundador).

Tras 25 años de práctica intensiva en consulta, nació el Sei Shiatsu enriquecido con técnicas sutiles y reencontrando las auténticas raíces taoístas. Bernard Bouheret decidió llamar a esta nueva orientación Sei Shiatsu Dô: la vía del shiatsu sincero, del buen corazón, de la lealtad, en el que la apertura del corazón es primordial.

La base marcial no se ha olvidado, pero un nuevo canal energético nutre la práctica. El practicante está constantemente entre el Cielo y la Tierra. Sabe que trabaja con una fuerza que le supera. También sabe olvidar su fuerza física, energética, para obrar siempre con la intención justa, como dice el proverbio taoísta: *«El aliento se guía con el pensamiento, el pensamiento se guía con el corazón (el Shen)»*.

La profundización de las leyes de la medicina tradicional china sigue siendo un soporte constante en esta nueva andadura. El equilibrio de la salud comprobado a través del pulso, perla de esta medicina, es la herramienta preferida para guiarnos hacia el restablecimiento de la salud.

LAS FUENTES DE LAS DISCIPLINAS MANUALES

La gens médica

Hemos visto que, desde la más temprana antigüedad, en oriente, existían «maestros masajistas». Qibo, experto que respondía a las preguntas del emperador Huang Di, era uno de ellos. En la actualidad han desaparecido numerosos libros y documentos. Nos queda la verdad de que el arte manual ha estado siempre presente en los hospitales imperiales, donde trabajaban permanentemente diversos médicos manuales, así como en las clínicas médicas que siempre tenían su sección de masajes.

El Dr. Jiang Jwing Ming cuenta que, bajo la dinastía Tang (618-907), su número en el hospital imperial era superior al de acupuntores y herbolarios. Fue durante el período de Tang Tian Bao (742-756) que tuvo lugar la exportación de estas técnicas a Japón, donde nacieron métodos actuales como el shiatsu.

Los médicos sabían tratar traumatismos, atenuar dolores, hacer circular el Chi, relajar las tensiones físicas y psíquicas. Tenían un espíritu muy abierto, en eterna búsqueda, perfeccionando siempre sus técnicas y consignando por escrito sus descubrimientos para transmitirlos al mayor número de sucesores.

Tanto en China como en Japón, hay que agradecer a todos los médicos que elaboraron métodos personales, que experimentaron con sabias técnicas curativas y que idearon procedimientos de automasaje o de puntualización de ciertas formas de ver las cosas para preservar la salud. Sin esas aportaciones seculares de estudios y transmisiones, no habría sido posible encontrar el shiatsu en nuestro continente. Si este método ha perdurado a través de los siglos y ha atravesado los mares ha sido, sin duda alguna, porque tiene un valor inapreciable.

Cuando los médicos aliaron la medicina manual a las artes marciales, o *Chi Gong*, elevaron la medicina al nivel de arte de la curación. Eso es lo que nosotros hemos encontrado en nuestra práctica personal y lo que vamos a transmitir en el Sei Shiatsu Dô.

Los practicantes de artes marciales: los budokas

Ellos también han contribuido al desarrollo de las disciplinas manuales energéticas. En primer lugar, querían mantener sus cuerpos en la mejor forma posible tras sus prácticas. Los tratamientos manuales aliviaban su fatiga, restauraban el equilibrio, les permitían recuperarse notablemente. Hoy en día hay que reconocer que, en Japón, todos los practicantes tienen buenas nociones de terapias manuales y que fueron los practicantes de aikido de los años sesenta y setenta los que introdujeron el shiatsu en Europa.

En segundo lugar, estaban obligados a saberse curar entre ellos para reparar las heridas que se producían unos a otros. De este modo, desarrollaron un gran arte en la reparación de torceduras, en la reanimación tras choques potentes, en la alineación de fracturas de los casos más graves, etc.

Finalmente, el conocimiento de ciertos puntos les permitía actuar más eficazmente para vencer a un adversario. Aquí volvemos a encontrar el espíritu del maestro Okuyama: el mismo punto que sirve para machacar al enemigo puede ser el que alivie y cure a un amigo enfermo. Soke Sensei Okuyama animaba a todos sus alumnos a practicar con una energía verdadera, marcial, fuente de toda terapéutica. Ciertos puntos en la escuela Hakko sirven para interrumpir o perturbar la circulación del Ki en los órganos intestinales, el corazón o los pulmones y son realmente peligrosos. Pero esos mismos puntos están clasificados en la medicina tradicional china por su función reparadora.

Aunque los maestros de artes marciales sean intelectualmente inferiores a los médicos de carrera, su práctica, su instinto, su conocimiento del cuerpo vivo y en movimiento, les aportan grandes aptitudes y les permiten transmitir una sabiduría ancestral indispensable. En la actualidad sería interesante trabajar para volver a introducir estas técnicas curativas en todos los cursos de artes marciales. Hay un shiatsu marcial que intenta conseguirlo: será el tema de un próximo libro.

Los clérigos

En este grupo volvemos a encontrar la influencia de los monjes budistas y taoístas. Para comprender bien su aportación, hay que meterse en el contexto de la época. Los monasterios estaban ubicados en lugares recónditos, apartados del mundo. Los monjes, por lo tanto, debían ser sus propios médicos. Se curaban, pues, los unos a los otros. Por otra parte, para alcanzar «el despertar» o Satori, necesitaban un cuerpo sano, capaz de experimentar la alquimia que transmuta las energías del cuerpo en soplo espiritual. Era, por lo tanto, de la mayor importancia –como en el caso de los yoguis indios– tratar el cuerpo con mucha atención y descubrir sus secretos. Los famosos monjes shaolín, expertos en combate, siempre han sido sanadores de alto nivel, pero sus enseñanzas jamás traspasaban los límites del monasterio. Estos monjes shaolín permanecían fieles a la tradición porque sus prácticas espirituales se asociaban a las prácticas marciales y medicinales.

En el budismo Zen, el shiatsu está muy presente. El maestro Masunaga tituló su más reputada obra *Zen Shiatsu*, estableciendo así la unión entre la práctica corporal y la espiritual. El maestro Deshimaru, célebre monje zen que inició a un gran número de personas en los años setenta, también era conocedor del shiatsu.

En fin, cualquier persona que haya estado en Asia, sobre todo en Tailandia, ha podido apreciar la extrema calidad de los masajes que se practican en los monasterios.

Los profanos

Se trata del grupo más extendido, aunque el nivel de su práctica sea superficial. A menudo se trata de los obreros de la relajación y el bienestar, donde el practicante no emite diagnósticos y conoce poco las leyes de la circulación del Ki. Sin embargo, algunos practicantes pueden llegar a ser realmente excelentes, a menudo iniciados en el seno de su propia familia y transmitiendo sus conocimientos de generación en generación. Esta práctica también representa una fuente de ingresos para las familias desfavorecidas, dado que este arte profano puede ser aprendido desde la infancia. Además, es un vínculo de cohesión familiar porque todos se demuestran sus afectos a través del lenguaje manual. En oriente son muy contenidos en la expresión de las emociones, pero saben que esta contención origina tensiones y dolencias, así que lo solventan mediante la aproximación manual.

Esta práctica es la más extendida en Europa, aunque aquí sea poco accesible en las categorías más simples, mientras que en Asia se reparte en todas partes, hasta en los ámbitos más modestos.

La familia

Es la manera más sencilla y natural de practicar shiatsu. Para empezar, los progenitores lo practican entre ellos y, después, lo hacen con sus hijos. En Asia todo el mundo sabe hacer masajes, friegas, presiones y tocamientos en zonas doloridas para aliviar molestias. El masaje o «cuidado manual» es un arte de vivir, un arte del tocar, el arte de la comunicación silenciosa. En el seno familiar es un excelente modo de encontrarse. No hay ni un solo hogar, en oriente, donde no haya ni que sea un miembro de la familia capaz de aliviar al resto, gracias a sus conocimientos ancestrales, constantemente practicados a lo largo del año, permitiendo así resolver las pequeñas dolencias cotidianas.

En este espíritu queremos llamar tu atención para que llegues a ser un aficionado a este arte familiar.

EL LADRÓN DEL HACHA

Un hombre perdió su hacha. Mientras la buscaba, apareció el hijo de su vecino. Su aspecto era, indudablemente, de ladrón de hachas. Todo en él traicionaba su delito: la expresión de su cara, su forma de hablar, su mirada, su forma de moverse. En resumen, todos sus movimientos, todo su ser, expresaban sin duda alguna que era un ladrón de hachas.

Cuando estaba a punto de enfrentarse al hijo del vecino, el hombre encontró su hacha enterrada entre las hojas del jardín: la había olvidado la noche anterior, cuando había estado cortando madera. De repente, el hijo del vecino dejó de tener pintas de ladrón de hachas. Todo él transpiraba inocencia, bondad, serenidad y buenas intenciones.

Sabiduría taoísta

2

El Tao, aliento primordial

El Tao también está en la plaza del mercado.
Proverbio chino

道

Chino: Dao · Sinojaponés: Doo · Japonés: Michi = la vía

El ideograma está formado por dos elementos:
辶 • Elemento marcha rápida.
首 • Elemento «cabeza con cabello».
Podemos concluir que hay que tener la cabeza sobre los hombros para tener éxito en las cosas...
Es la noción fundamental de la filosofía china, que da su nombre la taoísmo, cuyo libro clave –atribuido a Laozi– se llama Clásico de la Vía y de la Virtud (Daodejing).

El hombre, durante toda la existencia de la humanidad, se ha sentido pequeño, diminuto, insignificante en relación al universo que lo envuelve. El pueblo chino, el pueblo japonés sobre su tierra volcánica, y el resto de pueblos sobre la tierra, han intentado comprender las leyes que rigen la vida (en cada época, por su propia supervivencia), porque éstas están imbricadas con las de la naturaleza.

Aunque, hoy en día, el hombre moderno del siglo XXI crea que puede avanzar «solo», animado por una cierta pretensión científica, tan peligrosa como arrogante, al gunos acontecimientos climáticos de violencia extrema y consecuencias nefastas le han ido refrescando la memoria, recordándole que todos los avances y modernidades –aparentemente poderosos– no resisten un buen ataque, y menos si es de larga duración. Resumiendo, que si el hombre no avanza con la naturaleza, ésta le recordará amargamente que su compañerismo es una obligación. Como dijo el sabio: «Se controla la naturaleza obedeciéndola».

Los galos tenían miedo de que el cielo se les cayera encima; seguramente no eran los únicos que temían las tormentas, los rayos y las catástrofes que podían arrasar sus campos y aniquilar sus habitantes. En China aprendieron muy pronto a domesticar la tierra: los viejos textos hablan de los fabulosos trabajos llevados a cabo para desecar y purificar zonas pantanosas e insalubres. Y decimos bien: domesticar, y no dominar, porque rápidamente se hizo evidente que cuanto mayor es el entendimiento entre la humanidad y su entorno, mayor es también su calidad de vida.

A Fu Hi, el emperador mítico, se le atribuye la elaboración de los conceptos chinos del universo. Viviendo en estrecho contacto con la naturaleza:

«Observó arriba, en el Cielo, las agrupaciones de estrellas siempre visibles en la bóveda celeste: la polar, rodeada de las circumpolares, le hizo delimitar una zona axial, el Palacio Central del cielo, y otras estrellas que, describiendo sus curvas por encima del horizonte, sólo se ven periódicamente; observó su aparición y su posición en el cielo, marcando –con el movimiento del sol– el ciclo de las estaciones, que le hicieron imaginar cuatro palacios: el de la primavera, el del verano, el del otoño y el del invierno, así como el primer calendario solar con sus 12 meses.

Observó abajo, en la Tierra, y encontró en el tiempo y en el espacio el reflejo de lo que pasaba en el cielo: la alternancia del día y la noche, de períodos cálidos y soleados con períodos fríos y sombríos, la lujuria de la vegetación tras la desnudez de la tierra; la diferencia en la montaña entre la solana, ladera con sol, y la umbría, ladera sin sol; observó el movimiento aparente del sol alrededor de un lugar fijo, como eran sus aposentos: el Palacio central de la tierra, rodeado por los cuatro orientes, este, sur, oeste y norte.»[4]

Como Fu Hi, el hombre levanta sus ojos al Cielo inmenso, siente el calor del sol, se moja con la lluvia que cae y fertiliza la tierra; cuando baja la mirada, ve la Tierra que lo sostiene, que lo nutre dándole sus frutos, y de esa doble observación, nace la primera concepción del hombre en el universo.

«El Cielo fecunda la Tierra, que engendra la manifestación».

---

[4] En M-J. Guillaume, *L'Acupuncture*, Que sais-je? - PUF

El hombre está entre el Cielo y la Tierra, entre el cielo y el suelo. Por encima de él, la bóveda celeste que lo abriga, el Cielo es un «padre». Por debajo de él, sobre la que sus pies reposan, está la Tierra, la «madre» que lo carga y lo nutre. Así, se ve como el «hijo del Cielo, parido por la Tierra».

Se da cuenta de que entre «su» naturaleza, sus ritmos, sus leyes, sus principios y «la» naturaleza, no hay separación alguna. Él es, en sí mismo, un pequeño universo regido por las mismas leyes que el Gran Universo. Su cabeza es redonda como el cielo que la peina. Sus pies son cuadrados como los espacios delimitados en la tierra. Sus pulmones inspiran y exhalan fieles a la alternancia del universo, que rige la noche y el día, el verano y el invierno, la vida y la muerte.

Lo explica Tagore en uno de los poemas de *La Ofrenda Lírica*:

«El mismo río de vida que fluye por mis venas día y noche,
corre a través del mundo y danza con pulsos rítmicos...»

Todo vive, todo respira, todo es alimento, nada cuaja, todo es perecedero, toda cara tiene su cruz, eso es lo que sustenta, desde hace siglos, los principales fundamentos del pensamiento oriental.

En el mismo siglo que Buda y Lao Tseu (Lao Zi), Heráclito ya decía: *«No podemos bañarnos dos veces en el mismo río»*, prueba de que en occidente aún no se había roto con el «oriente interior» filosófico. Más tarde, Lavoisier afirmó que *«nada se pierde, nada se crea, todo se transforma»* y los biólogos definieron la vida como «un estado de equilibrio inestable», avanzando la noción de una fuerza constantemente activa que rige el movimiento de los astros, del cielo, de la tierra, y también de la vida de los individuos. No hay ruptura.

¿Por qué en la actualidad estamos tan alejados de los grandes principios fundadores del pensamiento humano que nos garantizaban la sabiduría y el equilibrio? Apareció una enorme distancia y corremos un riesgo fatal si persistimos en la testarudez materialista e individualista del abandono de lo sagrado.

El hombre le ha dado la espalda al Cielo y no lo reconoce ya como a un «padre». Los viejos textos chinos nos dicen que un hombre se convierte en Hombre de verdad cuando percibe, como las plantas, una atracción hacia la luz, hacia lo «Alto», que lo trasciende y lo transforma.

¿Va a ser menos el hombre moderno que una simple planta? ¿Ya no tiene cabida el cosmotropismo en nuestras vidas? ¿Se considera sólo pasado de moda o se cree que ya no tiene nada que aportar (materialmente hablando, claro)?

Cuando el hombre sólo sabe mirar hacia abajo y solamente cree en lo que le afecta directamente, únicamente percibe la materia y corta el vínculo con su origen celeste. Entonces viene el peligro porque se rompe el eje de fuerza Cielo – Hombre – Tierra. La energía del cielo deja de nutrirlo, de elevarlo y ennoblecerlo, no puede cumplir su rol natural. En la tradición taoísta, se habla del «hombre noble» convertido en «hombre vulgar».

¿La voz del Cielo no procede
a la manera del que tiende el arco?
Baja lo que está en alto
y sube lo que está abajo;
Quita al exceso
y dona a la carencia.
Lao Tseu (Lao Zi), cap. LXXXVII

Quien lucha por amor al triunfo,
quien se defiende por amor,
el Cielo lo protege con afecto.
Lao Tseu (Lao Zi), cap. LXVII

Cuando un espíritu superior escucha el Tao,
lo practica con celo.
Cuando un espíritu mediocre escucha el Tao,
pierde tanto como conserva.
Cuando un espíritu inferior escucha el Tao,
se ríe a carcajadas.
Si no se riera,
el Tao ya no sería el Tao.[5]
Lao Tseu (Lao Zi), cap. XLI

Mientras que las ciencias medioambientales nacieron aquí, en oriente ya habían pensado al respecto; habían percibido y observado que el hombre, como todo cuerpo, todo animal, todo vegetal y todo ser vivo en la superficie de la Tierra, está sujeto a las mismas leyes, a las mismas influencias, a los mismos ritmos, a todo el cosmotelurismo que vive en lo más íntimo de nuestro metabolismo, de nuestro funcionamiento vital, físico, mental y espiritual.

[5] Todas las citas de Lao Tseu se han extraído del *Tao Te King*, traducido por Liu Kia-hway.

Dejándose influir naturalmente por dichos principios fundamentales, es como un hombre aprehende el mundo que lo rodea, descubre los meridianos que recorren su cuerpo, como los ríos atraviesan un territorio.

Se dice que un taoísta es un campesino que se ha vuelto sabio. Ha cultivado un humanismo místico, se ha ganado el Cielo sin abandonar la Tierra. Cuando quiso estudiar las plantas, se convirtió en árbol: adoptó una postura inmóvil, dejó que brotara el elemento en él, sus pies y piernas se hicieron raíces y sus manos y brazos, ramas.

¿Acaso los antiguos anatomistas no dibujaban el sistema respiratorio como un árbol con sus ramificaciones bronquiales o el sistema renal como un árbol urinario?

¿No hablamos de la bóveda craneal igual que de la bóveda celeste? En castellano al paladar también se le llama «el cielo de la boca». En efecto, el paladar es el cielo de la boca y el cráneo es el cielo del hombre.

Este lenguaje dibujará sonrisas en las caras de algunos científicos, porque las encontrarán poéticas, metafóricas, aunque poco rigurosas, pero lo cierto es que esa terminología está anclada en nuestro pensamiento arquetípico. Arriesgarse a cortar con este tipo de lenguaje sería romper con un equilibrio primordial.

¿Se podría decir que hay algo por encima del Cielo, de la Tierra, del Hombre, una energía, un aliento primigenio, un nexo en el que las cosas y los seres no estén aún diferenciados?

> *Sin nombre, él representa el origen del universo.*
> *Con nombre, constituye la Madre de todos los seres.*
> Lao Tseu (Lao Zi), cap. I

El conjunto de seres vivos, los diez mil seres, tienen un padre y una madre: el Cielo y la Tierra. ¿Hoy en día siguen teniendo unos padres próximos?

Lao Tseu (Lao Zi) nos responde:

> *El Tao es grande*
> *El cielo es grande*
> *La tierra es grande*
> *El hombre es grande*
> *El hombre es uno de los cuatro grandes del mundo*
> *El hombre imita a la Tierra*
> *La Tierra imita al Cielo*
> *El Cielo imita al Tao*
> *El Tao no tiene otro modelo que sí mismo*
> Lao Tseu (Lao Zi), cap. XXV

En cuanto a su composición y naturaleza:

> *El Tao es un recipiente hueco, difícil de colmar.*
> *Lo usas y nunca se llena.*
> *Tan profundo e insondable es que parece anterior a todas las cosas.*
> *No se sabe de quién es hijo.*
> *Parece anterior a los dioses.*
> Lao Tseu (Lao Zi), cap. IV

Pero, cuidado, si crees que ya lo has entendido, Lao Tseu te dice:

> *El Tao que puede nombrarse no es el Tao eterno.*
> *El nombre que puede nombrarse no es el nombre inmutable.*
> Lao Tseu (Lao Zi), cap. I

En resumen: ¡el Tao que podemos nombrar no es el Tao de verdad!

Y todo esto para hacernos comprender que podemos entender la unidad primordial pero no a través del pensamiento, del intelecto, sino más bien a través del cese de toda búsqueda intelectual en el sentido estricto del término.

También es cierto que existe un abismo entre el pensamiento occidental y el oriental. En efecto, nosotros estamos fuertemente influenciados por Descartes con su «*pienso, luego existo*». Muchos preferirían un «*existo, luego pienso*».

En oriente van aún más lejos, estimando que la realidad sólo es perceptible cuando cesa, cuando se abandona toda búsqueda, toda construcción mental. Es decir, que para el occidental la realidad se detiene allá donde se detiene el raciocinio, mientras que para el oriental, la realidad comienza cuando el raciocinio cesa.

> *El que se pone a estudiar,*
> *aumenta día a día.*
> *El que se da la Tao,*
> *disminuye día a día...*
> *Es no haciendo nada*
> *como se gana el universo...*
> Lao Tseu (Lao Zi), cap. XLVIII

La vía de Tao es la vía del no actuar (Wu Wei). Cuando no se hace nada, todo llega y, como dice el proverbio: «*Cuando no se espera nada, hay que atenerse a todo*».

Con el no actuar,
no hay nada que no se haga

concluye el viejo maestro al final del capítulo XLVIII. El Tao da lo indecible, lo innombrable, lo increado, lo impalpable.

El Tao, en sí, no actúa
pero todo se hace por él.
Lao Tseu (Lao Zi), cap. XLVIII

El Tao es al universo
lo que arroyos y valles son al río y al mar.
Lao Tseu (Lao Zi), cap. XXXII

La palabra nace del pensamiento, el pensamiento nace del silencio, el silencio nace del vacío primordial. Por eso ciertos maestros de la India hacen voto de silencio por el resto de sus vidas: permanecen así, constantemente, en contacto con la realidad suprema. Eso es también lo que busca el maestro zen en su quietud. El mismo Cristo ayunó cuarenta días y se aisló en la montaña por la misma razón. Buda buscaba el lugar sagrado donde reina el silencio eterno, por encima del tumulto de los dioses:

«*Haré vibrar el gong de lo inmortal en el fondo de las tinieblas del mundo*».

En el Tratado Clásico del Vacío Perfecto del que informa Lie Tseu (Lie Zi), el discípulo pregunta al maestro:

¿El principio puede ser poseído?
Ni siquiera posees tu cuerpo –responde el maestro– ¿cómo ibas a poseer el principio?
Si no poseo mi cuerpo –dijo el sorprendido discípulo– ¿a quién pertenece?
Al Cielo y a la Tierra, de los cuales es una parcela –dijo el maestro–.
Tu vida es un átomo de armonía cósmica.
Tu naturaleza y su destino son un átomo del concierto universal.
Tus hijos y tus nietos no son tuyos.
Pertenecen al gran todo, del cual son retoños.
Caminas sin saber qué te empuja.
Te detienes sin saber qué te para.
Comes sin saber cómo asimilas.

Todo lo que eres es un efecto de la irresistible emanación cósmica.
Así ¿qué posees?
Lie Tseu (Lie Zi)
Tratado Clásico del Vacío Perfecto

Una narración mítica del Génesis chino de Chou King (Libro de los Documentos) nos describe el nacimiento del mundo:

«Al principio era el Caos y, de esta masa de fuerzas, una el Yang y la otra el Yin. La acción combinada de estas dos manifestaciones de la energía dio lugar a un hombre llamado Pan-Ku. Desde su creación, se puso a sacar del caos un cierto número de cuerpos sólidos. Trabajó durante 18.000 años para dar forma a la Tierra, el Sol y la Luna. En esta tarea tuvo la ayuda del Dragón, el Fénix y la Tortuga.

El crecimiento de Pan-Ku fue rápido y alcanzó pronto dimensiones gigantescas. Así, se fundió poco a poco con el universo que había creado:

Las montañas nacieron de su cabeza.

Su aliento dio lugar a las nubes y su voz al trueno.

Los ríos nacieron de su pelo y su piel.

Los metales salieron de sus huesos y dientes.

Su sudor dio la lluvia.

Los cinco ancestros aparecidos poco antes que Pan-Ku, acabaron de sacar a la Tierra y al Cielo del Caos.

El primer ancestro, llamado ancestro amarillo, reinó sobre la Tierra.

El segundo ancestro, llamado ancestro rojo, reinó sobre el Fuego.

El tercer ancestro, llamado ancestro negro, reinó sobre las Aguas.

El cuarto ancestro, llamado príncipe de la madera, reinó sobre los bosques.

El quinto ancestro, llamado madre de los metales, reinó sobre las riquezas minerales.

En ese momento apareció el auténtico príncipe, al que los cinco ancestros rogaron para que fuera el soberano de lo alto: Chang-Ti. Los cinco ancestros lo ayudaron a gobernar. Cuatro de ellos se establecieron en los cuatro puntos cardinales, mientras que el quinto, el ancestro amarillo, vivía en medio para enseñar el arte a los humanos. Fue él quien, mucho tiempo después, renació en forma de anciano: Lao Tseu (Lao Zi), el viejo filósofo.

Los humanos nacieron de los parásitos que correteaban por el cuerpo de Pan-Ku».

Así, como señala el Dr. Tran Tien Chanh:

«El mundo apareció, en la cosmología china, como una danza perpetua de alientos, cuyas mutaciones y cambios de estado están en el origen de todas las manifestaciones perceptibles».

Citemos al padre Claude Larre, sinólogo, para concluir este capítulo:

«Los chinos nos parecen hombres que aprehenden muy bien el movimiento de la vida. Casan tan bien con ella, en su práctica, que su pensamiento organiza magníficamente la existencia. Pero lo que resulta verdaderamente admirable de esta forma de pensamiento es que no nace del pensamiento en sí, sino de las expresiones conceptualizadas del pensamiento mismo. De manera que es la vida la que se parece a la dinámica interna de los conceptos y la referencia última de las expresiones. Esto se ve, generalizadamente, en las escuelas, particularmente en las taoístas. El taoísmo, conservación de leyendas de diversos países chinos, enseñanzas y prácticas de larga vida, apareció –frente al confucionismo– como guardián de los secretos de la vitalidad. Mejor que cualquier otra, explora la relación del Cielo y la Tierra, demostrando cómo el Hombre es el punto central del mundo visible. Estas tres potencias (Cielo, Tierra y Hombre) se albergan al mismo tiempo en lo que las envuelve como una nube de desconocimiento: la vía y su virtud. Una vía constante, una virtud eficaz cuya existencia se demuestra en el fundamento de los cambios y transformaciones, en nosotros y alrededor de nosotros. El taoísmo propone un análisis de las manifestaciones de la vida, de la que somos testigos. Muestra que la unidad del aliento primordial se desdobla en alternancia de Yin/Yang, sosteniendo el Cielo sereno y la Tierra tranquila, girando sobre sí mismo para producir las cuatro estaciones, manifestando su diversidad a través de la predominancia sucesiva de los cinco elementos. La medicina tradicional no se comprende totalmente si no es mediante el taoísmo y sólo puede enseñarse bien según la escuela del Yin/Yang y los cinco elementos».

¡Vamos allá!
¡En ruta hacia el yin/yang! Con una paradita en el tema de la energía.

El mendigo lleva el cielo y la tierra
como vestido, en el verano.
Takarai Kikaku

LA HOJA DE MORERA

Un reputado artista hizo, en una ocasión, para su rey, una hoja de morera tallada en jade. Acabar su obra le llevó tres años. Trabajó en ella sin descanso.

Cinceló el objeto con tal destreza que se podía reconocer cada nervio, el tallo, incluso las venas más diminutas y delicadas. La hoja de jade estaba tan bien hecha que podía camuflarse entre hojas de morera naturales, sin distinguirse de ellas. Gracias a la maestría demostrada, este hombre pudo vivir a expensas del Estado.

Cuando el maestro Lie Zi oyó hablar del artista, dijo: «*Si el Cielo y la Tierra, que producen todos los seres, hubiesen necesitado tres años para hacer cada hoja, no habría suficientes árboles ni plantas ni hojas. Por eso el hombre sabio pone su empeño en la fuerza creadora del Tao y no en la destreza o la dirección ¡por muy grandes que éstas sean!*»

Sabiduría taoísta

3

La energía

Cada órgano de tu cuerpo es a la imagen de una fuerza del universo y de ésta recibe la fuerza. El latido del corazón del universo es uno solo con el latido de tu corazón... El cuerpo es una imagen, en pequeño, del infinito.

Diálogos con el Ángel

Bajo este término, el más empleado hoy en día, se designa la circulación de fluidos vitales que estructuran el mundo, la naturaleza y el hombre. Es la fuerza de cohesión que permite toda manifestación. Los ancianos taoístas preferían llamarla «aliento». Así, se habla del aliento del Tao, del aliento del Cielo y la Tierra, del aliento de las cuatro estaciones, del aliento del sol y la luna, del aliento del hombre y del de la mujer. Igualmente podríamos hablar del aliento de los ancestros que, aunque ya desaparecidos, continúan difundiendo su energía en nosotros.[6]

Desde un punto de vista médico, se habla del aliento de los cinco Tsang (energía de los cinco órganos principales: hígado, bazo, riñón, pulmones y corazón). Se evoca una energía nutricia así como una energía defensiva.

En efecto, el primer criterio de salud en medicina oriental es la libre circulación de una energía sana por el cuerpo. Esta energía está en constante unión con las estaciones, regulándose con ella el mismo equilibrio interior y exterior. Todos sabemos, por experiencia, que nuestro cuerpo y sus funciones esenciales no se comportan del mismo modo en invierno que en verano (cf. capítulo IV).

La etimología de la palabra energía, *en ergon,* en griego, significa «que contiene la acción en potencia» y demuestra, acercándose a la tradición oriental, que la energía no es ne-

---

[6] Así como en occidente buscamos nuestras raíces en la genealogía y en el psiquismo, los orientales rinden culto a los ancestros: es una tradición muy apreciada por el confucionismo. En la actualidad, protegemos de algún modo la energía de nuestros antepasados.

cesariamente dinámica. Puede estar en reposo pero contener la acción en potencia, como el capullo listo para abrirse en cualquier momento o una enorme cantidad de agua lista para abrirse paso reventando su continente.

En chino, la energía o aliento se llama Chi (pronunciado Shü) y en japonés se llama Ki.

El ideograma que le corresponde es el siguiente:

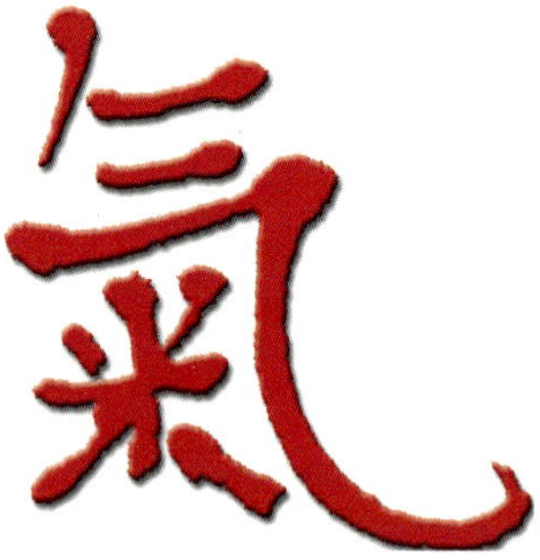

Chino: Chi · Sinojaponés: Ki · Japonés: Ki = energía, aliento, vapor

El ideograma se forma mediante dos elementos:
气 • El pictograma de «vapor o bruma».
米 • El pictograma «grano de arroz».
Esta es la noción fundamental de la medicina china, que designa la energía vital.

Es indispensable desarrollar el concepto de Ki, porque no hay disciplina oriental que no integre dicha noción en su práctica: ya sea en dietética, a través de la curación manual como el shiatsu, en acupuntura, en farmacopea y en fitoterapia, pasando por todas las técnicas de salud y longevidad como el Chi Gong o el Tai Chi Chuan, incluso en la práctica de artes marciales, donde está siempre presente. Encontramos también la noción de Chi en la práctica del Feng Shui, tan popular en la actualidad. La analogía es bella: se trata la casa como un cuerpo vivo o, como dicen en la India: *«nuestro cuerpo es nuestra primera casa»*. Las mismas leyes que rigen su buena circulación en un cuerpo humano se encuentran aplicadas a la casa y viceversa. La regla siempre es la misma: fluidez, espacio y equilibrio.

Todo es energía

Para el pensamiento oriental, el ser humano no es el único sujeto de la creación provisto de inteligencia; todo lo que pertenece al mundo manifiesto posee su propia forma de consciencia. No podemos decir que una planta piensa, en el sentido cartesiano del término, pero sí que podemos decir con justicia que «algo piensa dentro de esa planta» cuando ha conseguido sobrevivir y adaptarse al medio para prosperar.[7]

En la India, un viejo proverbio de los Vedas[8] nos dice que *«todo es alimento»*. Eso significa que si bien todos asimilamos elementos terrestres, visibles, tangibles y materiales, que alimentan el cuerpo físico, existen otros tipos de alimentos, olfativos, visuales, auditivos, afectivos, espirituales, que están presentes en todas las energías esenciales.

Cuando unos prefieran irse de tapas al salir de trabajo, otros preferirán escuchar música en casa: cada uno busca su alimento de compensación que le procure una recuperación de la energía perdida. Mientras que algunos se sumergen sistemáticamente en las vibraciones negativas procuradas por el telediario de la cena, otros aprovechan para leer un libro. ¡Todo depende! Cada cual decide el tipo de alimentación que quiere ingerir y esa es, posiblemente, la única libertad de que disponemos: nada puede impedirnos sentarnos en silencio (¡ni siquiera en la cárcel!).

Retomando las palabras del Deuteronomio (VIII, 3), Jesús dijo: *«No sólo de pan vive el hombre»* (Mateo IV, 4). Magnífica exhortación que nos recomienda nutrir otros aspectos de la persona. De este modo, todas las tradiciones de sabiduría han considerado que los hombres pueden recargarse de energía a través de la plegaria, de la contemplación o del servicio altruista a los demás. Todos los terapeutas de shiatsu te dirán: «curar a otro nos recarga»; allá donde debería haber despilfarro, hay ganancia.

Todo es energía, todo es alimento

En la antigua tradición del Ayurveda, se habla de los tres *gunas (tama, raja, satwa)* de acuerdo con los tres cuerpos del hombre (físico, etérico y astral). Como los chinos, los indios se dieron cuenta de que no comemos por la materia ingerida propiamente dicha, sino para hacer entrar sus vibración en nuestro organismo. Se supone que asimilamos del ali-

[7] Véase, sobre este tema, J.M. Pelt, *Le langage secret de la nature*, Édition Fayard.

[8] Textos sagrados.

mento su quintaesencia (lo cual es trabajo del páncreas), su vibración, su energía. Cuantos más alimentos groseros tomemos (animales, alcohol, especias...) más alimentamos nuestro «cuerpo vulgar». Cuanta más comida sana o sutil ingiramos (vegetales, frutas), más alimentaremos nuestro «cuerpo noble».

No hay materia en el sentido estricto de la palabra: dicha «materia» no es más que energía materializada y, por tanto, más sólida.

Una frase del Ling Chou nos lo explica:

«El ser vivo no debe entenderse como materia animada por la energía, sino que es energía que orienta la materia (siendo la materia misma energía) hacia el fenómeno vital».

Esta idea es absolutamente fundamental: no hay materia por un lado y energía por otro. El ejemplo más claro es el del agua que, siguiendo las circunstancias y el clima, puede ser lluvia, nieve, hielo, nube, bruma, conservando siempre la misma composición química (H_2O).

La energía es fuente de vida, la vida es fuente de energía

Volvemos a encontrar la danza perpetua de la energía, cuyas mutaciones y transformaciones son el origen de todas las manifestaciones de la vida en la Tierra. Todas las cosas, todos los seres, son manifestaciones más o menos sutiles de la energía.

Lo puro y lo ligero subió, siendo Cielo.
Lo denso y lo pesado bajó, siendo Tierra.
Los alientos intermedios se mezclaron armoniosamente,
produciendo el hombre.
Lie Tseu (Lie Zi)
Tratado Clásico del Vacío Perfecto

El Cielo es menos manifiesto que la Tierra; la energía del aire es invisible, pero no impalpable ni insensible. Se puede percibir un aire suave y ligero, particularmente en la montaña donde aún es puro. El aire es nutrición esencial para el hombre.

La Tierra es más manifiesta que el Cielo; la energía que guarda en su centro nos permite vivir: plantas, animales y personas. El suelo sobre el que reposa es tangible, visible y denso; los alimentos que la tierra nos permite ingerir son sólidos: también es nutrición esencial para el hombre.[9]

A este respecto, podemos hacer una afirmación simple e interesante. Tal y como somos en la actualidad, en un contexto muy científico y materialista, este análisis derivará en otros más. Abriendo bien los ojos, apertura que debería tener toda persona inteligente y neutral, podemos percibir que cuanto más invisibles son los alimentos, cuantos menos manifiestos, más indispensables nos resultan. La importancia de la alimentación parece ser inversamente proporcional a su materia, a su densidad.

El ejemplo es bien sencillo. Podemos pasar:

- Sin comer: 40 días (energía sólida)
- Sin beber: 2 o 3 días (energía líquida)
- Sin respirar: unos minutos (energía gaseosa)

Con esto se les cierra la boca a los racionalistas puros y duros que solamente creen en lo que ven y en lo que tocan. Los *Vedas* de la antigua India nos recuerdan que por encima del aire existe una energía más sutil aún, «el éter». El hombre no podría sobrevivir sin él más de unos segundos.

En el Génesis se describe: «*Y él sopló en su nariz el aliento de vida y éste devino un ser vivo*».

Hipócrates, padre de nuestra medicina, había señalado que una fuerza de cohesión, una fuerza vital, animaba el cuerpo entero. La denominó «*vis medicatrix naturae*» o fuerza medicatriz de la naturaleza. Ésta aseguraba la integridad del sistema aportándole equilibrio y capacidad de reacción a las enfermedades. Y también era, según sus propias observaciones, una fuerza de autocuración.

S. Hanneman, fundador de la homeopatía, sacó las mismas conclusiones de sus múltiples investigaciones y experiencias. Todos los remedios homeopáticos están dinamizados y, por lo tanto, energizados. Es esta misma energía curativa, este potencial vital, el que buscamos estimular a partir del shiatsu.

La energía es invisible. Como el viento, que podemos oír y sentir, cuya manifestación podemos percibir mediante el movimiento que engendra. Como la libertad que se aprecia en los ojos de quienes la han perdido, la energía, el aliento, se ve en el cuerpo de los que la malgastan, de los que la pierden o la tienen desequilibrada. Afortunadamente, también

[9] Aunque muchos santos prueban lo inverso mediante la inedia: ausencia de alimento y agua. ¡Pero no es santo quien quiere!

brilla en los que la cuidan, la respetan y la cultivan, por todo su ser. En algunas personas, esta presencia se ve magnificada: entonces se habla de «la luz de tal o cual individuo».

Aunque todo es energía, los antiguos intentaban diferenciarla para poderla apreciar en su justa medida. Hablando de la energía primordial (el aliento del Tao), se dice que en este estado está indiferenciada; desde el segundo estadio, se separa en dos alientos (uno yin y el otro yang).

Hemos visto que los alientos densos forman la Tierra y que los ligeros forman el Cielo. Cuando el hombre se pone entre ambos polos, encuentra energías que le son propicias. Hablaremos de las energías de los tres hogares (cf. capítulo V) que son como tres fábricas de transformación.

- La energía del aire será transformada y alimentará el hogar superior.
- La energía de los alimentos será transformada y alimentará el hogar medio.
- La energía ancestral será transformada y alimentará el hogar inferior.

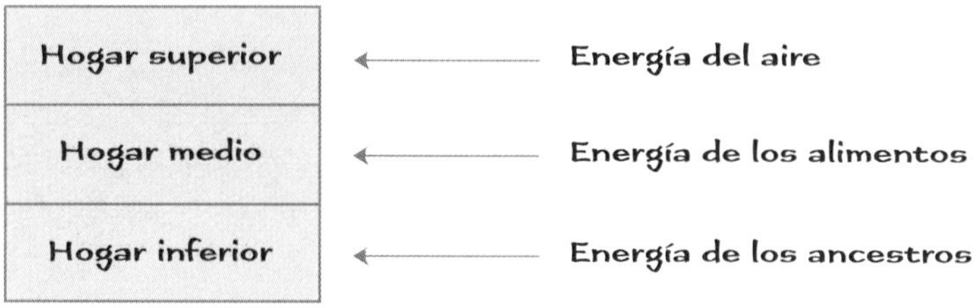

La combinación de estos tres elementos dará:

- Una energía nutricia que circula por la noche, principalmente.
- Una energía defensiva que circula de día, principalmente.

De hecho, el hombre, su cuerpo, sus funciones, nunca se ven como partículas que constituyen la materia, ni como un ensamblaje de «ladrillos elementales» (moléculas), sino como un aspecto vibratorio de la energía. El cuerpo es percibido como un campo de energía, separado del resto de su entorno.

El hombre energético de los taoístas es visto bajo el aspecto de una trama constituida por hilos de energía, invisibles, que unen la parte superior con la inferior, la derecha con la izquierda, la anterior con la posterior, la superficie con lo profundo. Con este mismo espíritu trabaja el practicante de shiatsu, que buscará continuamente el buen equilibrio y la correcta repartición a través de estas cuatro dimensiones.

El hombre así unido en su pequeño universo podrá entrar en resonancia armoniosa con el Gran Universo, siguiendo el ciclo de las estaciones. Como toda ruptura puede entrañar enfermedad y desorden, estaremos permanentemente atentos a esos nexos indispensables para la salud. Por eso la prevención es tan importante, para asegurar la unión de Cielo – Hombre – Tierra.

La respiración misma puede ser entendida como una alternancia de energía entre fuera y dentro: es como un vehículo que asegura la permanencia del aliento interno y externo. Por eso en oriente se cuenta la edad de una persona no por el número de años, sino por el de sus respiraciones. Cuanto más lentas y profundas sean, más grandes serán las oportunidades de estar sano, ser sabio y alcanzar la longevidad.

Algunas energías son innatas y otras adquiridas. En oriente, el momento de la concepción es muy importante, porque alberga el instante único del encuentro entre los alientos del padre y la madre, fusionándose para crear la energía «original» del niño que nacerá. Por su parte, los chinos hicieron pertenecer las energías innatas, tanto desde el punto de vista físico como mental, al «cielo anterior», al de antes del nacimiento, antes de la concepción, y las energías adquiridas al «cielo posterior», tras el nacimiento.

Todo vibra: mezclando su trama con la del universo, el hombre encuentra su verdadera identidad. Sus auténticas afinidades no son ni culturales ni familiares ni religiosas ni geográficas ni políticas. Son de naturaleza vibratoria: es la verdadera familia del hombre consumado. Cuando un hombre ha encontrado sus propias raíces vibratorias, ninguna soledad podrá atacarlo.

Cuando, en el ser, la vibración del aliento hace resonancia en el cuerpo, como un canto armonioso y concertado, el hombre puede irradiar su propia energía, su propia luz.

Todo está en perpetuo movimiento: la vida es movimiento. No hay movimiento sin energía. No hay transformación sin energía. La muerte es una simple metamorfosis: el cuerpo vuelve a la Tierra, el espíritu vuelve al Cielo, es el final de la cohesión, de la cohabitación de alientos que preside la vida terrestre.

«Cuando un ser toma forma, eso quiere decir que la energía se transforma.
Cuando la vida material desaparece, eso corresponde a una mutación de la energía».

Así, la vida es una sucesión de nacimientos y muertes, constante metamorfosis hacia la perfección.

En el canto del torrente que embiste, se guarda una feliz seguridad:
«Yo seré mar»

R. Tagore

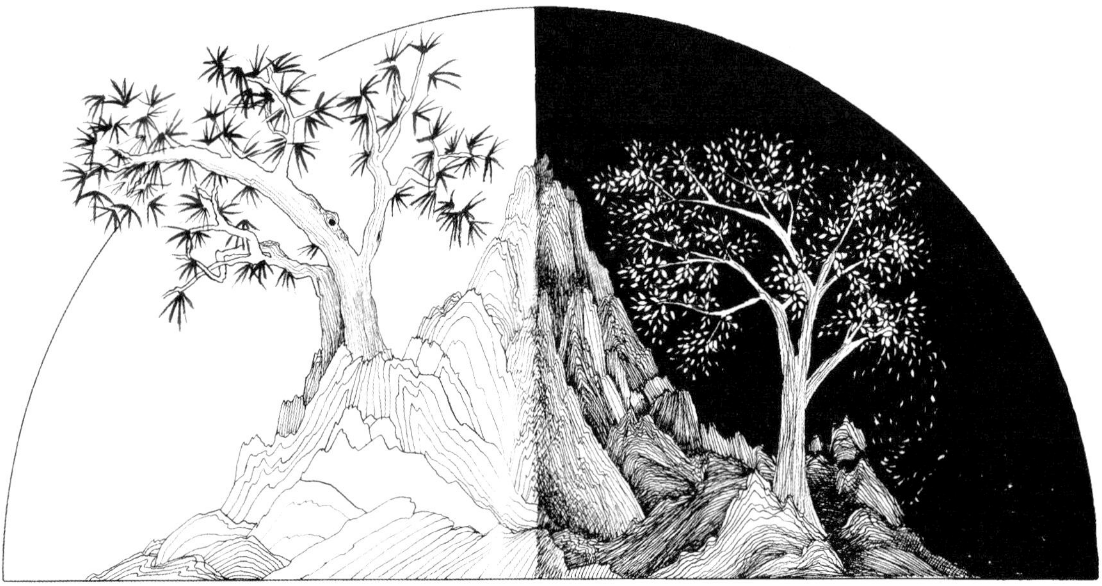

4

El movimiento binario: yin/yang

El campesino reza para que llueva.
El viajero, para que haga sol.
Los Dioses dudan.
Proverbio chino

Como dice Itsuo Tsuda: «*Se puede definir la vida, pero la vida rechaza toda definición*». La vida es movimiento: no en vano, para saber cómo se encuentra alguien le preguntamos «¿Cómo va?», y se sobrentiende que le preguntamos cómo está, aunque el verbo «estar» no aparezca. ¿Cómo va? Dos sencillas palabras de lo más corrientes y una pregunta que interroga a otro individuo si sigue en movimiento.

No hay salud sin movimiento. A condición de que éste sea prudente, armonioso y equilibrado. Demasiado movimiento y el cuerpo se calienta y se inflama. Poco movimiento y el cuerpo se ralentiza y aparecen estasis, ptosis y oclusiones.

Los taoístas percibieron pronto ese movimiento binario incesante, que lleva el ritmo de todas las cosas definiendo el tiempo que pasa. Hoy decimos que hay que volver a conectar el cuerpo con el espíritu, pero lo cierto es que ambos siempre han estado juntos. No se puede separar lo que ha estado unido eternamente. Basta con despertar ese nexo, tomar conciencia de que existe, abrir los ojos y la mente hacia un pensamiento menos fragmentado. El ejemplo es chocante en la medicina moderna, donde cada especialidad destaca en su campo de acción, pero se pierde en el Todo –la globalidad, la síntesis– que permite procesar todas las informaciones inteligentemente.

Pero volvamos al hombre: no es más somático que metal ni a la inversa tampoco. Como decía justamente el Dr. Senn, homeópata de Lausana: «*¡Lo somático puro es la muerte!*» En el mismo sentido, un espíritu puro sería un fantasma. Por el contrario, tenemos derecho a decir que en un mismo hombre cohabitan, como hemos visto en el capítulo precedente, dos fuerzas, una sutil y la otra densa, una ligera y otra pesada y ahí aparecen por analogía cuerpo y espíritu.

Lo mismo que el agua se transforma en vapor cuando se calienta a 100 °C, y en hielo cuando se enfría por debajo de los 0 °C, el hombre está habitado por una energía sutil, el espíritu, y una energía densa, el cuerpo.

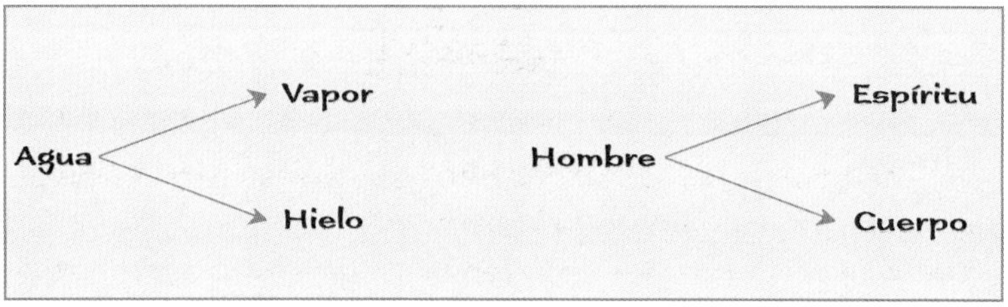

Así, si el cuerpo del hombre es la parte visible del hombre, el espíritu es su parte invisible. Como decía Paracelso: «*Lo invisible es exactamente la mitad de lo visible*».

En un hombre equilibrado, siempre habrá alternancia entre espíritu y cuerpo. Demasiado espíritu: el individuo «deja la tierra» y pierde sentido común y templanza. Demasiado cuerpo: el individuo se vuelve pesado y materialista.

Para los taoístas, este movimiento de equilibrio es binario, puntúa el tiempo y su emblema es el círculo. Todo pasa, todo fluye y refluye, el tiempo no es duración sino un ritmo. El tiempo no pasa, es el hombre quien atraviesa el tiempo y el espacio. El día sucede a la noche, la noche sucede al día: uno se transforma en otro y todo son mutaciones. Envejecer no es ir hacia el fin ineludible, envejecer es madurar, ascender hacia un nuevo nacimiento en un ciclo eterno. La sociedad moderna es extremadamente cruel con este tema, pretende hacernos envejecer sin madurar: por eso la vejez se ha convertido en algo infame, rechazable, mientras que en las sociedades tradicionales la vejez era lo más respetado.

Es, pues, en la mutación, en la alternancia, en el movimiento cíclico, donde la vida toma forma.

Todo parece haber salido de la noche. Es la noche la que precede al día, es en la oscuridad que todo se gesta: semillas, huevos, larvas, úteros. En la Biblia, Dios saca el mundo de las tinieblas, *Fiat Lux*, y se hizo la luz. La vida entonces pudo empezar.

Los dos polos de este movimiento binario han sido definidos por los chinos mediante los términos yin y yang.

陰

CHINO: YIN · SINOJAPONÉS: IN · IN = EL YIN, SÍMBOLO DE LAS ENERGÍAS FEMENINAS (LA LUNA, LA SOMBRA, LAS TINIEBLAS, EL FRESCO, EL OTOÑO...)

El pictograma está formado por dos elementos:

阝 • Elemento pictográfico «colina» (en el sentido de la ladera sombría de la colina).

侌 • Elemento pictográfico de la derecha, que se pronuncia «yin». El «gran yin» designa la luna.

⚋ ䷁ En el sistema de hexagramas del Libro de las Mutaciones (Yi Jing) es el segmento fraccionado. El hexagrama con sus seis segmentos fraccionados es el segundo del libro y representa la Tierra.

陽

CHINO: YANG · SINOJAPONÉS: YOO · JAPONÉS: HI = EL YANG, SÍMBOLO DE LAS ENERGÍAS MASCULINAS (EL SOL, LA LUZ, EL CALOR, LA PRIMAVERA...)

El pictograma está formado por dos elementos:

阝 • Elemento «colina».

昜 • El elemento de la derecha se pronuncia «yang». El «gran yang» designa al sol.

⚊ ䷀ En el sistema de hexagramas del Libro de las Mutaciones (Yi Jing) es el trazo continuo. El hexagrama son seis trazos continuos es el primero del libro. Representa el Cielo.

El movimiento binario es el tiempo que pasa.
El hombre atraviesa el tiempo.

El caparazón de la tortuga es como el círculo. La tortuga es el animal que más tiempo vive sobre la Tierra, gracias a la lentitud de su respiración: ha ralentizado su ritmo y por eso es longeva.

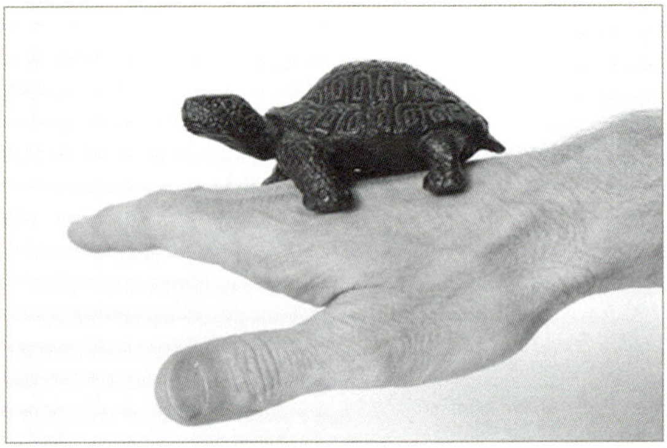

Como nos dice Lie Tseu (Lie Zi), lo puro y lo ligero suben y se hacen Cielo. Se le llamará yang, movimiento, dinamismo, calor, luz, exterior, arriba. Lo denso y pesado cae y se hace Tierra. Se le llamará yin, inercia, lentitud, frío, oscuridad, interior, abajo.

«Una vez yin, una vez yang. Eso es el Tao»

La energía del sol es de naturaleza yang (luz, calor, radiación) en relación a la energía de la luna, que es de naturaleza yin (noche, frío, centelleo).

La multiplicidad de seres lleva el yin
y abraza al yang.
Cada ser es la mezcla engendrada
por estas dos fuerzas.
Lao Tseu (Lao Zi)

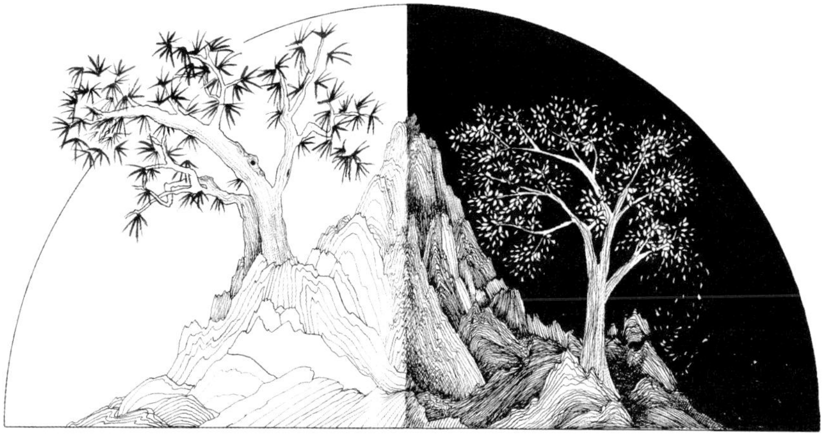

Pero cuidado:

- El sol naciente es más yang que el poniente.
- La luna llena es más yang que la nueva.
- La luna nueva es más yin que la llena.

Como vemos, no se puede definir una sin la otra. Una no puede existir sin la otra: no hay día sin noche, no hay hombre sin mujer, no hay calor sin frío.

Es en la fluidez y el equilibrio de esta alternancia donde reside la salud.

El shiatsu vela constantemente por esta alternancia. Mucho yang y el hombre se dispara; mucho yin y el hombre se amodorra. El hombre busca espontáneamente el equilibrio a través de la alimentación. Igual que M. Jourdain hacía prosa sin saberlo, nosotros aplicamos las leyes del yin y el yang sin ser taoístas. Por ejemplo: en invierno, que hace frío (yin) y hay poca luz (yin), comemos caliente (yang) para compensar el clima y lo hacemos a la inversa durante el verano.

Para ir más lejos aún, se habla de dos fuerzas opuestas y complementarias, que representan un «dúo», y no una dualidad. Como señala Annick de Souzenelle, cuando la derecha es inmovilidad, fuerza, agua, lo femenino, la izquierda es movimiento, conquista, fuego, lo masculino. Es el dinamismo de la conquista la que fecunda la fuerza inmóvil que engendra la vida. Al calor del corazón, a la izquierda, corresponde la conservación del hígado, a la derecha.

IZQUIERDA	DERECHA
La izquierda es don	La derecha es receptiva
La izquierda vivifica	La derecha estructura
El yang protege	El yin nutre

El Tao es la vía del equilibrio. En los mitos, es la escalera, la columna, el árbol de la vida; en la tradición cristiana es la cruz.

Sin olvidar nunca el principio de la «duidad» (dos fuerzas complementarias unidas en una sola), podemos exponer las cosas de este modo:

YANG	YIN
Sol	Luna
Luz	Oscuridad
Calor	Frío
Arriba	Abajo
Dinamismo	Quietud
Primavera-Verano	Otoño-Invierno

- Lo alto es más yang que lo bajo.
- La cabeza es más yang que la pelvis.
- El tórax es más yang de la pelvis.
- La pelvis es más yang que los pies.
- La cabeza es más yang que el tórax.

EL CUERPO HUMANO	
YANG	YIN
Mano	Pie
Espalda	Vientre
Lado izquierdo	Lado derecho
Corazón/Pulmones*	Riñones/Bazo-Páncreas
Ojos	Boca

* El corazón y los pulmones son yang porque llevan el ritmo de la vida.

Síntomas	
Yang	**Yin**
Fiebre	Enfriamiento
Inflamación	Edemas
Excitación	Apatía
Diurno	Nocturno
Síntomas en híper	Síntomas en hipo

Cuando, en la tradición energética, se dice que el hombre es yang, se hace sólo en relación a la mujer, que es yin. De hecho, detallando mejor las cosas, se dice que el hombre es 2/3 yang y 1/3 yin. La unión de hombre y mujer reúne los tres tercios: esa sería la receta milagrosa de la pareja perfecta.

Pero todos sabemos que las parejas experimentan muchos problemas, por ejemplo de esterilidad o falta de armonía, y éstos suelen ser desequilibrios del yin/yang: en efecto, mucho yang (falta de humedad, demasiado fuego) no propicia la fertilidad. Pero demasiado yin (mucha agua: putrefacción) no es mejor que lo anterior.

En este caso también hay analogías con el mundo vegetal. En la superficie terrestre, los pueblos siempre han preferido instalarse en zonas templadas, que son las naturalmente más fértiles (donde hay armonía entre yin y yang). Es muy difícil vivir en climas extremos:

- Extremo yang = desierto.
- Extremo yin = universo polar.

Toda la naturaleza puede contemplarse desde el prisma del yin/yang.

Las verduras que crecen hacia arriba (y en verano, estación yang) son de naturaleza yang (judías, guisantes, tomates, fruta) porque necesitan de la luz del sol. Las que crecen hacia abajo (en otoño), son de naturaleza yin (zanahorias, nabos, patatas, rábanos) porque se desarrollan dentro de la tierra.

Por eso la gran regla dietética nos invita a consumir lo que se produce en nuestros alrededores y en la temporada correspondiente, porque de ese modo ingerimos alimentos en consonancia con nuestras necesidades. Esta es, también, una explicación de la ley del yin/yang (que será tratada en el anexo del capítulo VI).

Para concluir este capítulo, en el que hemos intentado exponer la ley del movimiento binario yin/yang, citaremos esta bella frase de un maestro taoísta que nos previene maliciosamente:

«Si has comprendido bien la alternancia del yin/yang,
es que te la han explicado mal»

EL GALLO

Ki Sia Tseu preparaba un gallo de pelea para su rey. Diez días antes del debut del gallo, el rey se presenta y le pregunta: «*¿Está el gallo listo? ¿Está bien entrenado para el combate?*».

Respondió entonces: «*No. Es vanidoso y autosuficiente, lleno de orgullo y seguro de su poder*».

Pasaron diez días más. Interrogado de nuevo por el rey, le respondió: «*Todavía no. Sigue respondiendo a los otros gallos como una sombra o un eco; tiene aires de triunfador y la mirada irritada*».

Diez días más tarde, cuando el rey volvió a preguntarle, declaró: «*¡Ya casi está! Cuando los otros gallos cantan, él ni se inmuta, el canto de los demás no provoca la menor reacción en él. Cuando lo miras, parece que sea un gallo de madera. Su fuerza interior es perfecta y su virtud intacta*».

En efecto, durante los combates, ningún gallo osaba plantarle cara. Unos se daban la vuelta y se iban, otros huían nada más verlo.

Sabiduría taoísta

5

La arquitectura del hombre. Su estructura ternaria

El alma es un círculo cuya
circunferencia no está
en ninguna parte, pero cuyo
centro se sitúa en el cuerpo.
Swami Vivekananda

Hemos intentado, desde el principio de este libro, explicar los grandes conceptos que sostienen nuestra práctica: el aliento del Tao, la energía universal, la alternancia del movimiento yin/yang. Ahora nos falta definir la forma en que está constituido el hombre.

Tenemos que volver a la noción cielo-tierra. En efecto, hemos visto que la energía sutil formaba el cielo y que de éste emana una fuerza descendiente. También vimos que la energía densa, pesada, formaba la tierra y que de ésta nace una fuerza ascendente. El hombre (cósmico) se encuentra entre estos dos polos, ascendente y descendente, y forma la tríada cielo-hombre-tierra. Por eso el hombre recibe sin cesar dos fuerzas y se coloca en una posición intermedia.

Por encima de él se encuentra el cielo, cuyo emblema es el círculo que también define la noción de tiempo. La cabeza del hombre es redonda. En los ejercicios de Chi Kung se visualiza la bóveda craneal en contacto con la bóveda celeste.

天

Chino: Tian · Sinojaponés: Ten · Japonés: Ten = el cielo

El pictograma representa:

- Elemento pictográfico «hombre de pie con los brazos en cruz» - grande.
- Un cuadrado o un círculo en la cima, designando la coronilla y, por extensión, todo lo que se encuentra por encima de él, el cielo, representado en la actualidad por el trazo superior.

Por debajo de él se encuentra la tierra, cuyo emblema es un cuadrado que define la noción de espacio.

地

Chino: Di · Sinojaponés: Tchi · Japonés: Tchi = la tierra (pero no el hielo)

El pictograma representa:

- El elemento «tierra arcillosa», o fértil, antiguamente: brote saliendo de la tierra.
- El elemento «serpiente», antiguamente: cabeza de cobra.
  Designa la tierra y lo que vive en ella o se arrastra por ella.

En el centro se encuentra el hombre, cuyo símbolo es el triángulo. Bien apoyado sobre su base y apuntándose hacia arriba: apoyo constantemente buscado en las prácticas marciales meditativas.

人

Chino: Jen · Sinojaponés: Djin · Japonés: Hito = el hombre

El pictograma representa a un hombre andando, visto de perfil.

- Forma antigua, con los brazos muy largos.

El hombre de Leonardo da Vinci

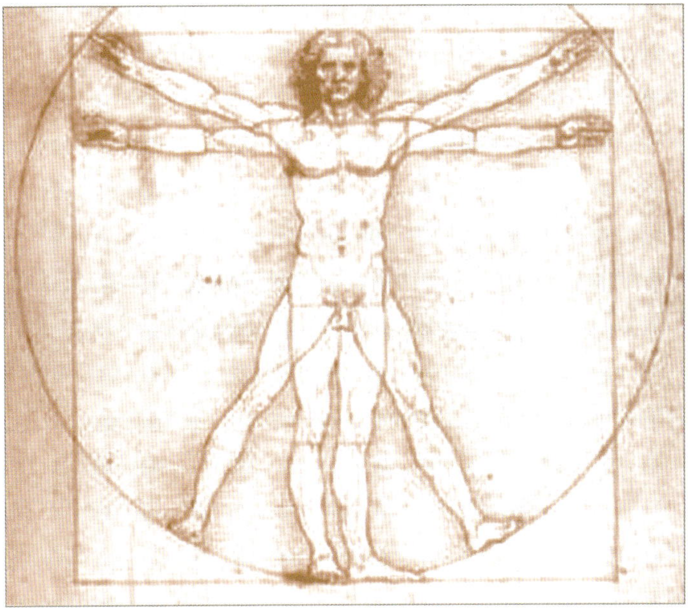

Esta tríada de cielo-hombre-tierra definirá una arquitectura que el practicante deberá tener siempre en mente a fin de respetar el equilibrio y la estabilidad. Aquí empieza el mundo de las analogías propio del pensamiento sintético: dado que todo conduce al hombre, que todo se centra en él, tendremos que admitir –analógicamente hablando– que dicha arquitectura se refleja constantemente en su persona.

Hablaremos entonces de:

- El cielo del hombre: su cabeza y miembros superiores.
- La tierra del hombre: sus miembros inferiores y pies.
- La esfera del hombre será su tronco, donde se alojan todos los órganos necesarios para el buen funcionamiento del cuerpo.

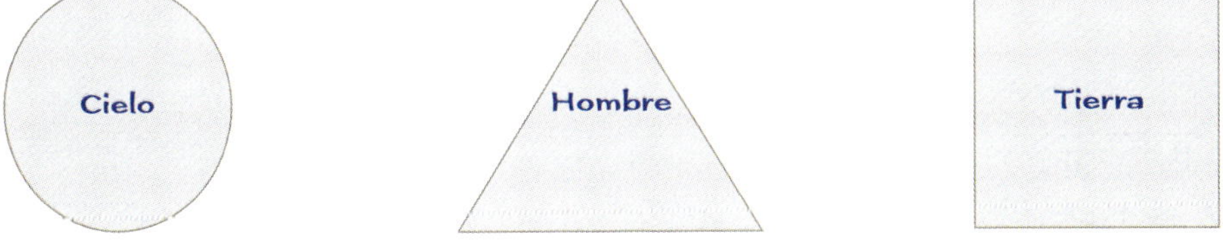

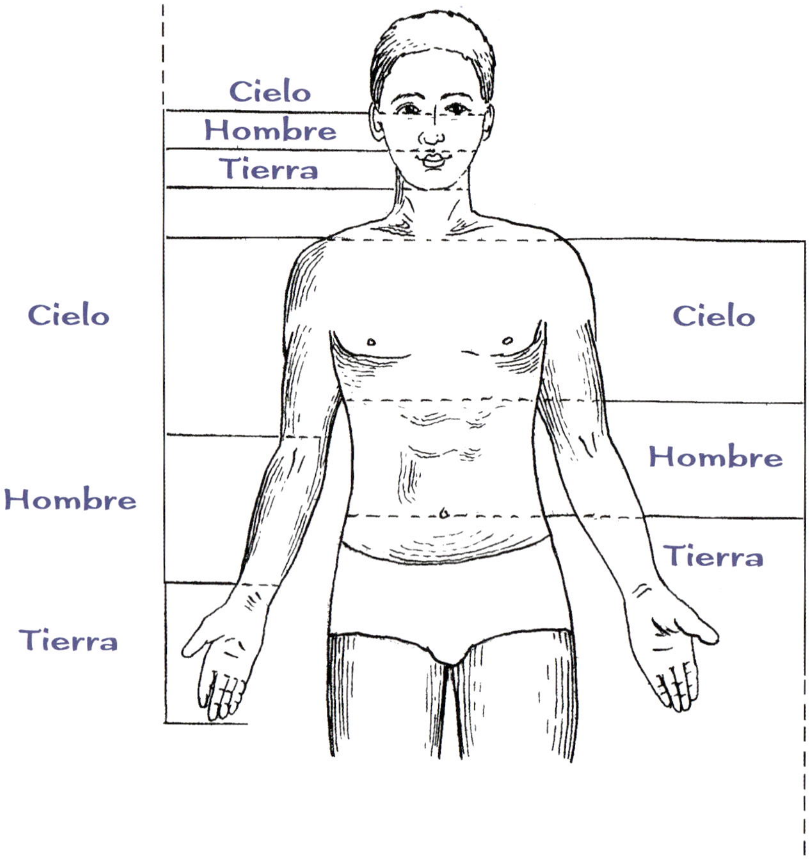

Esta es, pues, la estructura definida del hombre: una estructura ternaria. La cifra tres es, desde luego, una cifra sagrada sobre la que se apoyan todas las tradiciones.[10] Encontramos:

- La trinidad cristiana (Padre, Hijo y Espíritu Santo)
- La trinidad budista (Brahma, Shiva, Vishnu)
- Los tres tesoros de los budistas (Buda, Sangha, Dharma)

[10] La Biblia se refiere a menudo a esta cifra:
Jonás acaba en el vientre de la ballena tres días y tres noches (Jonás 2, 1).
Tres hombres anuncian a Abraham que Sara tendrá un hijo (Génesis 18, 10).
Tres reyes magos acuden a ver al Niño Jesús.
En la tradición bíblica, la cifra tres es la cifra de la espera de un gran acontecimiento.

En el Chi Kung se habla de estado de plenitud cuando la esencia, el aliento y el espíritu, están unidos (Jing, Qi, Shen).

Gracias a que los alientos del Cielo y la Tierra se unen y expanden en el hombre, un tercer elemento (el Hombre) nace y se encarna en esta estructura de tres peldaños.

Siguiendo con nuestro razonamiento analógico, toda parte humana puede dividirse en tres peldaños.

Así, **la cabeza**, el Cielo del Hombre, puede dividirse en tres partes. Sobre esta base se cimenta la psicomorfología. Para un ojo entrenado, la cara refleja buena parte de nuestro carácter. Los tres peldaños son la parte visible encarnada. No podemos esconder lo que somos.

Si tomamos **el miembro superior**, podremos subdividirlo en brazo, antebrazo y mano. La mano misma está compuesta por el carpo, los metacarpos y las falanges. Los dedos, a su vez, se componen de tres falanges, salvo el pulgar, porque hace funciones de oposición prensil.

Lo mismo pasa con **la extremidad inferior**: muslo, pierna y pie.

En el **pie:** tarso, metatarso y falanges.

La **pelvis** también está formada por tres elementos: pubis, cresta ilíaca e isquion.

La **columna vertebral** está compuesta por tres curvaturas que le aseguran fuerza y flexibilidad, y cada peldaño vertebral contiene vértebras adaptadas a sus funciones.

Raquis cervical: 07 vértebras
Raquis dorsal: 12 vértebras
Raquis lumbar: 05 vértebras

} 12 + 12 = 24 vértebras móviles (3 x 8)

El sacro (5 vértebras) y **el coxis** (4 vértebras) forman un conjunto compacto de 9 vértebras (3 x 3): otra vez un múltiplo de tres.

Podríamos multiplicar los ejemplos hasta la saciedad: las tres capas de la piel (epidermis, dermis, hipodermis), las tres membranas meninges (duramadre, piamadre, aracnoides) o los tres cerebros (frontal, límbico y reptiliano), etc.

La analogía taoísta va mucho más allá, porque asocia los 24 peldaños vertebrales con períodos de 15 días a lo largo del año: eso forma el calendario taoísta de 24 x 15 = 360 días.

Los veinticuatro períodos del año solar

Son una invención del pueblo chino antiguo y corresponden al calendario agrícola; el campesino sabía de ellos instintivamente. Fueron definitivamente fijados bajo la dinastía Han del oeste (206 a.C.-24 d.C.) y llegó hasta nuestros días sin variación.

El zodíaco se divide en 360º que se corresponden a los 360 días del año taoísta: cada período de 15º es una quincena del año.

Los taoístas asociaron estos veinticuatro períodos a las veinticuatro vértebras de la columna, a la que llaman «columna celeste». El primer período empieza el primer día de la primavera. Cada vértebra entra, así, en concierto con el calendario.

VÉRTEBRA	PERÍODO	
C1	Gran nieve	
C2	Pequeña nieve	
C3	Inicio invierno	
C4	Helada blanca	Raquis cervical
C5	Rocío frío	
C6	Equinoccio otoño	
C7	Rocío blanco	
D1	Fin de la canícula	
D2	Inicio otoño	
D3	Gran calor	
D4	Pequeño calor	
D5	Solsticio de verano	
D6	Las espigas aparecen	Raquis dorsal
D7	Las espigas se forman	
D8	Inicio verano	
D9	Lluvia de cereales	
D10	Pura luz	
D11	Equinoccio de primavera	
D12	Despertar de los insectos	
L1	Agua de lluvia	
L2	Inicio primavera	
L3	Gran frío	Raquis lumbar
L4	Pequeño frío	
L5	Solsticio de invierno	

Los tres fuegos del hombre

Pertenecen al estadio medio, es decir, a la parte delimitada por el tronco. La fábrica de transformación y purificación de la energía ejerce sus funciones en este nivel: es lo que llamamos los tres fuegos, los tres calentadores.

Veamos esto detenidamente. Si dividimos el tronco en tres partes –caja torácica, abdomen, bajo vientre–, vemos aparecer tres fuegos que acogen, recepcionan, cada uno de ellos, una energía particular (cf. capítulo III):

- La energía del aire que alimenta el fuego superior: el aire respirado.
- La energía de los alimentos que nutre el fuego medio: la transformación de los nutrientes.
- La energía ancestral que alimenta el fuego inferior: es la energía transmitida por los progenitores en el momento de la concepción.

Cada fuego protege órganos precisos:

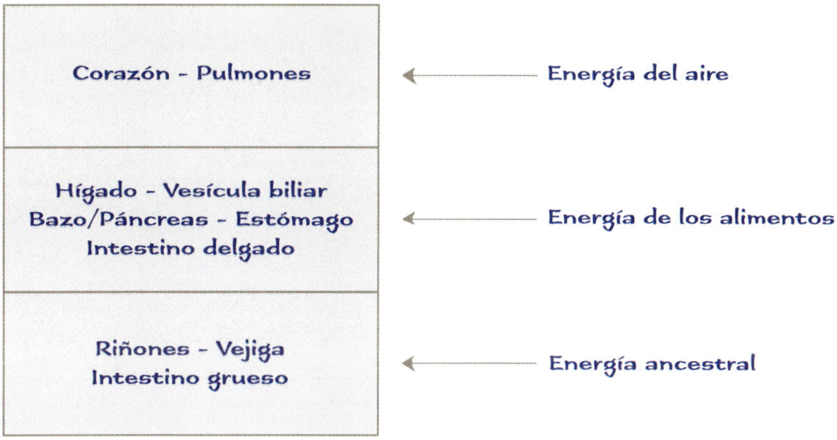

Los tres fuegos delimitan, igualmente, una noción fundamental, que es la de la medicina de los tres cuerpos.

El fuego inferior representa el aspecto más manifiesto, más yin, el más cercano a la tierra, el más estructurado: es el cuerpo físico.

El fuego medio representa el tronco humano con todos los órganos digestivos, un lugar de transformación pero también un lugar de paso (entre el cielo y la tierra): es el cuerpo emocional o afectivo.

El fuego superior representa el menos manifiesto, el menos visible pero el más dinámico, el más rítmico (corazón y pulmones), lo que pulsa la vida y nos une al Gran Todo: es el cuerpo espiritual.

Un practicante consagrado sabe que los cuidados serán distintos según el fuego a tratar. Grandes puntos serán presionados: bajo el ombligo para el fuego inferior (6 JM), en mitad del estómago para el fuego medio (12 JM), en el centro del pecho para el fuego superior (17 JM). La explicación de estos puntos se detallará en el capítulo VIII.

En vista de los dos temas abordados, movimiento binario y estructura ternaria, presentamos algunos esquemas que representan a un hombre en perfecto estado de salud.

Las tres grandes funciones

La libre circulación de yin/yang, respectivamente en su sentido original: ascendente y descendente. El buen equilibrio de esta alternancia es fundamental para la buena salud.

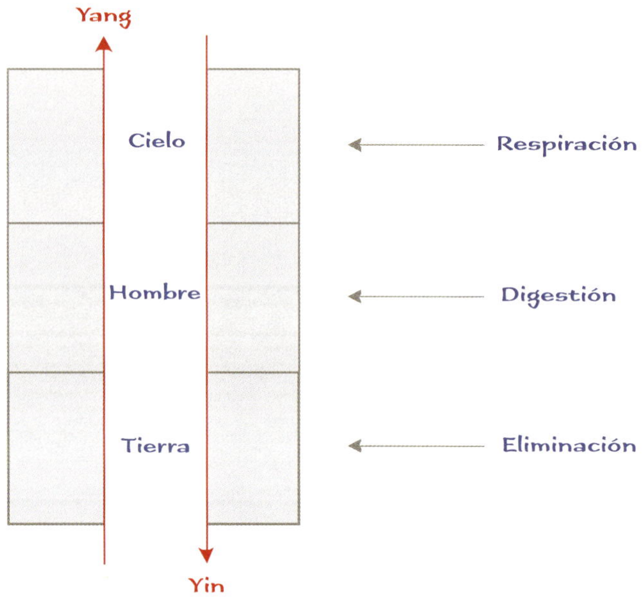

La superposición de los tres fuegos sin que uno desborde a otro: apertura y unión entre ellos de manera armoniosa.

Los tres fuegos arbitran los órganos principales y las tres grandes funciones (respiración, digestión y eliminación).

Los tres cuerpos

Podríamos, de manera caricaturesca, relacionar ciertos desequilibrios que afectan a los diferentes fuegos, de acuerdo con los tres cuerpos (físico, emocional y mental).

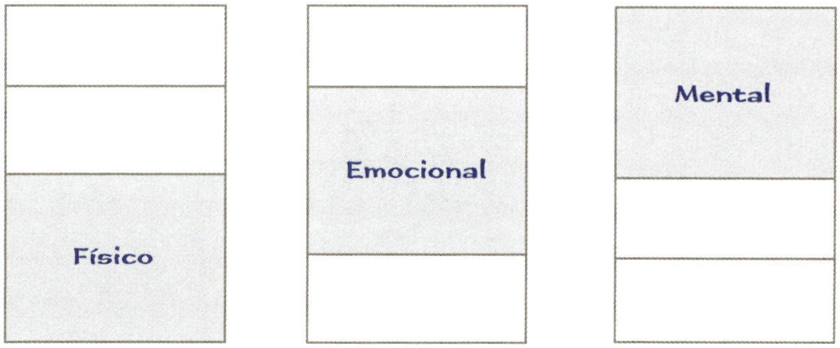

- Demasiado espacio para el cuerpo físico: caparazón, apariencias, narcisismo, predominancia de instintos compulsivos.
- Demasiado espacio para el cuerpo emocional: inmadurez, predominancia de filias y fobias, búsqueda de sensaciones fuertes.
- Demasiado espacio para el cuerpo mental: egocentrismo hipertrofiado, razón pura, cartesianismo.

Circulación de los tres fuegos

Así podemos esquematizar la circulación del movimiento yin/yang, su apertura y su oclusión:

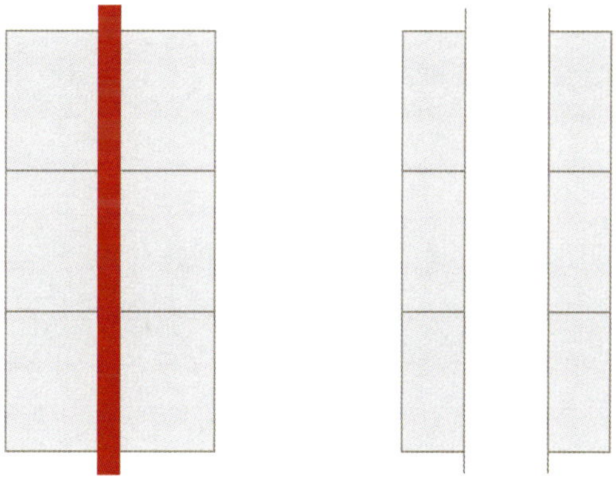

Concentración excesiva, oclusión al mundo. Encierro, rechazo, sensibilidad exacerbada.

Demasiado abierto al exterior, todo es poroso. Exceso de información. Agitación, dispersión, influenciable, hipersensibilidad.

Si el yang no desciende a la tierra, todo se acelera y se inflama.

Si el yin no sube hacia el cielo, todo se ralentiza y se enfría.

Los tres fuegos del hombre pueden estar cerrados a esta alternancia. Entonces el hombre no está abierto al mundo y recibe pocas influencias. El peligro es la esclerosis, la congestión o el autismo.

Como en una casa, un individuo equilibrado recibe influencias del exterior, aun viviendo en el interior de su propio cuerpo. No se puede vivir con las persianas bajadas a cal y canto, replegado sobre uno mismo y confinado en una cárcel. Pero tampoco se puede vivir con todas las puertas abiertas, con la casa llena de corrientes, estaríamos por completo desprotegidos. Veremos en el capítulo VI que esta apertura ideal no existe, que varía constantemente en función de las estaciones, de la edad de la persona, etc.

Todas estas puntualizaciones podrían parecer superfluas o quizás como elementos que sólo forman parte de un universo simbólico, pero el practicante de shiatsu, respetuoso con las leyes tradicionales, deberá tener siempre en mente la idea de la buena circulación yin/yang y el funcionamiento de la tríada cielo-hombre-tierra, representada por los tres fuegos del hombre.

Numerosos puntos del cuerpo nos ayudarán a encontrar el equilibrio del conjunto. Por ejemplo, cuando un hombre no está equilibrado porque está «situado muy alto» se dice que, en él, el cielo adquiere demasiada importancia; entonces sufre insomnio, jaquecas, inflamaciones de órganos, bloqueos cervicales o de hombros que interrumpirán la buena circulación de la energía.

Aunque en el shiatsu familiar[11] el practicante nunca hace un balance preciso de la salud, las maniobras practicadas equilibrarán pos sí mismas los tres cuerpos del individuo, abriendo los tres fuegos y armonizando sus funciones respectivas. Por eso es tan importante efectuar un cuidado global, holístico, recorriendo el cuerpo en toda su extensión.

En nuestra tradición, también se hace referencia a los diferentes estadios del equilibrio humano con la imagen del auriga en su carro, de la tradición griega.

- El carro representa la esfera física: la materia necesaria para el movimiento estable.
- Los caballos representan la esfera emocional: la impulsividad que debe dominarse.
- El auriga representa la esfera mental: la coordinación del Todo.

[11] En efecto, en un shiatsu terapéutico, en el momento de realizar un balance de salud a través de los pulsos, el terapeuta capta los eventuales desequilibrios en la circulación de la energía; gracias a los principios de la medicina china, sabe restaurar el equilibrio para mantener o recuperar la salud.

También podemos dividir los tres fuegos en el hombre:

Superego
Ego
Ello

Cuando el mundo está equilibrado, el ello (instintos y pulsiones) se canaliza mediante el superego (deber, moral). La neurosis corresponde a superego hipertrofiado.

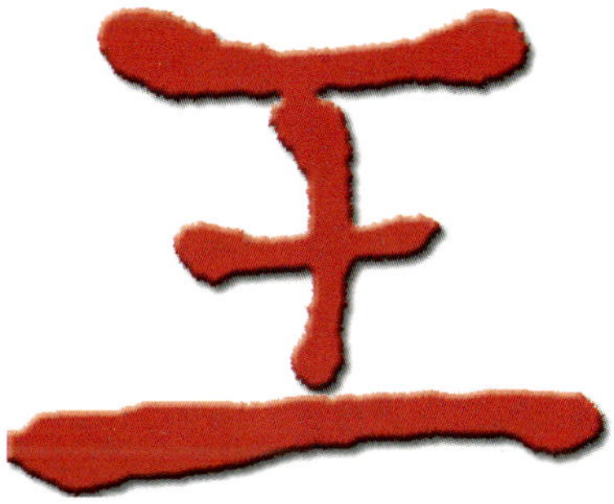

Chino: Wang · Sinojaponés: Oo · Japonés: Oo = rey

El rey será el que, por la línea vertical, una las tres horizontales que representan el cielo, el hombre y la tierra. Ante esta explicación cósmica, aparece este simple pictograma del hacha, símbolo del poder.

Árboles, eternos esfuerzos de la tierra
por hablarle al cielo, que la escucha.
Montañas, gestos desesperados de la tierra
ante lo inaccesible.

R. Tagore

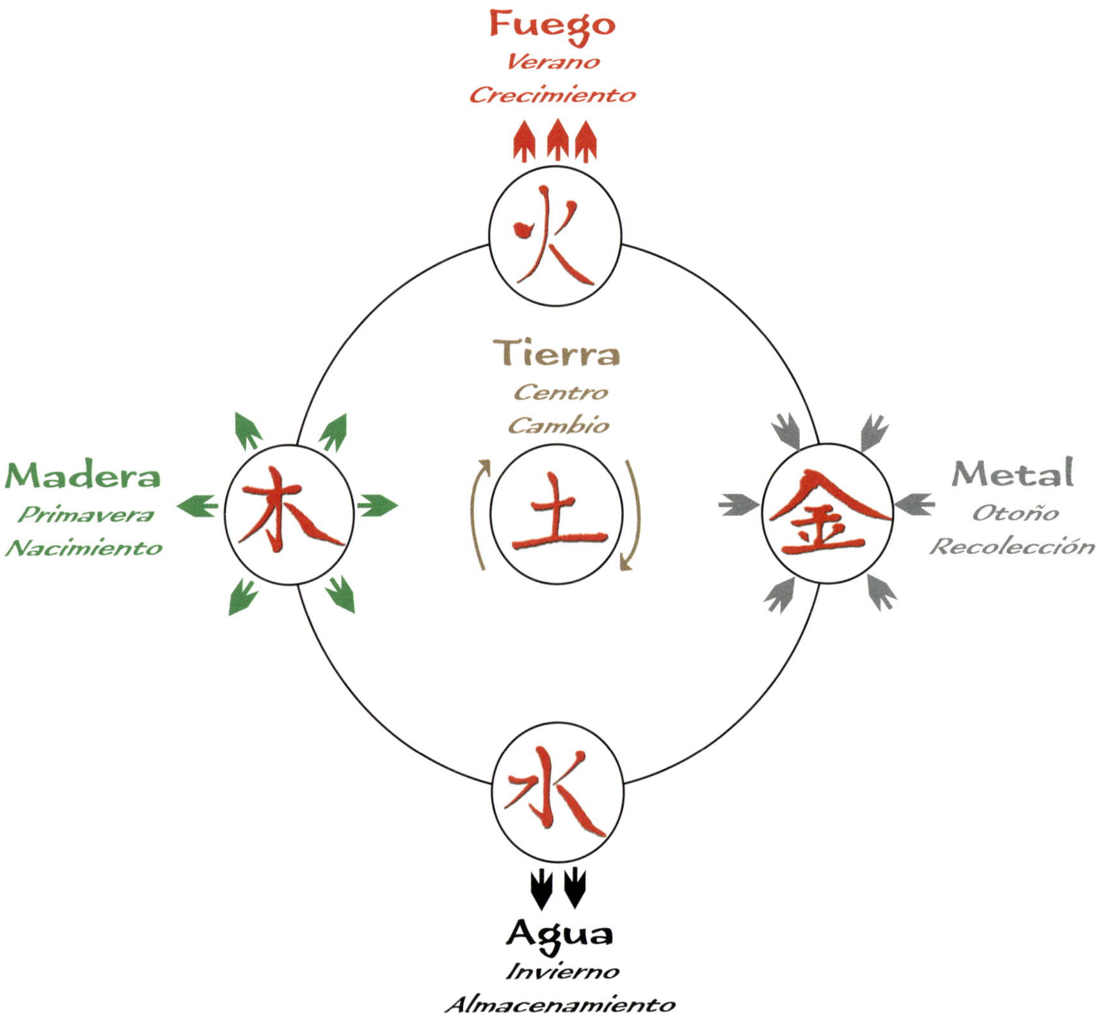
Fuego
Verano
Crecimiento
火
Tierra
Centro
Cambio
土
Madera
Primavera
Nacimiento
木
Metal
Otoño
Recolección
金
水
Agua
Invierno
Almacenamiento

6

Los cinco elementos

Mañana de primavera
Mi sombra también
Desborda de vida.
Kobayashi Issa

La teoría de los cinco elementos es tan vieja como la del yin/yang. Ya hemos visto, en el capítulo II, la leyenda en la que los cinco ancestros con sus cinco colores respectivos aparecían al lado del gigante Pan-Ku cuando éste creaba el mundo. Los cinco elementos, llamados también cinco movimientos o cinco logias, según el purismo de los autores, tendrán una importancia fundamental en todo el pensamiento chino y, en consecuencia, en todo el mundo asiático. En la India, aunque los elementos son diferentes, el mundo se percibe también sobre la base de una teoría de cinco constituyentes. Los cinco elementos indios son: agua, tierra, fuego, aire y éter (espacio).

Remontémonos aún más en el tiempo para comprender esta teoría. No olvidemos que los antiguos chinos eran agricultores que necesitaban dominar los caprichos del cielo para conseguir mejores cosechas. Al principio, pues, todo se articulaba en torno a las cuatro estaciones principales, las cuales se posicionaban alrededor de los grandes ejes que son los solsticios y los equinoccios.

Los antiguos chinos, astrónomos reputados, habrían reparado –seguramente– en los dos ejes extremos (solsticios) donde, cada año, el día solsticial es el más largo o el más corto (21 de junio y 21 de diciembre). Ambas fechas delimitan lo que podríamos denominar una línea vertical: el 21 de junio la inclinación del sol está en su cima, y el 21 de diciembre está en lo más bajo. Luego, dos fechas más, las de mitad del año, delimitan una línea intermedia, horizontal; es el eje de los equinoccios (noche = día).

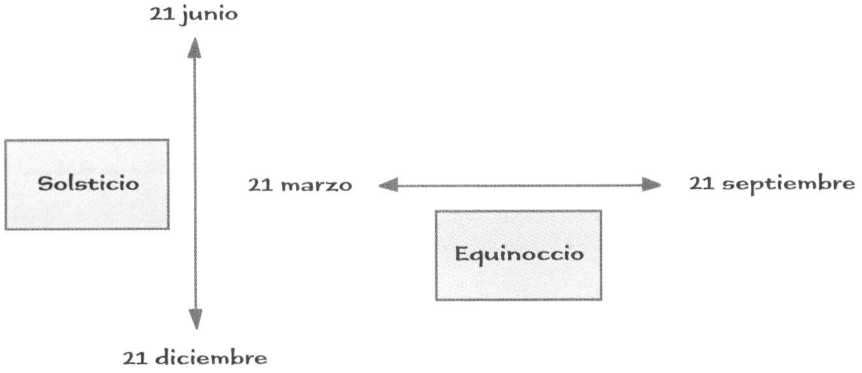

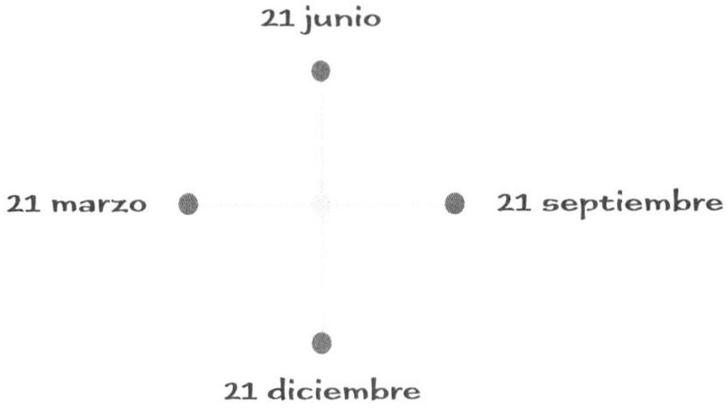

Estos dos ejes anuales, el extremo y el intermedio, se cortan en un punto central. Como el pensamiento chino tiende a las analogías, descubrió lo siguiente: si, en un año, hay dos puntos extremos y dos intermedios, lo mismo debe pasar en una sola jornada. Es lo que se llama teoría de *Tu Gui* (gnomon), según la cual un palo clavado en el suelo mide las sobras a lo largo del año, pero también a lo largo del día. La operación es la siguiente: las sombras que se producen a lo largo del invierno y del verano son, respectivamente, analógicas a las del mediodía y la medianoche. Las producidas en primavera y otoño son idénticas –analógicamente hablando– a las de la mañana y la tarde. Esta es una magnífica correspondencia entre año y día. En efecto, primavera y mañana se pueden superponer. Verano y mediodía, otoño y tarde o invierno y noche, también.

Así, un año o una vida entera pueden declinarse en términos de un solo día. ¿Acaso no decimos, poéticamente, «el otoño de su vida» o «cumplir primaveras»? Todo el mundo comprende la reducción temporal implícita en estas expresiones: la superposición de año/vida.

En analogía inversa, la primavera es la mañana del año, el otoño es la tarde, y el verano e invierno son el mediodía y la medianoche del año, respectivamente.

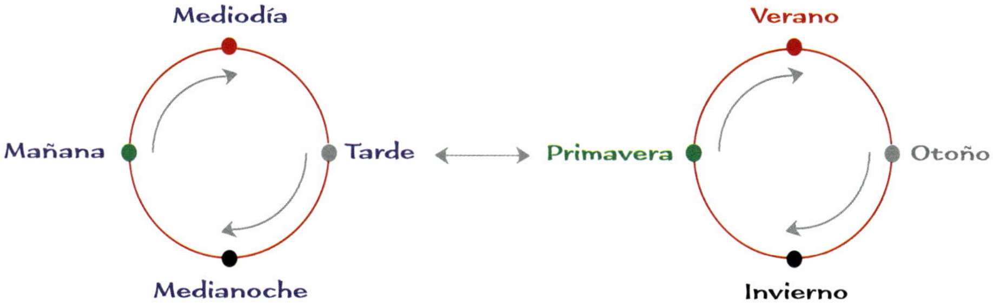

En resumen, podemos contraer o dilatar el tiempo hasta el infinito mediante este razonamiento. Así se puede explicar el hermoso proverbio Zen que reza: «*¡Un día, una vida!*».

Las técnicas meditativas recomiendan una higiene espiritual por la mañana y por la tarde. Gandhi dijo: «*La plegaria es la llave de la mañana y el cerrojo de la noche*». Algunos maestros de Chi Kung aconsejan ejercicios apropiados para (re)nacer cada mañana y morir cada noche. A estos ejercicios se les llama «regreso de la primavera». Conducen a la longevidad y favorecen la ecuanimidad.

Otra relación maravillosa vio el día: dado que el punto cardinal sur produce calor y sol, se podría decir que está en el eje mediodía/verano. Efectivamente, es al mediodía, en verano y en el sur donde hace más calor. ¡Es impresionante! Hay una fabulosa correspondencia entre el calendario y el reloj. Está claro que el sur corresponde al verano, que previamente habíamos asociado al mediodía, por lo tanto tenemos mediodía-verano-sur. Tanto en España como en Francia e Italia, al sur lo llamamos «el mediodía».

¡Es una noción universal! Me sabe mal bajarte la cabeza pero, a partir de ahora, el norte se va a mover hacia abajo, de donde nunca debió moverse. Así, el norte = medianoche = invierno. Por lo tanto tenemos:

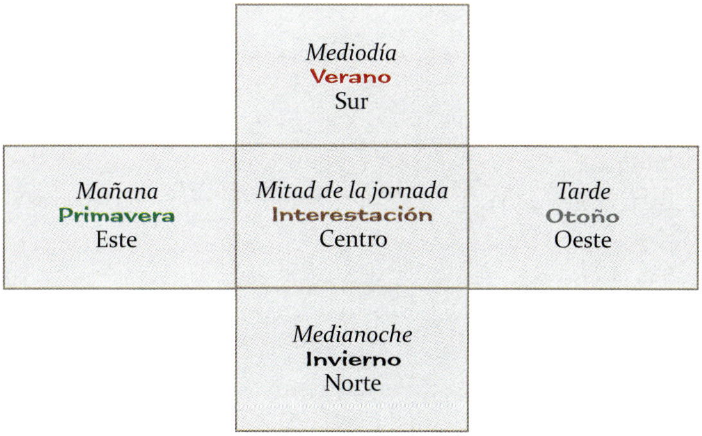

El sol se levanta por el este y se esconde por el oeste, igual que nosotros nos levantamos por la mañana y nos acostamos por la noche. Además, el recorrido aparente del sol lo lleva a lo más alto al mediodía, y aún más durante el verano. Por eso hace más calor.

Primitivamente, cuando el este era el punto cardinal de referencia, la expresión «estar desorientado» (haber perdido el este u oriente) tenía pleno significado. Luego fue el norte quien tomó preponderancia y decimos «perder el norte», que significa lo mismo que estar desorientado. Este pensamiento analógico ha alimentado nuestro mundo durante siglos.

Actualmente estamos desorientados. Como dicen algunos, hay que reorientar occidente: eso es lo que vamos a intentar hacer en esta obra.

Si en la Universidad de Padua, el hombre zodiacal veía asociarse las constelaciones celestes a su cuerpo, desde la cabeza a los pies, es porque entonces el mundo se percibía como un holograma: «todo está en todo». La parte contiene el Todo.

La relación entre el pequeño cuerpo humano y el gran cuerpo del mundo[12] es evidente.

Por eso podemos decir que un día es como un año o que un día es una vida. Del mismo modo, si el sol está en el centro de nuestro sistema (el solar), analógicamente hablando es nuestro corazón: el fuego que nos da vida y nos calienta con sus rayos. El sol es el astro rey en nuestro universo porque todo gravita en torno a él. En nuestro cuerpo es el corazón quien cumple esa función, es el rey supremo, el que nos permite vivir.

En resumen, los chinos superpusieron el reloj al calendario (una hora china vale dos de las nuestras).

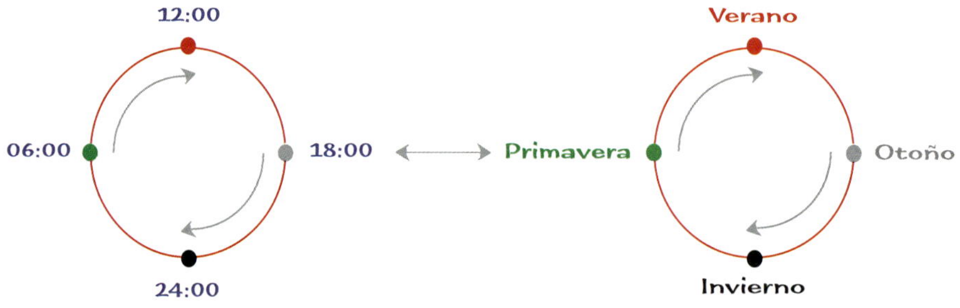

[12] Encontré exactamente los mismos términos de boca de Ysé Tardan-Masquelier durante una conferencia de julio de 2004 sobre el yoga de Pantalaji. En su libro *El espíritu del Yoga* puede leerse: «En realidad, todo cuerpo es universo, afirma el Nirvana Tantra. El cuerpo es un mundo en miniatura, igual que el mundo es un gran cuerpo».

Superpusieron el espacio (los cuatro puntos cardinales) y el tiempo.

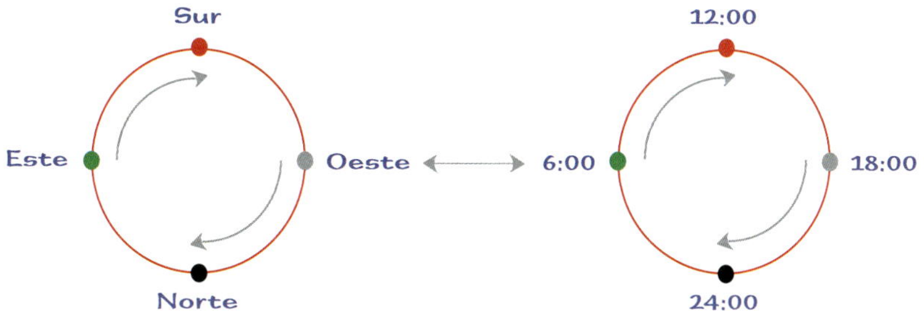

Cogieron los cuatro puntos cardinales y los asociaron con las estaciones.

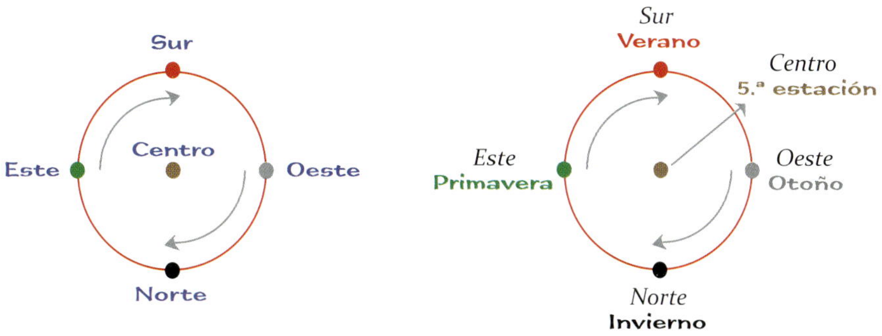

Como ya hemos subrayado, los antiguos deportaron el punto central a los alrededores del círculo: todo había cambiado. La quintaesencia de su pensamiento podía desarrollarse, cosa que hicieron admirablemente: se expandió por toda Asia y hoy sigue siendo una cultura muy viva.

El punto de encuentro entre el centro y el círculo se llevó arriba a la derecha, entre el verano y el otoño. Se le llamó quinta estación, una pequeña estación «mágica» a final del verano, en la que todos los elementos están en perfecta armonía.

Algunos autores hablan de los cinco elementos como cuatro + uno. Para otros, se trata de cuatro interestaciones que se articulan a final de cada gran estación (cf. Calendario energético de las estaciones, a final del capítulo).

Los cinco elementos han nacido, falta nombrarlos

木

La primavera se asoció con la MADERA (el este).

Chino: Mu · Sinojaponés: Moku • Japonés: Ki = árbol, madera

Pictograma de un árbol con sus raíces y su copa, antiguamente: 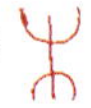

火

El verano se asoció al FUEGO (el sur).

Chino: Huo · Sinojaponés: Ka • Japonés: Bi = fuego, llama

Pictograma de una hoguera, con sus troncos y su llama, antiguamente: 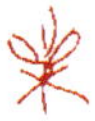

土

La quinta estación se asoció con la TIERRA (el centro).

Chino: Tu · Sinojaponés: To • Japonés: Tsuchi = tierra, hielo

Pictograma en el que se representa un brote saliendo del suelo, antiguamente: 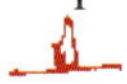

金

El otoño se asoció con el METAL (el oeste).

Chino: Jin · Sinojaponés: Kin • Japonés: Kane = metal, oro

Pictograma formado por tres elementos:

- Elemento tejado 
- Elemento rey 
- Dos puntos que representan pepitas 

水

El invierno se asoció con el AGUA (el norte).

Chino: Shui · Sinojaponés: Sui • Japonés: Mizu = agua, corriente

Pictograma que representa el agua que fluye, antiguamente: 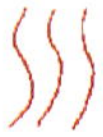

Dos grandes ciclos rigieron entonces el día:

El ciclo de engendramiento o ciclo Cheng

Cada elemento es la madre del siguiente. La madera nutre al fuego que nutre a la tierra que nutre al metal que nutre al agua que nutre a la madera...

El ciclo de regulación o ciclo Ko

Cada elemento regula a su opuesto. La madera recubre la tierra. La tierra contiene al agua. El agua extingue el fuego. El fuego funde el metal. El metal corta la madera.

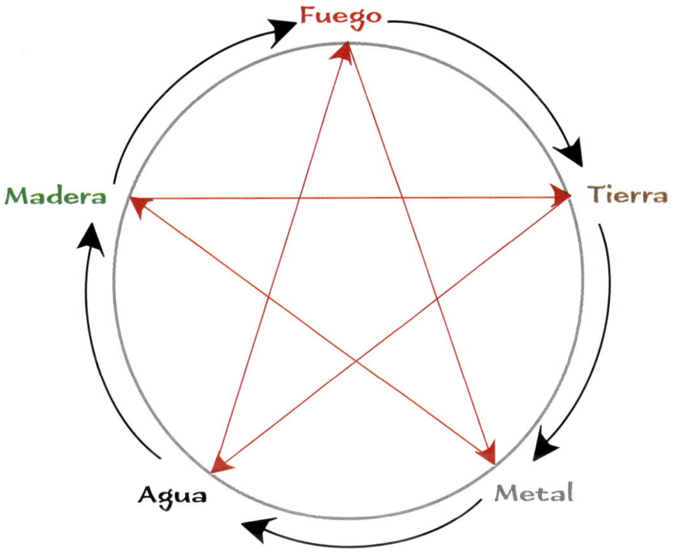

Y aquí tenemos una bonita estrella de cinco puntas, clásica en todas las tradiciones habidas y por haber (el pentagrama, la rosa de cinco pétalos).

Luego se hicieron las asociaciones. Hemos visto en el capítulo II que los cinco ancestros tenían cinco colores propios:

- Madera: verde
- Fuego: rojo
- Tierra: amarillo
- Metal: blanco
- Agua: negro

Cada ancestro reinaba sobre un elemento particular y era emperador. El emperador verde, por ejemplo, era príncipe de los bosques y la madera. A partir de ahí, una extraordinaria abundancia de asociaciones vio la luz. Vamos a dar algunos ejemplos de ello.

Los cinco órganos principales:

- Hígado – Madera – Primavera
- Corazón – Fuego – Verano
- Bazo/Páncreas – Tierra – Quinta estación
- Pulmones – Metal – Otoño
- Riñones – Agua – Invierno

A los cinco órganos principales, llamados órganos tesoros, se añadieron cinco vísceras y aparecieron así parejas mayores:

- Pulmones e intestino grueso: abiertos por arriba y por abajo (boca/ano)
- Corazón e intestino delgado: pareja circulatoria
- Hígado y vesícula biliar: pareja hepatobiliar
- Vejiga y riñones: pareja urinaria
- Estómago y bazo/páncreas: pareja de transformación de alimentos

Una última pareja, maestro corazón – triple calentador, se asoció al fuego: se le llama segundo fuego o fuego del ministro, primer fuego o fuego del emperador, siendo pareja el corazón y el intestino delgado.

Esta distinción entre órganos llenos (de sangre) y vísceras huecas fue objeto de una intensa y desagradable descripción por parte de J. Lavier. Durante las torturas, los órganos pinchados sangran: de ellos sale un líquido rojo y el individuo muere. Por lo tanto, la sangre es un tesoro de vida. Por eso dichos órganos fueron considerados principales.

Podemos observar todas las correspondencias de los cinco elementos en la tabla de la página siguiente.

RECAPITULACIÓN DE LOS CINCO ELEMENTOS

ELEMENTOS	MADERA	FUEGO	TIERRA	METAL	AGUA
ORIENTACIÓN	Este	Sur	Centro	Oeste	Norte
ESTACIÓN	Primavera	Verano	5.ª estación	Otoño	Invierno
ÓRGANO	Hígado	Corazón	Bazo/Páncreas	Pulmones	Riñones
VÍSCERA	Vesícula	Intestino D	Estómago	Intestino G	Vejiga
CLIMA	Viento	Calor	Humedad	Sequedad	Frío
ASTRO	Júpiter	Marte	Saturno	Venus	Mercurio
ALIMENTO	Fruta	Verdura	Cereales	Raíces	Productos animales y frutos secos
SABOR	Ácido	Amargo	Dulce	Picante	Salado
FATIGA (PRÁCTICA EXCESIVA)	Marcha	Observación, consideración prolongada	Sentado, meditación	Tumbado	De pie
TERRITORIO ANATÓMICO	Músculos y tendones	Venas y arterias	Carne	Piel	Huesos
DESARROLLO	Uñas	Tez	Labios	Vello	Cabellos
CEREAL	Avena	Trigo	Maíz	Arroz	Alforfón
COLOR	Verde	Rojo	Amarillo	Blanco	Negro
PSIQUISMO	Ira	Alegría	Ansiedad	Tristeza	Miedo
ATRIBUTOS	Imaginación	Inteligencia	Intuición, memoria, templanza	Instinto	Voluntad
ORIFICIO	Ojos	Lengua	Boca	Nariz	Orejas
SENTIDO	Vista	Gusto	Tacto	Olfato	Oído
EXPRESIÓN	Grito	Risa	Canto	Hipo	Suspiros
SENTIMIENTO	Enfado	Palabra	Obsesión	Preocupación	Llanto
ANIMAL	Pollo	Cordero	Ternera	Caballo, perro	Cerdo
MITO	Dragón	Fénix	Oso	Tigre	Tortuga
DEPRESIÓN	Claustrofobia	Fanatismo	Fobias y agorafobia	Suicidio, poco instinto de conservación	Angustia profunda
SECRECIÓN	Lágrimas	Sudor	Saliva	Goteo nasal	Orina

Verás que los **cinco elementos** están relacionados por el ciclo de regulación (Ko). Así, el miedo acaba con la alegría, la alegría acaba con la tristeza, la tristeza acaba con la ira, la ira con las preocupaciones (cuando son excesivas).

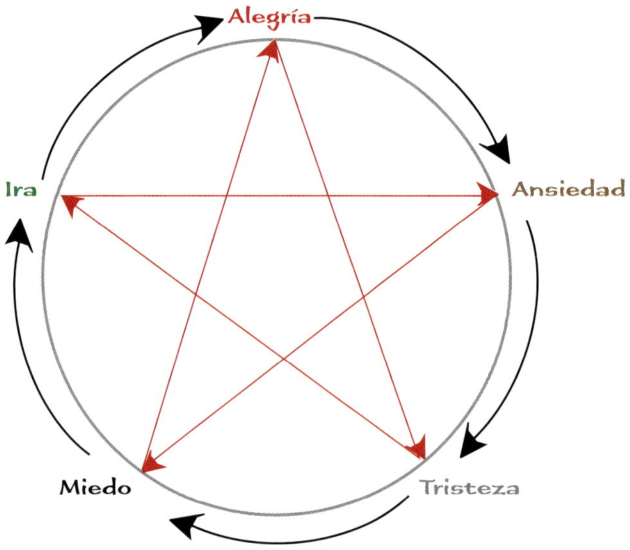

Igualmente, las **cinco fatigas** explicitan muy bien la tabla de los cinco elementos. Por ejemplo: caminar moderadamente anima y refuerza el hígado, pero en exceso lo lesiona.

En lo que respecta a los **cinco sabores**: comer un poco ácido refuerza el hígado, pero demasiada acidez lo daña.

Por lo tanto, la clave está siempre en la mesura, no en el elemento, de manera que no se puede considerar a ninguno de ellos como pernicioso por sí mismo. **La misma cosa que en su justa mesura nos beneficia puede perjudicarnos seriamente si es excesiva.**

Podemos comprender, desde ahora, que gracias a estas analogías, una enfermedad que se declara en una estación particular nos haga dirigirnos al órgano en cuestión. Por ejemplo, si un individuo se debilita invariablemente cuando llega el invierno, tenemos que ir a sus riñones, porque está claro que son frágiles.

Algunos síntomas se agravan considerablemente en determinadas condiciones climáticas (relacionadas con las estaciones) y podemos seguirles la pista gracias a las clasificaciones. Por ejemplo, los riñones se asocian al invierno, al norte y al frío. Consecuentemente, cuando los riñones son débiles, en invierno empeoran, y en el norte y con el frío, de manera que el individuo se quejará de molestias, de fatiga y de desánimo cuando empiece la estación.

Como en el yin/yang, no hay que olvidar que estas tablas no son estancas. Así, la vista está relacionada con la madera, pero todos los colores se declinan con los cinco elementos:

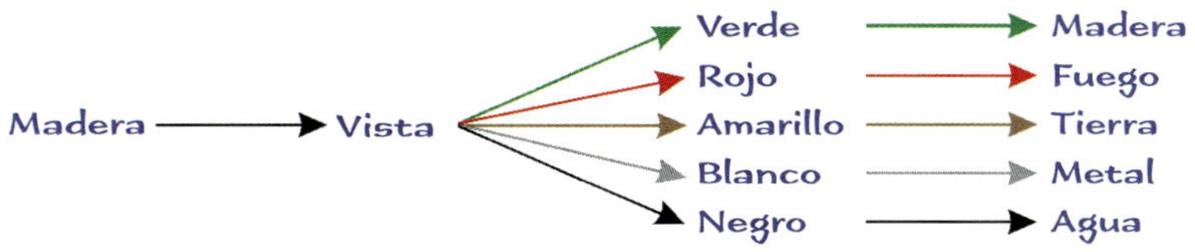

Del mismo modo, el gusto está relacionado con el fuego, pero cada sabor pertenece a un elemento:

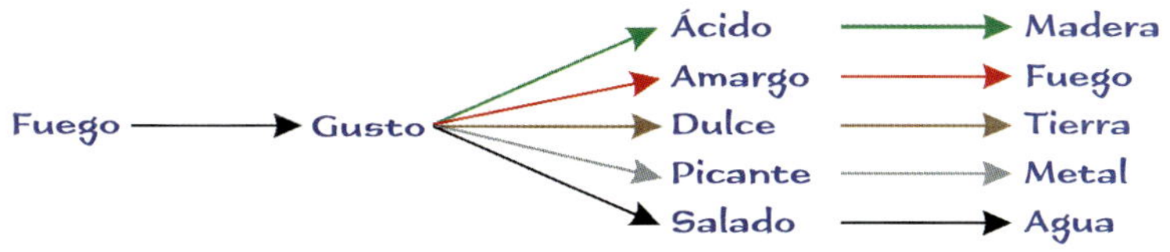

Hay que comprender que nos basamos en el cinco.

De la unidad primordial nacen dos fuerzas, que engendran un movimiento pendular: el yin y el yang. Todo puede dividirse en dos: día/noche, frío/calor, etc. Pero la teoría de los cinco elementos aporta matices suplementarios interesantes. Por ejemplo, en lugar de día/noche, que define una alternancia binaria, podríamos hablar de alba/mañana/ tarde/crepúsculo/noche. Y en lugar de calor/frío podríamos decir hirviente/caliente/tibio/frío/helado.

En relación a la estructura ternaria que define toda cosa en tres categorías, si tomamos el ejemplo de un árbol, tendríamos: raíces, tronco y ramas, lo que nos dará cinco elementos: raíz (agua), corteza (metal), hojas (madera), flores (fuego) y frutos (tierra).

Debes saber que tales preceptos se recogen en la farmacopea china tradicional. Las raíces, que pertenecen al elemento agua, curan dolencias renales: se conservan en sal, que corresponde al elemento agua. Nada se deja al azar. Las hojas se conservan en vinagre, las frutas en miel, las cortezas en alcohol y las flores se secan.

Vemos también cómo las flores están relacionadas con el elemento fuego, que corresponde al corazón. A este órgano se atribuyen simbólicamente los problemas emocionales. Por eso las flores de Bach tienen una acción eficaz en la mente y las emociones. Los practicantes de shiatsu deberán servirse de esta tabla de correspondencias continuamente. Es, al mismo tiempo, un modelo de equilibrio y una parrilla de lectura para todas las patologías.

En su práctica profesional, el *shiatsu-shi* podrá cambiar la ropa que reviste al emperador correspondiente al órgano a tratar y variar su trabajo en función de las necesidades.

Así, las presiones de tipo:

- Madera, serán tónicas y rítmicas
- Fuego, serán largas y redondas
- Tierra, serán ponderadas y equilibradas
- Metal, serán ligeras y plumosas
- Agua, serán profundas y lentas

Cada tipo de presión entrará en contacto con el órgano correspondiente. En la práctica del shiatsu familiar, la presión media es siempre bienvenida. Asegura el equilibrio general por su regularidad y su intención armoniosa. Se tratarán los cinco elementos a través de sus meridianos correspondientes, directamente sobre el cuerpo.

El hombre en función de los cinco elementos

En un viejo libro chino puede leerse:

«En el universo, hay cuatro direcciones celestes, así como arriba y abajo. El curso de todo lo que llega al mundo sigue los cinco elementos. De esta manera, hay cinco tipos de hombre. No basta con clasificar a la gente según el yin y el yang. En la naturaleza hay muchas diferencias y los matices son complejos».

Es lo que hemos explicado precedentemente con el ejemplo del árbol (raíz, corteza, hojas, flores y frutos). Lo mismo pasa con las personas. En términos de yin/yang, podemos separar a la gente según si son activos/pasivos o coléricos/diplomáticos. Pero la clasificación según los cinco elementos tiene muchos más matices.

El hombre puede ser de tipo:

- **Madera,** de constitución seca, musculosa y siempre alerta. Su carácter es optimista pero se pone nervioso con facilidad.
- **Fuego,** es más ancho. De tez rojiza, manos calientes y mirada magnética. Su carácter es emotivo, apasionado e idealista. Su energía es grande y abusa de ella.
- **Tierra,** es pequeño y redondo. De carácter tranquilo y amable. Diplomático, previsor, menos generoso que los de fuego pero más equilibrado.
- **Metal,** es de constitución grande, alargada, de tez blanca y pelo fino. Es romántico, melancólico, visionario y poco encarnado.
- **Agua,** es más pequeño que el de metal. Se quedan calvos con rapidez y su tez es apagada. Carácter autoritario e intransigente. Siempre seguro y perseverante.

Leyes estacionales de la alimentación

Nos parece interesante desarrollar, sucintamente, un capítulo consagrado a la alimentación de acuerdo con las leyes de los cinco elementos que son, más allá de su toque oriental, leyes energéticas naturales, universales, siempre en relación al sentido común y a la sabiduría.

Breve recordatorio de las leyes

La energía sigue el ciclo de las estaciones. De hecho, va de la superficie más extrema (pleno verano) a la profundidad más extrema (pleno invierno).

- En el día más largo del año, la energía diurna se lleva la nocturna, que está en su nivel más bajo. Se dice que el yang está al máximo (energía yang = sol, día, calor...). Estamos en el **mediodía** del año. Nos levantamos antes, nos acostamos tarde. Tenemos una enorme energía para gastar porque la energía yang alimenta la fuente dinámica. También tenemos la sensación de haber perdido el norte. En nuestra sociedad, la costumbre es coger vacaciones en verano (estación de plena actividad energética natural). Trabajamos mucho en invierno (justo cuando la naturaleza descansa). A nivel dietético, la estación nos provee de elementos refrescantes, que favorezcan los fluidos. Se trata, esencialmente, de fruta y verdura. Se comen productos frescos, poco guisados y en menor cantidad. La energía la sacamos del exterior: luz, sol y calor.

- En el día mas corto del año, la energía yin está en su apogeo. La luz es poco intensa, las noches son largas. El cuerpo se protege del frío y opera un movimiento energético hacia el interior. Es la **medianoche** del año. Nos acostamos pronto, nos levantamos más tarde. Se come caliente y en mayor cantidad para conservar el calor interior a temperatura constante. He olvidado señalar que, en Siberia, en invierno, la gente come casi sin interrupción para luchar contra la severidad del clima extremo que sufren.

La alimentación, pues, tiene por objeto la nutrición del individuo de acuerdo con el clima que haga: para calentarlo en invierno y para refrescarlo en verano, de manera que se mantenga el equilibrio entre el exterior y el interior.

Podemos darnos cuenta de que el carácter de los pueblos es, también, un reflejo de lo que les rodea exteriormente. En cualquier país del mundo, la gente del sur es más superficial y más flexible que los del norte, que son más profundos y reservados (en el hemisferio sur es al revés). Si las personas de montaña son tan resistentes y longevas es porque, desde que nacieron, han tenido que desarrollar la fortaleza suficiente para resistir la rudeza del clima.

Cuando la medicina moderna tiende a refutar la influencia del clima en las personas, comete un gran error en lo concerniente a salud y carácter (físico y psique) de los individuos.

Pero volvamos a la alimentación. Hemos apuntado ya que las hortalizas de invierno crecen hacia abajo en la tierra. Ofrecen una energía naturalmente interiorizada, mucho más nutritiva. Por el contrario, las verduras veraniegas se desarrollan hacia arriba, al exterior. Estas puntualizaciones no son paja para llenar el libro, sino una forma de hacer ver que la naturaleza es sabia y sabe perfectamente lo que hace. La naturaleza no piensa por sí misma, pero sigue reglas coherentes y equilibradas.

¿Cuál será la nutrición mejor adaptada? Actualmente podemos comer de todo y en cualquier momento, por ello debemos utilizar el sentido común para que la alimentación sea equilibrada.

En primer lugar: **comer productos del tiempo.** Esto es, comer lo que produzca la tierra en la que vivimos en cada momento del año. Esos productos serán, forzosamente, los más frescos, los menos caros y los que nos aporten el tipo de energía que necesitamos. Hay que entender que cada vez que comemos algo, estamos ingiriendo una estación y un país, en los que ese producto ha crecido pero no ha «madurado» (todos sabemos que, por razones comerciales, los productos se recolectan verdes para que maduren durante el tiempo que se los transporta a países lejanos) y no contienen todas sus propiedades.

En relación a estos alimentos y en términos de energía, podemos decir: cada vez que comemos un alimento, emanamos la materia que lo constituye para sacarle la energía, la vibración que contiene, y no para quedarnos con la materia propiamente dicha. En medicina energética sabemos que el páncreas extrae la quintaesencia del alimento y la distribuye por todo el cuerpo. Como el movimiento de equilibrio vital sigue el ciclo de las estaciones, es bueno ingerir alimentos del tiempo, de la estación en la que estemos.

Cada pueblo tiene sus tradiciones alimenticias, no tanto en relación con su cultura o religión, sino en relación a su clima (la combinación de cielo/tierra) que permite a tal o cual alimento desarrollarse. Los hechos culturales y religiosos sólo son puntualizaciones a partir de los hechos naturales, y no a la inversa.

Si los pueblos de las montañas tienen los ojos claros, es para defenderse de la reverberación del sol. Si los pueblos de los países cálidos tienen la piel más oscura, es para luchar contra la intensidad del sol (incluso lo indios, que son caucásicos, tienen la piel completamente negra).

Todas estas manifestaciones tienen su respuesta en la alternancia de las estaciones, producida por la rotación de la tierra. Otra ley yin/yang: cuando el sol se eleva en el hemisferio norte, se esconde en el hemisferio sur. De hecho, el sol no se mueve ni un milímetro, pero a nosotros nos afecta como si lo hiciera.

En cuestión de alimentación, se nos tiene que meter en la cabeza que todo lo que comemos no es sino energía solar materializada. Un poeta de Reunión decía: «*El ron es sol líquido*». Comer alimentos del tiempo es comer alimentos que crecen cerca de nosotros, en su justo momento y en su punto exacto de madurez. Por lo tanto es comer en el mejor sitio (espacio) y en el mejor momento (tiempo). Cuando el espacio/tiempo conserva su integridad, permite al cuerpo conservar la suya. Es tan simple como eso. No hay que ir al colegio ni tener un máster ni ser taoísta para comprender estas simples reglas, que se aplicaban invariablemente antes de la era industrial.

Des de un punto de vista práctico, se recomienda comer raíces y tubérculos en **otoño** e **invierno**: patatas, zanahorias, nabos, rábanos y verduras del tiempo como col, puerros, cebollas y fruta de temporada como manzanas y peras. La fruta y la verdura veraniega se desaconsejan en estas estaciones porque no crecen de manera natural al aire libre; sin embargo, los frutos secos son bienvenidos, se toleran bien y son ricos en vitaminas y oligoelementos.

No te vuelvas loco buscando vitamina C y atiborrándote de zumo de naranja y kiwis: sólo conseguirás fastidiar tu sistema digestivo y llenarte de acidez, lo cual comportará la desmineralización del organismo y conseguirás lo contrario de lo que buscas. Te sentirás cansado, frágil, vulnerable a las infecciones y con deficiencias en el sistema nervioso. Los productos animales, sus aceites y subproductos, están muy indicados en estas dos estaciones, porque ayudan a combatir el frío. Por esta razón, todos los pueblos de montaña aprecian tanto los quesos y la charcutería.

Los cereales y las legumbres también son ideales. Los cereales son una fuente de glúcidos fundamental en nuestra alimentación. Son la base de los platos de la mayoría de países del mundo: el pan de trigo en España, la sémola de trigo en el Magreb, la pasta en Italia, el arroz en oriente, el maíz en América, el mijo en África. Las bebidas calientes serán un complemento perfecto para las épocas de frío.

En **primavera y verano** los platos se cargan menos, son menos ricos, menos sofisticados, más ligeros y menos guisados. La fruta y verdura del tiempo, que son abundantes y variadas, pueden consumirse sin moderación: la acidez se tolera mejor que en invierno. Menos productos animales y menos lácteos en verano y primavera. La nutrición, de manera general, será mucho más cruda que cocida (lo contrario que en invierno).

En este sentido, comer tomates durante todo el año, por ejemplo, es una aberración porque es una hortaliza veraniega. Comer carne diariamente es otra aberración, independientemente de la estación, porque desde el punto de vista orgánico estaremos dañando el organismo.

Por regla general y para resumir: **varía tu alimentación como te proponen las estaciones.** Compra los productos más frescos que encuentres y estarás comiendo más barato y más sano. Desconfía de cualquier dieta que te proponga comer lo mismo en todas las estaciones: se bloquean los ciclos y obligas a trabajar siempre a los mismos órganos. Te recuerdo, como dice el proverbio yogui, que: «*Cuanto más fuerte es el cuerpo, más te obedece y cuanto más débil es, más te manda*».

Volviendo a las asociaciones con los cinco elementos, vemos que:

- El ácido corresponde a la madera (hígado).
  Lo encontramos en la fruta.
- El amargo corresponde al fuego (corazón).
  Lo encontramos en la verdura.
- Lo dulce corresponde a la tierra (bazo/páncreas).
  Lo encontramos en los cereales.
- Lo picante corresponde al metal (pulmones).
  Lo encontramos en los tubérculos.
- Lo salado corresponde al agua (riñones).
  Lo encontramos en los aceites y los productos animales.

En dietética energética no existen las prohibiciones:

- Un poco de ácido tonifica la madera, demasiado la estropea.
- Un poco de amargo tonifica al fuego, demasiado lo estropea.

El mismo sabor que beneficia a un elemento lo daña si es excesivo.

Lo que cuenta no es el elemento (en este caso el alimento) sino su medida. Hay que tener equilibrio y mesura en todo. Tanto en la China como en Japón, en las cocinas imperiales, el cocinero seguía escrupulosamente esta ley estacional de los cinco elementos, a fin y efecto de que el monarca fuera, verdaderamente, «el hijo del Cielo» sobre la Tierra, en constante armonía con los ciclos cósmicos. Aunque no seamos emperadores ni tengamos un sabio cocinero a nuestro servicio, podemos usar el sentido común y la inteligencia para aplicar a nuestra vida cotidiana estas simples reglas de ponderación, vigilancia y respeto por las estaciones.

Que tu alimento sea tu medicamento.
Hipócrates

Calendario energético

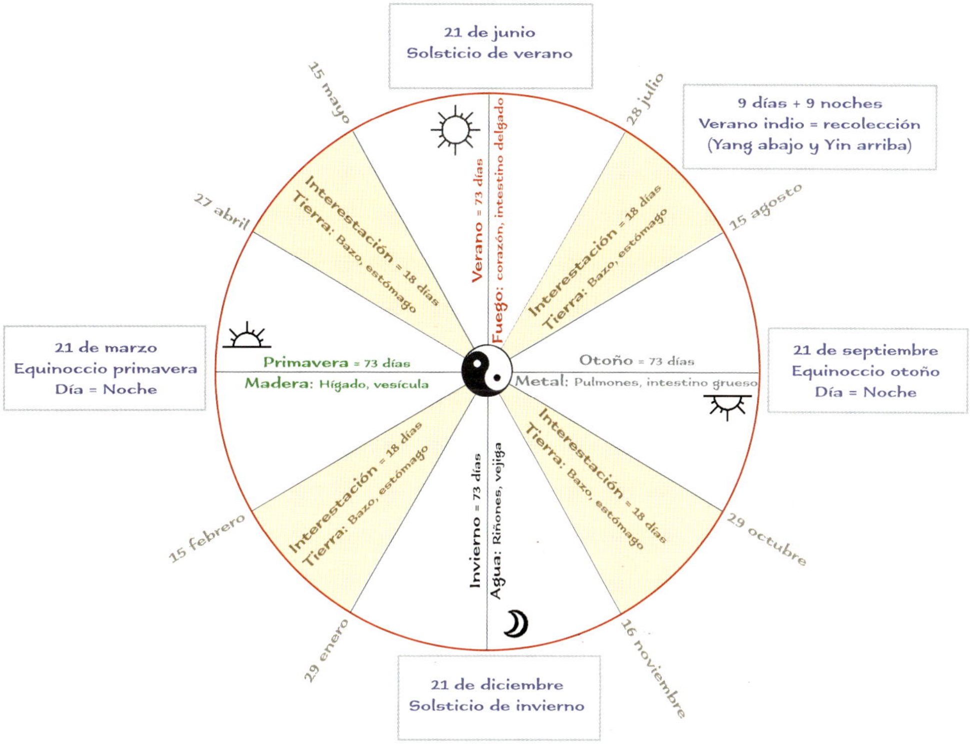
21 de junio
Solsticio de verano
15 mayo
28 julio
9 días + 9 noches
Verano indio = recolección
(Yang abajo y Yin arriba)
27 abril
15 agosto
Interestación = 18 días
Tierra: Bazo, estómago
Verano = 73 días
Fuego: corazón, intestino delgado
21 de marzo
Equinoccio primavera
Día = Noche
Primavera = 73 días
Madera: Hígado, vesícula
Otoño = 73 días
Metal: Pulmones, intestino grueso
21 de septiembre
Equinoccio otoño
Día = Noche
Invierno = 73 días
Agua: Riñones, vejiga
15 febrero
29 octubre
29 enero
16 noviembre
21 de diciembre
Solsticio de invierno

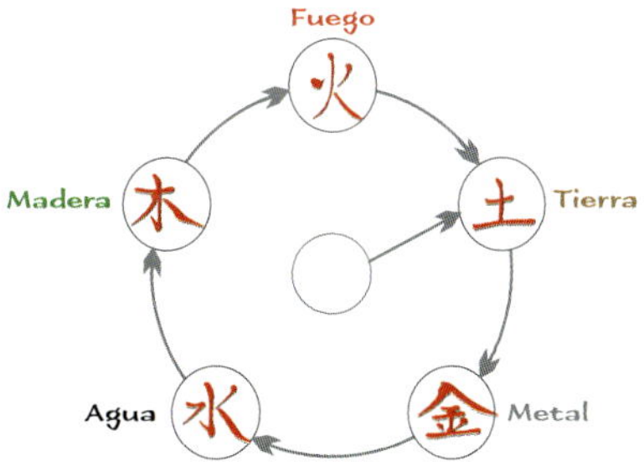

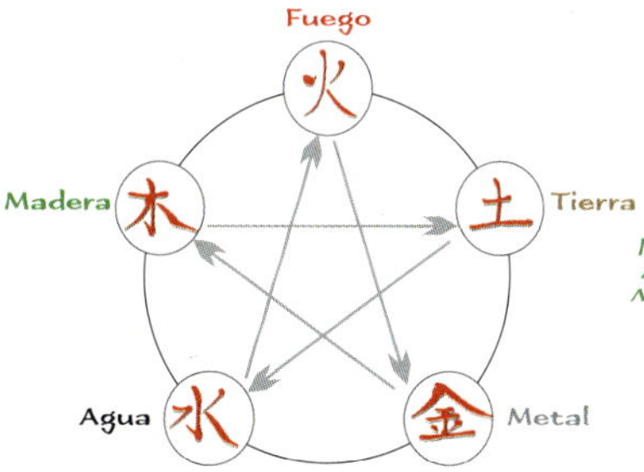

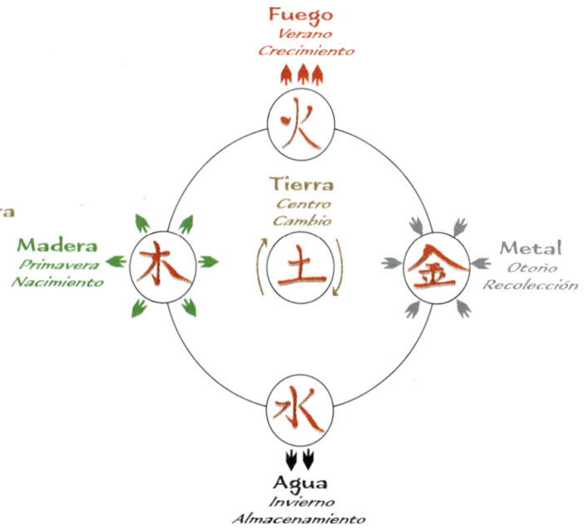

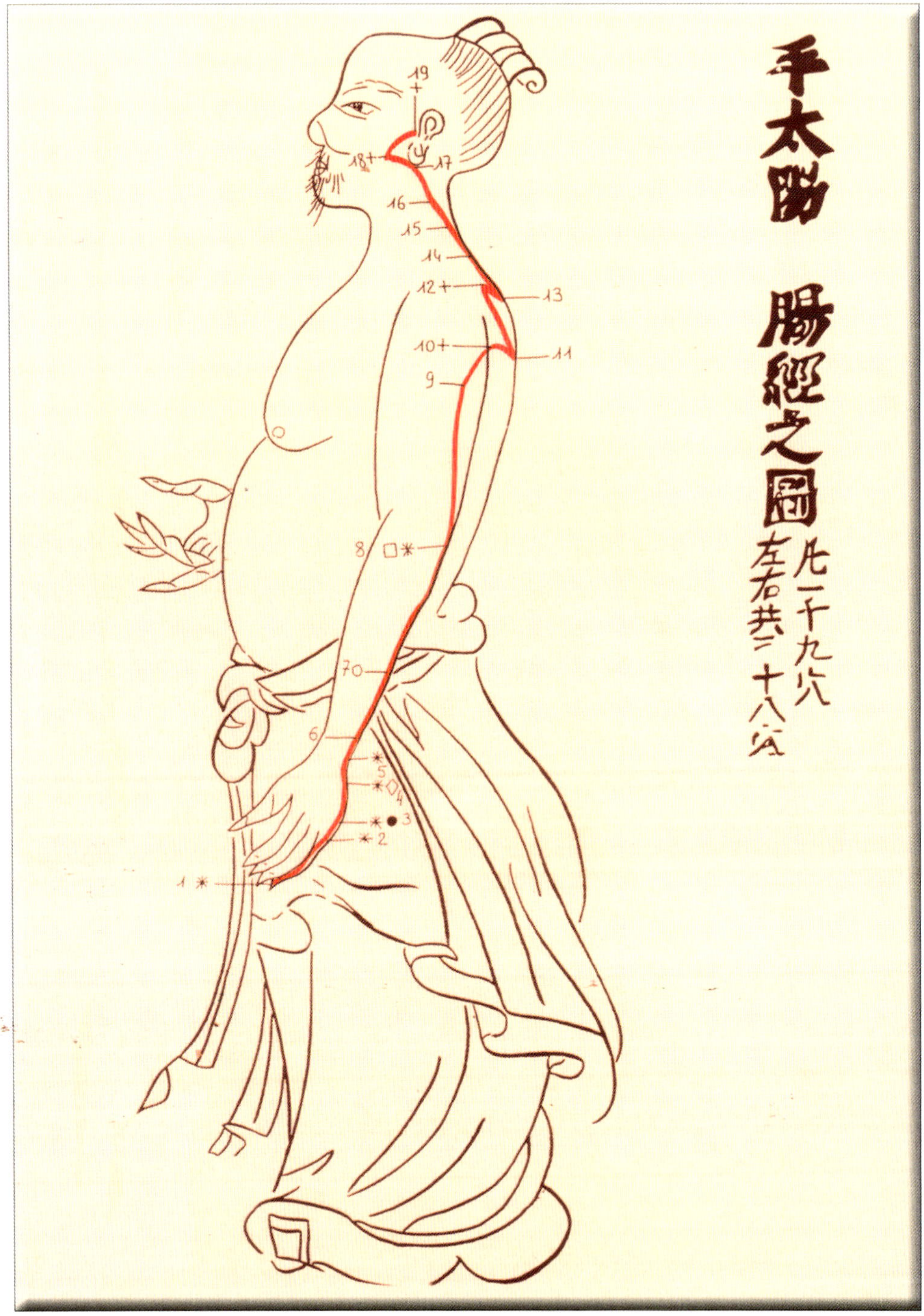
手太陽
腸經之圖
凡一十九穴
左右共三十八穴

7

Los meridianos y su red

Claro de luna,
dejo mi barca
para entrar en el Cielo.
Koda Rohan

El término meridiano es el que mejor se comprende de todos, aunque esta apelación provenga de un anacronismo debido a un error de traducción. El término chino *Jing*, *Keiraku* en japonés, designa más bien una vía, un camino, una circulación, no un meridiano. Algunos autores los han comparado a un solenoide; otros a la circulación del agua que se concentra en fuentes, acequias, ríos, lagos, manantiales, cuya energía vital es como la de este modelo que llega a todas partes del cuerpo. Algunos de los nombres de puntos concretos son muy evocadores: ciénaga del viento, pequeño mar, riachuelo tranquilo, barrera del lago, fuente que brota...

Otros autores, más modernos, han pensado en la red de meridianos como en una trama que obedece a una cohesión vibratoria que hace aparecer líneas de fuerza. El cuerpo se presenta entonces como un campo de energía unida por dichos meridianos.

No abordaremos en esta obra toda la complejidad de la red. Sin embargo, el conocimiento de los doce meridianos principales (relacionados con las doce grandes funciones del cuerpo) y de los dos maravillosos Du Mai (Tu Mo) y Ren Mai (Jenn Mo), enriquecerán mucho la práctica del shiatsu. Hay que comprender bien para actuar bien.

La escuela japonesa del maestro Okuyama aplica las presiones sobre estos catorce meridianos, respetando *strictu senso* la dirección. A saber:

Todos los meridianos yang (vejiga, vesícula biliar, estómago, intestino grueso, triple calentador) descendiendo desde el cielo hacia la tierra.

Todos los meridianos yin (riñón, hígado, bazo, páncreas, pulmón, pericardio, corazón) suben de la tierra hacia el cielo.

Los dos meridianos Du Mai y Ren Mai son los dos ascendentes.

Sobre estos meridianos se ubican los puntos, llamados *Xue* en chino, *Tsubos* en japonés, que son como grifos que permiten a la energía circular armoniosamente. Todo sucede como si los meridianos se vaciaran y se llenaran en función del tiempo exterior, de la posición de los astros, del ritmo respiratorio, como ondas que recorren el cuerpo en su conjunto y le dan aliento y vitalidad. Algunos puntos se iluminan cuando entran en simbiosis, y otros menos útiles acaban por desaparecer. Todo está ligado entre sí, todo está sometido a la influencia interna (a través de los órganos, el metabolismo, la mente...) o externa (clima, estación, fases lunares...).

Los principales meridianos

Son doce, simétricamente dispuestos en cada lado del cuerpo, recorriendo los miembros superiores, la cabeza, la espalda, los miembros inferiores, el pecho y el vientre, tanto en la parte anterior como en la posterior, formando un sistema de circulación energética cerrado.

Cada meridiano presenta su propio trayecto, su número de puntos, un horario energético determinado, una relación con una estación precisa (cf. capítulo IV), y corresponde a un órgano o a una función de la cual lleva el nombre. Cada uno está ligado a su órgano por un meridiano «profundo» que parte del punto preciso *He (Ro),* situado en los codos y las rodillas.

Poniente de otoño
La soledad también
es alegría.
Yosa Buson

Pulmón/intestino grueso

Elemento metal - 03:00 h/05:00 h - 05:00h/07:00 h (hora solar)

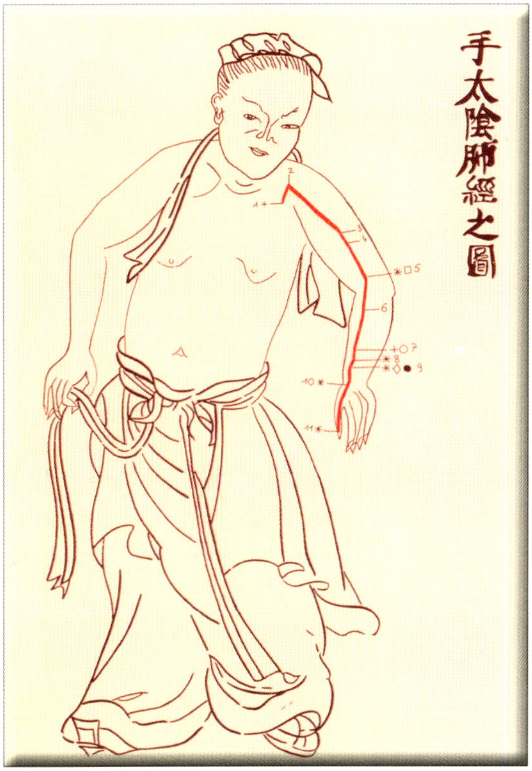

Pulmón

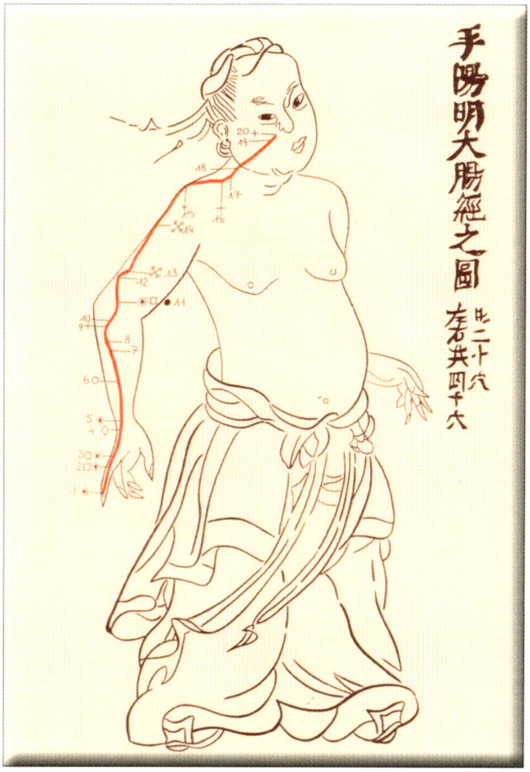

Intestino grueso

Más allá de su evidente función respiratoria, los pulmones propulsan la energía hacia los meridianos: se dice que es el «maestro del aliento» y el «tejado de las vísceras». Están en la base del metabolismo y cumplen con funciones fundamentales para la vida. A través de la respiración, establecen el contacto entre el mundo exterior y el interior. Por eso, en oriente, las técnicas respiratorias en quietud son tan fomentadas: calmando la respiración se consigue armonía en el intercambio entre dentro y fuera del cuerpo, apareciendo la serenidad.

Junto con el intestino grueso tiene un papel excretor; uno (el pulmón) expulsa hacia arriba (CO_2) y el otro (intestino grueso) hacia abajo (heces).

- Cierto número de dolencias ORL (tales como sinusitis, anginas, rinitis...) pueden provenir de un bloqueo del intestino grueso (estreñimiento). Entonces se dice que el organismo, dado que no puede evacuar normalmente hacia abajo, intenta liberarse por arriba. Cuando se restablece la función excretora del colon, los problemas ORL desaparecen inmediatamente.

- La pareja formada por pulmón/colon está relacionada con la piel: hay un eje claro entre asma y eczema. En efecto, algunas personas que han estado tratadas con corticoides para solucionar problemas de eczemas, acaban desarrollando asma. El problema se traslada al interior. A la inversa, los tratamientos contra el asma la transforman en eczema, exteriorizando la dolencia. Estos traslados se constatan frecuentemente mediante el shiatsu.

Se observa:

- En el trayecto de los meridianos: dolores en el codo, hombro y en la cara. Hay alteración del olfato.
- En el plano mental: se dan estados depresivos, pérdida del instinto de conservación y temperamento romántico.
- En su lado positivo, hay una predisposición visionaria y capacidad resolutiva.

Poco a poco, mis pulmones
se tiñen de azul
viaje por mar.
Shinohara Hosaku

Bazo-páncreas/estómago

Elemento tierra - 07:00 h/09:00 h - 09:00 h/11:00 h

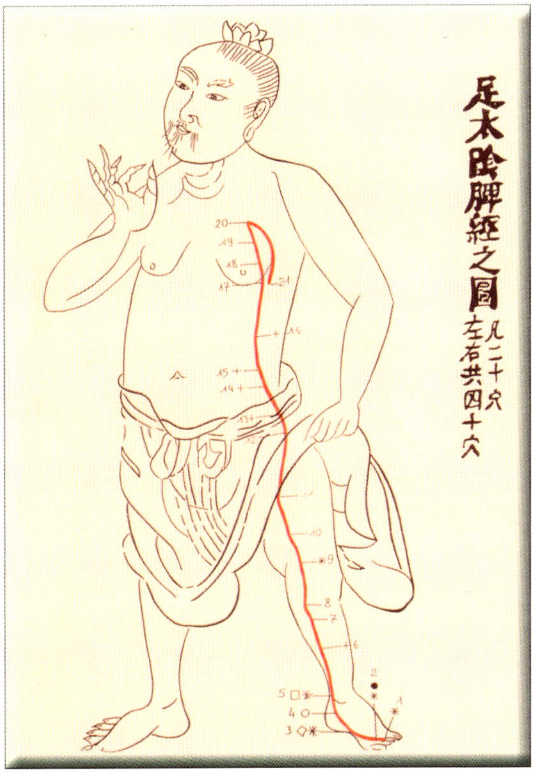

Bazo/páncreas

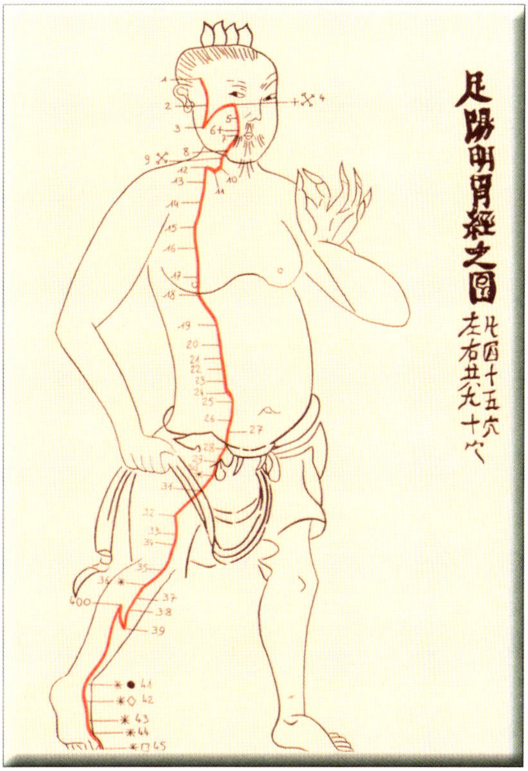

Estómago

El bazo es la madre de la sangre: se dice que «produce» sangre. Actúa sobre el ciclo menstrual y las hemorragias.

El páncreas tiene un papel fundamental en la digestión: extrae la esencia de los alimentos para nutrir al cuerpo entero. Lo importante no es la cantidad sino la calidad vibratoria de los productos ingeridos: frescura y pureza son indispensables. Esta función abarca la saliva, la bilis, los jugos gástricos y las secreciones intestinales.

Junto con el estómago, el bazo y el páncreas tienen un papel importante en la lactancia y en las hormonas reproductivas (mamas y ovarios).

El estómago puede considerarse un órgano medio físico y medio mental, porque digiere los alimentos y las ideas (sobre todo las preocupaciones).

El bazo y el páncreas se relacionan con la carne, las articulaciones, el útero y los testículos (en la formación de espermatozoides) y las glándulas salivares.

- Las paperas (ataque viral a la glándulas salivares) puede manifestarse mediante una pancreatitis o una inflamación testicular, con riesgo de infertilidad en el caso de los hombres.

Se observa:

- En el trayecto de los meridianos: dolor de garganta, ahogos, problemas mamarios u ováricos en las mujeres, dolor en las rodillas.
- En el plano mental: fatiga cerebral, falta de concentración, obsesiones, ansiedad permanente.
- En su aspecto positivo, templanza, diplomacia y ponderación.

Cuerpo roto
siempre vivo
cruzo el verano.
Sumitaku Kershin

Corazón/intestino delgado

Elemento fuego - 11:00 h/13:00 h - 13:00 h/15:00 h

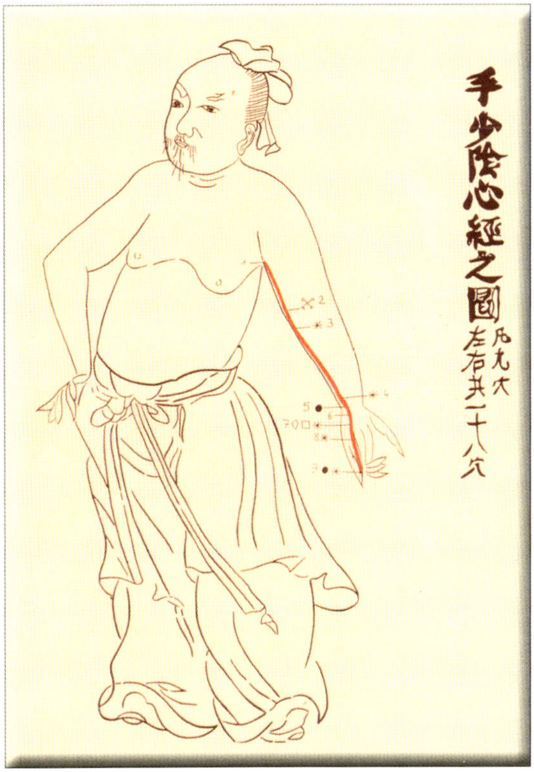

Corazón

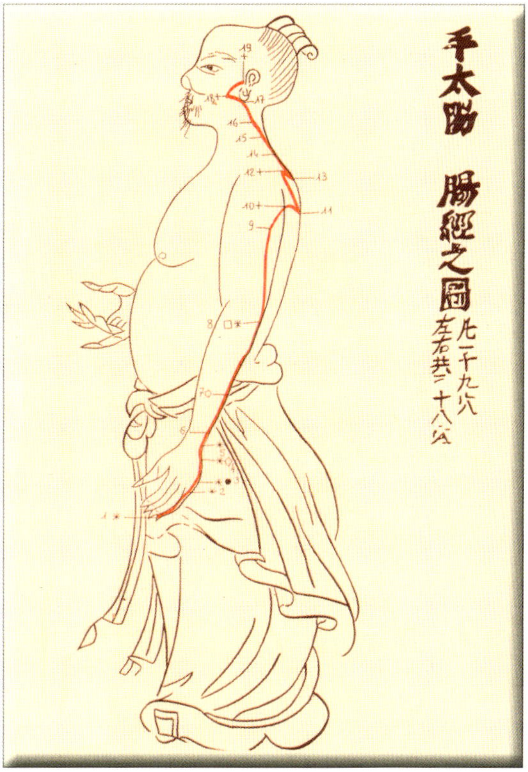

Intestino delgado

El corazón es el rey de los órganos, el maestro del Shen (psique). Gobierna las emociones y los humores. Todo pensamiento, toda acción pertenecen al corazón, sede del amor y la compasión. Se le considera un tamiz emocional. Por eso, en oriente, dicen: «*El sabio tiene el corazón vacío*», entendiendo por vacío un corazón puro, libre de pasiones, no un corazón aislado, cerrado e insensible.

El corazón regula, obviamente, la circulación de la sangre a través de los músculos (miocardio). Además, para los chinos, hay una conexión entre el corazón y el cerebro: todo pensamiento pertenece al corazón. Algo así nos pasa a nosotros, por eso en Francia se habla también de «la inteligencia del corazón».

Hay algunas nuevas teorías que creen que existe una especie de cerebro abdominal que tiene su propia forma de inteligencia (el *Hara* japonés). En japonés dicen que maestro y alumno se entienden «vientre a vientre». Es el *Hara* a *Hara* que transmite la enseñanza esencial. Así se ve más clara la relación entre corazón e intestino delgado.

Los problemas de corazón se expresan por el color de la tez.

El intestino delgado pertenece al mismo elemento porque tiene un papel preponderante en la elaboración del fuego digestivo. Separa los líquidos de los sólidos. En las vellosidades intestinales, la sangre se carga de energía. Los textos chinos dicen que regula la circulación de la sangre igual que un lago regula el curso de un río.

Se observa:

- El trayecto del meridiano del corazón, circulando por la cara interna del brazo y acabando en el meñique, correspondiendo exactamente a la zona dolorosa durante un infarto (brazo izquierdo).
- En su trayecto, el intestino delgado es responsable de jaquecas, sordera, zumbidos en el oído, tortícolis y contracturas de la nuca y los hombros.
- En el plano mental: alegría, excitación, risa, nervios, enfermedades mentales, emotividad y timidez.

  En su aspecto positivo: compasión, bondad, sinceridad. La capacidad de discernimiento está relacionada con la función del intestino delgado.

Corazón
blanqueado por la lluvia
carcasa a merced del viento.
Matsuo Basho

Riñón/vejiga

Elemento agua - 15:00 h/17:00 h - 17:00 h/19:00 h

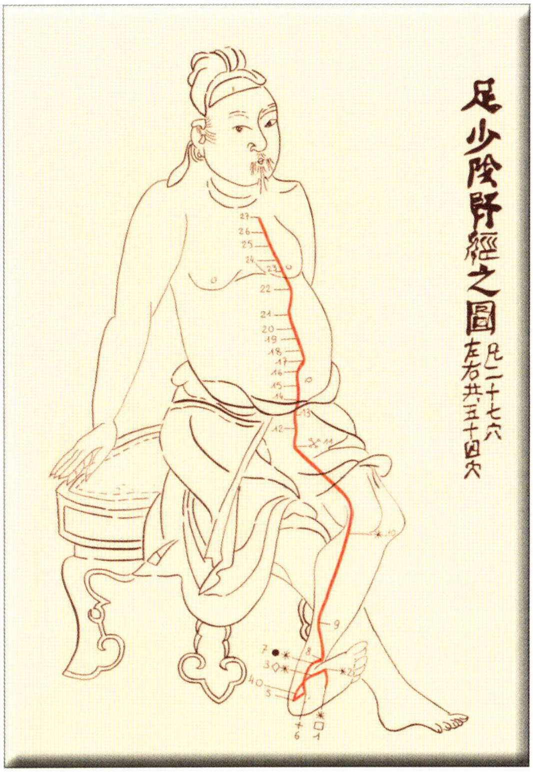

Riñón

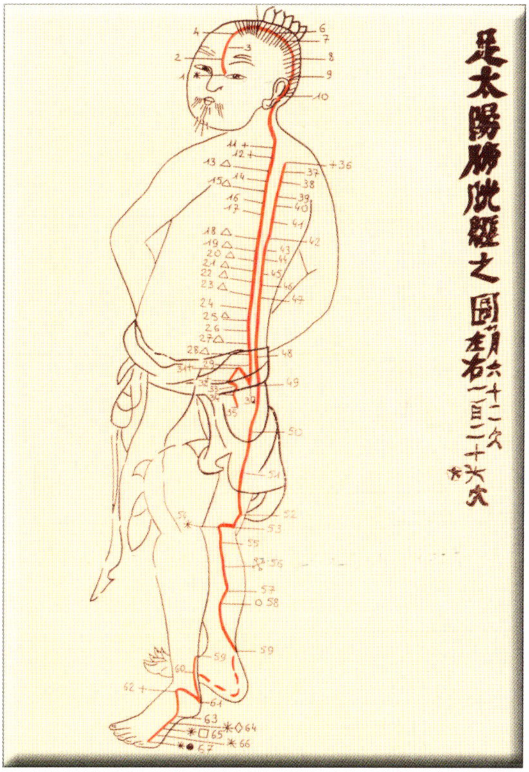

Vejiga

Este sistema mantiene la pureza y el equilibrio del organismo.
Se distingue:

- Un riñón-agua relacionado con la vejiga, que asegura la depuración hídrica: purificación del humor (orina). El riñón filtra y deja la orina estéril. Trabaja más en invierno que en verano (la necesidad de orinar es más imperativa cuando hace frío).

- Un riñón-fuego: es el riñón hormonal que se relaciona con las glándulas suprarrenales asegurando las secreciones de adrenalina, cortisol y las hormonas sexuales.

La buena combinación entre el agua y el fuego de los riñones es la garantía del equilibrio general del cuerpo.

Además de la regularización del agua en el organismo, la vejiga mantiene estrechas relaciones con el sistema nervioso autónomo (llamado también simpático o vegetativo). Sobre este meridiano empieza a trabajar el practicante de shiatsu.

Se dice que la vejiga es «el espejo de la espalda», porque su largo meridiano recorre toda la columna vertebral.

La pareja riñón/vejiga, está relacionada con la energía ancestral y con todo el sistema óseo. Es responsable de la estatura, de la postura y del crecimiento de los huesos.

Se observa:

- Sobre el trayecto del meridiano de la vejiga: problemas de estática vertebral (cifosis, lordosis, escoliosis), lumbalgias frecuentes, ciática, dolor de cabeza occipital y frontal, dolores cervicales.
- Sobre el trayecto del meridiano del riñón: flebitis, varices, problemas con el aparato genital.
- En el plano mental: indecisión, inquietud, miedo visceral, todo ello relacionado con los riñones.
  En su aspecto positivo: fuerza moral, contumacia.

¡Maravilloso!
Mear de pie
bajo un diluvio de granizo.
Kobayashi Issa

Maestro del corazón/triple calentador

Elemento segundo fuego o fuego ministro
19:00 h/21:00 h - 21:00 h/23:00 h

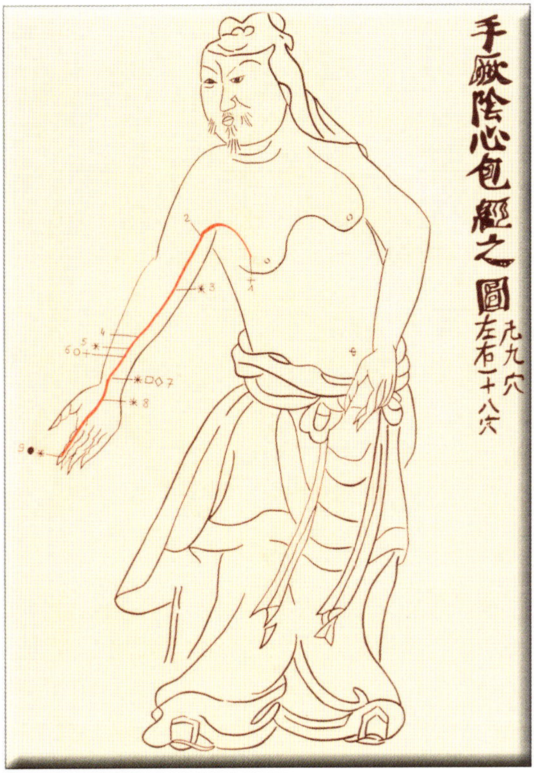

Maestro del corazón

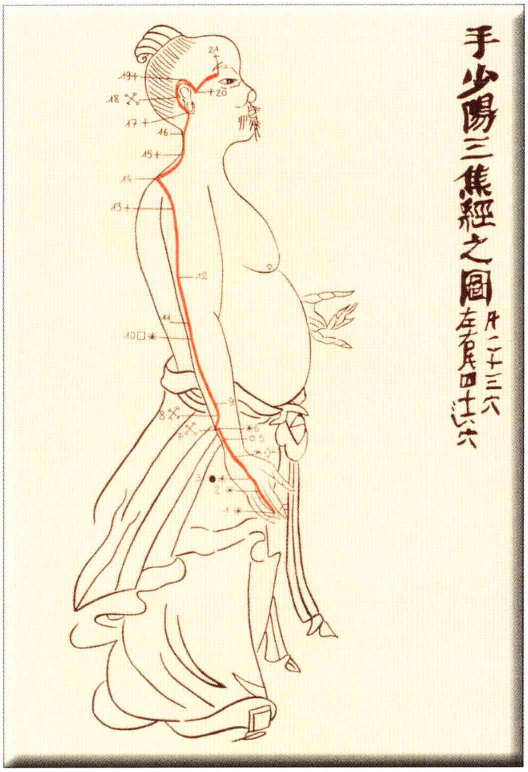

Triple calentador

El maestro del corazón y el triple calentador no son órganos anatómicos visibles. Se trata de dos funciones de regulación muy importantes, relacionadas con la pareja corazón/intestino delgado, llamada primer fuego o fuego emperador. Recordemos que la pareja maestro del corazón y triple calentador se llama también segundo fuego o fuego ministro.

Esta pareja corresponde a las dos ramas del sistema nervioso autónomo.

El maestro del corazón se denomina «maestro de los vasos» y «maestro de la sexualidad». En efecto, el maestro del corazón rige el deseo sexual. También se le denomina envoltorio del corazón o pericardio, porque es la membrana que protege al corazón.

Cuando una emoción afecta mucho, frena el impacto mediante el diámetro interior de los vasos.

A nivel del sistema nervioso autónomo, está en conexión con la rama llamada «ortosimpática».

El triple calentador, que representa las pequeñas cañerías del organismo, se corresponde con los tres peldaños «respiración – digestión – eliminación» y a su buena coordinación en conjunto. Representa el sistema pneumogástrico (rama parasimpática del sistema nervioso autónomo). Corresponde al plexo torácico-abdominal (chakras).

Se observa:

- Sobre el trayecto del meridiano del maestro del corazón: dolor pericardial.
- Sobre el trayecto del meridiano del triple calentador: problemas con los miembros superiores, cefaleas, problemas de audición.
- En el plano mental: desarreglos del sistema nervioso, e hipertensión.
  En su aspecto positivo: afectos profundos, amistad y amor.

Con cada flor del ciruelo,
¡aumenta el calor!
Hattori Ransetsu

Hígado/vesícula biliar

Elemento madera - 23:00 h/01:00 h - 01:00 h/03:00 h

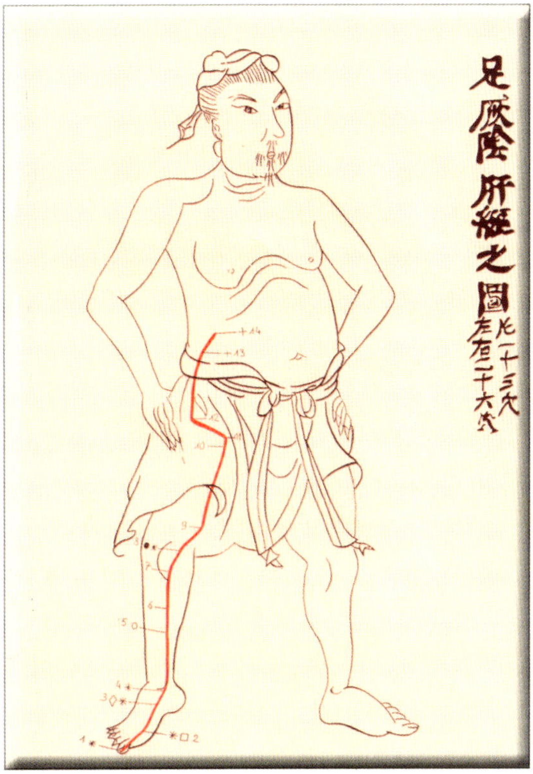

Hígado

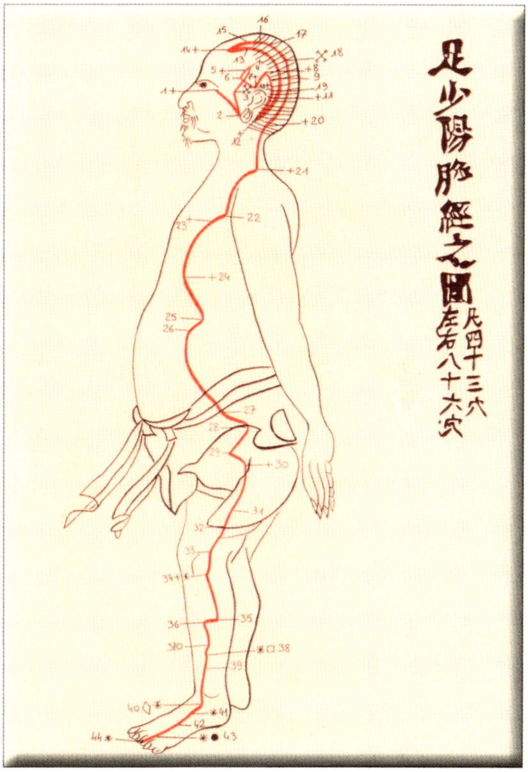

Vesícula biliar

Este es un sistema de reserva energética: se dice que el hígado almacena la sangre. Tiene forma de escudo y es el órgano más voluminoso del cuerpo. Es el origen de la fuerza vital (fuerza muscular) y el defensor del organismo: se le llama «el general de armas» porque lucha contra todos los ataques.

Cuando hay un exceso de energía en el hígado, el individuo se vuelve colérico. El hígado desintoxica la sangre hacia las 2 de la madrugada: es la «estación depurativa» que mantiene la sangre con una composición constante. Con el meridiano de la vesícula biliar, está relacionado con la musculatura (calambres, tendinitis, espasmos...), la fatiga y la agudeza visual.

La vesícula biliar juega un importante papel en la digestión, junto con el bazo, el páncreas y el intestino grueso.

- La presión del cuarto espacio metatarsiano hasta el fin del trayecto de la vesícula biliar desencadena dolores de cabeza y problemas oculares. El meridiano empieza en el rabillo del ojo y acaba en el cuarto dedo del pie. Presionando esta zona del pie se atrae la energía a la zona baja del cuerpo.

- Cuando la energía se bloquea, aparecen dolores en dicho meridiano, particularmente a nivel de hombros (tiranteces sobre todo).

Se observa:

- Sobre el trayecto del meridiano de la vesícula biliar, a nivel de la cara lateral del cráneo: dolor de cabeza, presión ocular, zumbidos en el oído, problemas de agudeza visual. A nivel de la cara lateral del cuerpo: problemas de hombro, de cadera, de rodilla y de tobillo.
- En el trayecto del meridiano del hígado: dolor en el dedo gordo, dolor en la cara interna de la rodilla, problemas genitales.
- En el aspecto mental: ira, irritabilidad, impulsividad, nerviosismo, todo ello es problema del hígado.
  En su aspecto positivo, el hígado produce alegría, entusiasmo y capacidad de salir adelante.
  La vesícula biliar permite la pronta toma de decisiones, da coraje y audacia.

El mundo
se ha convertido
en un cerezo en flor.
Ryokan

Los dos maravillosos vasos Du Mai (Tu Mo) y Ren Mai (Jen Mo)

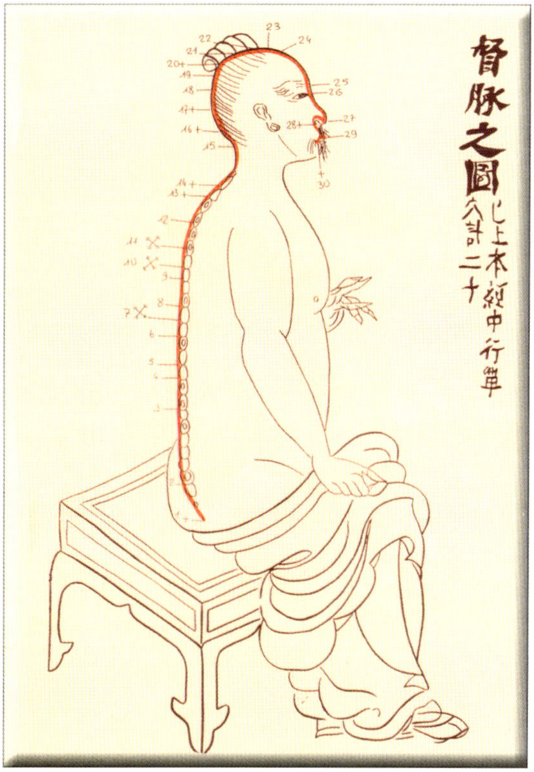

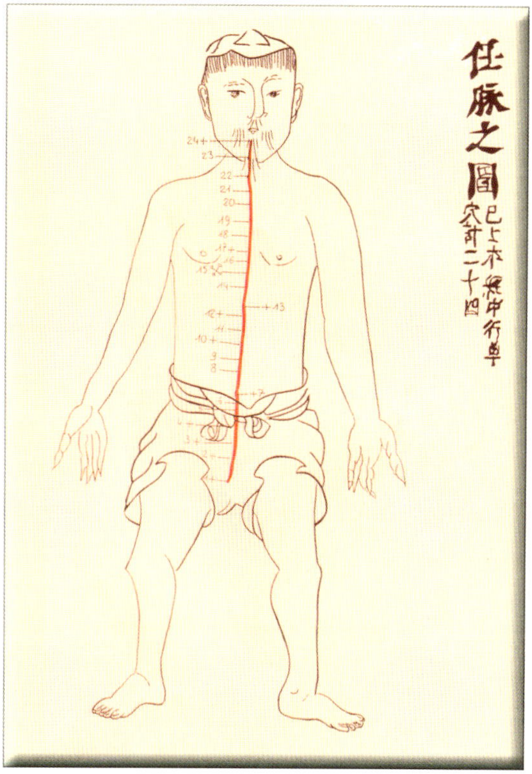

Du Mai (Tu Mo)
Vaso gobernador (VG)

Ren Mai (Jen Mo)
Vaso concepción (VC)

Estos dos meridianos son denominados los maravillosos vasos o lo meridianos curiosos. El término maravilloso proviene de un error de traducción: debería haberse traducido «extraordinarios» en el sentido de que se salen de lo corriente. Ambos son ascendentes y, por esta razón, no obedecen a la circulación de cielo-tierra. Nacen de las profundidades del riñón hormonal (riñón fuego o riñón yang) y son respectivamente llamados *«mar de todos los yang»* (Du Mai) y *«mar de todos los yin»* (Ren Mai) porque aseguran la regulación de todos los meridianos yin y yang del cuerpo.

Du Mai, cuyo nombre significa «comandar», se traduce por vaso gobernador y *Ren Mai* por vaso concepción. Los nos naces en la zona genital. El Du Mai asciende por detrás del cuerpo siguiendo la línea mediana posterior, desde el coxis hasta el cráneo (**20 DM** – cf. capítulo VIII) y se acaba en el labio superior. El Ren Mai sube por delante (línea mediana anterior) desde el pubis hasta el cuello, terminando en el labio inferior.

Du Mai y Ren Mai están en continua colaboración. Conservan el equilibrio yin/yang así como una buena postura general del eje anteroposterior. Cuando el Du Mai está demasiado lleno, el individuo siente la columna vertebral tiesa como un arco y se vuelve autoritario y arrogante; pueden aparecer dolencias cerebrales. Cuando está demasiado vacío, la columna vertebral se curva y el individuo se siente débil, miedoso y sin fuerza mental.

El Ren Mai tiene relaciones estrechas con el sistema ginecológico (de ahí su nombre «vaso concepción»). Cuando no es armónico, aparecen problemas a nivel genital (quistes, fibromas, desarreglos menstruales...).

En el capítulo siguiente abordaremos, a través de los puntos 4 DM y 6 RM, los posibles intercambios entre los dos meridianos, notablemente importantes en la alquimia taoísta y constantemente utilizados en las prácticas de Chi Kung.

En el seno de estos trayectos invariables, la circulación de la energía se efectuará, según horarios inmutables, de la manera siguiente: mediante el reloj circadiano o ciclo nictemeral.

Crepúsculo de otoño
la soledad también
es un gozo.
Yosa Buson

El reloj circadiano

Un viejo texto propone un teorema básico: «*La energía entra a las 3:00 h. (hora solar) en el meridiano del pulmón*»

Por lo tanto, el inicio de este reloj es esa hora. Después, como una ola que sube y baja, la energía se desplaza y alimenta todas las funciones y órganos del cuerpo y lo hace de dos horas en dos horas (una hora china equivale a dos horas nuestras). A este flujo lo llamamos «marea energética» y recorre las 24 horas de la jornada a través de toda la red de meridianos, siguiendo un orden preciso (el de la proximidad anatómica).

Estas doce funciones en relación a las doce mareas son, lógicamente, las mismas y obedecen al mismo orden que el indicado precedentemente:

Pulmón → Intestino grueso → Estómago → Bazo/páncreas → Corazón → Intestino delgado → Vejiga → Riñón → Maestro del corazón → Triple calentador → Vesícula biliar → Hígado.

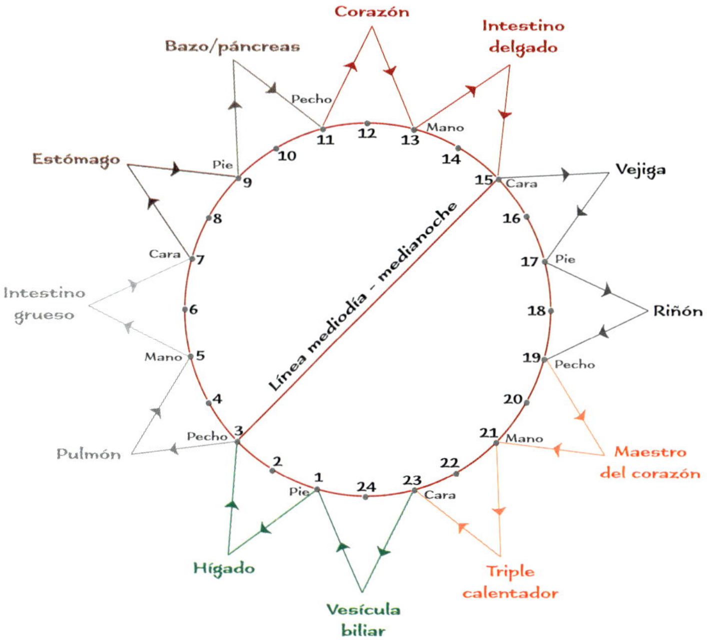

Un día completo está determinado, en medicina china, por doce secciones horarias de dos horas cada una. Cada hora, un meridiano y su función están en plena actividad: el pulmón a las 4, el corazón a mediodía, el riñón a las 18 horas, etc.

El correcto conocimiento de este reloj es muy importante para la medicina energética, dado que todo síntoma, toda dolencia, que se repita sistemáticamente a la misma hora del día, indicará el órgano responsable de la disfunción: esa será la primera constatación. Indicará también el camino a seguir, la llave que abre el conocimiento de la relación hora-órgano. Así:

- Las crisis de asma (esfera pulmón) alrededor de las 4 de la madrugada corresponde bien a su plenitud natural (marea energética ascendente). El asma es una dificultad para expulsar el aire contenido en las vías respiratorias; cuando la marea realiza esta función, el sistema se desborda y se desencadena la crisis de ahogos.
- La hipoglucemia matinal señala un desarreglo en el páncreas. Es la «pájara» que aparece entre 10 y 11 de la mañana, tras un desayuno demasiado dulce o por no haber desayunado en absoluto o muy deficientemente.
- La fatiga al final del día y la necesidad de beber mucho hacia las 6 de la tarde indica el ascenso natural de la marea de los riñones. El miedo a que llegue la noche (angustia crepuscular) también corresponde a este órgano.
- Las dificultades para dormirse, particularmente en los niños, corresponden a la plenitud del maestro del corazón (sistema nervioso) y a la incapacidad para relajarse.
- Las pesadillas de alrededor de las 2 de la madrugada corresponden a la plenitud del hígado tras una cena copiosa o a la ingestión de mucho alcohol. En los niños, puede ser consecuencia de agresiones y violencias sufridas durante el día.

Al mismo tiempo, este ciclo cotidiano es un reloj de higiene de vida, un modelo de conducta para estar en armonía con el tiempo que va pasando.

- 06:00 – hora del intestino grueso: liberación de heces.
- 08:00 – hora del estómago: buen desayuno para afrontar la jornada.
- 13:00 – hora del intestino delgado: momento de menor vigilancia donde abundan los accidentes laborales. Es el momento de hacer una pausa para almorzar y para hacer una siesta reparadora.
- 20:00 – hora del maestro del corazón: paso hacia su socio, el triple calentador, a las 22:00 horas, con el que termina el ciclo. Trabajar más allá de las 8 de la tarde acarreará problemas nerviosos.
- 23:00 a 03:00 – depuración del organismo a cargo del hígado y la vesícula biliar. Es bueno acostarse para dejar a estos órganos actuar tranquilamente. Dormir no es perder el tiempo. Dormir es restaurar y limpiar el cuerpo. La sabiduría popular dice que las horas antes de la medianoche cuentan el doble.

LA LEY MEDIODÍA - MEDIANOCHE

Pasada la medianoche
la Vía Láctea se acuesta sobre bambú.
Masoaka Shiki

Cada meridiano es la madre del siguiente y el hijo del precedente, en un orden distinto al de los cinco elementos. El pulmón es la madre del intestino grueso y el hijo del hígado.

Es importante señalar otra conexión: cuando un meridiano está en plenitud, el opuesto está vacío. Cuando el corazón está pleno, a mediodía, la vesícula biliar está forzosamente vacía, porque su hora de plenitud es a medianoche. Así, cuando un meridiano está lleno a cierta hora, se encontrará vacío en la hora opuesta. Algunos dolores de cabeza relacionados con la vesícula biliar aparecen a medianoche (en plenitud de la vesícula) con palpitaciones en las sienes, o a mediodía (con la vesícula vacía) mediante un dolor sordo y continuo. Lo mismo pasa con las horas del corazón, las más delicadas serán las 12 del mediodía, hora de plenitud y riesgo de accidentes (más en verano) o a medianoche por el vacío (el corazón no está naturalmente alimentado de energía).

Otro ejemplo bien conocido: un buen número de insomnios aparecen a las 3 de la madrugada. Pueden significar una plenitud del pulmón (angustia por el porvenir, entrada de energía del nuevo ciclo) o un vacío de la vejiga, que está en el eje mediodía-medianoche (llena a las 15:00 y vacía a las 03:00). Para saber de qué se trata exactamente basta preguntarse: «Cuando te despiertas a las 3 ¿tienes ganas de orinar?». Si la respuesta es positiva, habrá que tonificar la vejiga y no dispersar el pulmón.

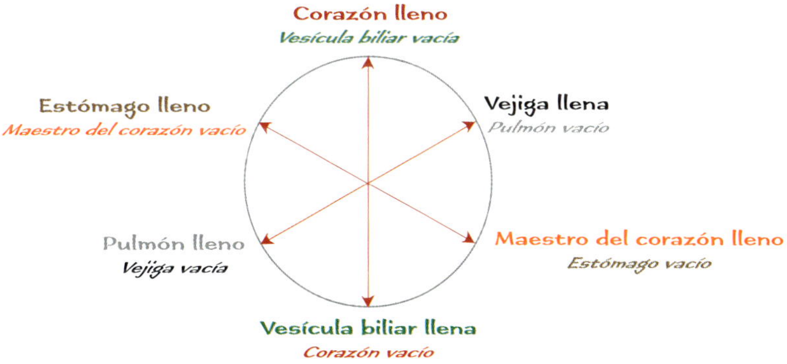

Estómago y maestro del corazón también se encuentran en mediodía-medianoche. Por eso no hay que comer demasiado antes de irse a dormir, porque el estómago necesita estar naturalmente vacío, no deben hacerse cenas copiosas.

Las seis cualidades del cielo

Seis capas revelan otras conexiones que forman planos y no una circulación lineal. Estas seis capas defienden el organismo contra las agresiones climáticas. Han sido denominadas «las seis cualidades del cielo», haciendo referencia al aspecto externo por el que el cielo es el responsable de los diferentes climas.

Para los meridianos yang:
Vejiga – Intestino delgado
Vesícula biliar – Triple calentador
Estómago – Intestino grueso

Para los meridianos yin:
Pulmón – Bazo/páncreas
Maestro del corazón – Hígado
Corazón – Riñones

Cada capa está formada por dos meridianos de la misma polaridad (yin/yin o yang/yang) que protegen el cuerpo contra un clima particular.

CAPA	CLIMA
Vejiga - Intestino delgado	Frío
Vesícula biliar - Triple calentador	Fuego - Presión atmosférica
Estómago - Intestino grueso	Sequedad
Pulmón - Bazo/páncreas	Humedad
Maestro del corazón - Hígado	Hongos - Depresión atmosférica
Corazón - Riñones	Calor

Aquí encontramos las tres constantes físicas necesarias para determinar un cuerpo cualquiera:

- Presión: presión, depresión.
- Volumen: húmedo, seco.
- Temperatura: calor, frío.

Ningún clima puede agredir a un individuo si los meridianos que forman las capas están correctamente alimentados por la energía.

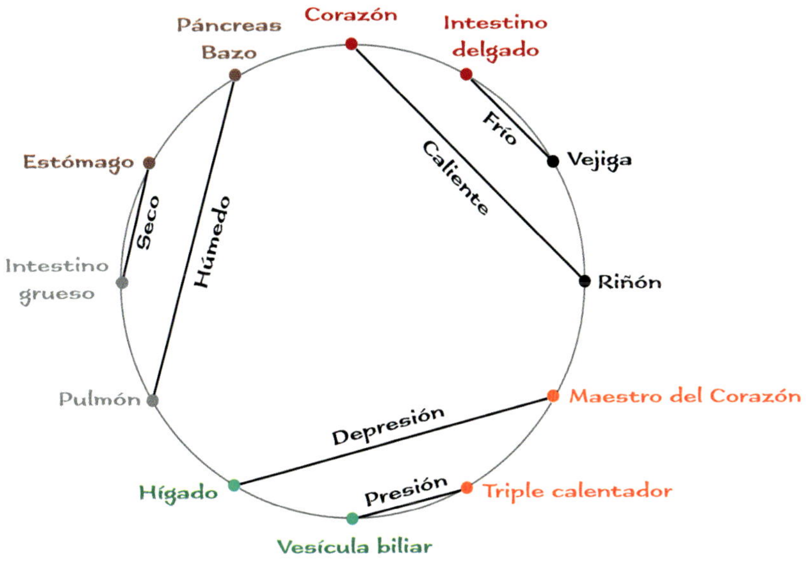

Finalmente, para tener una visión completa de esta circulación de energía en el cuerpo, hay que entender que los doce grandes meridianos se declinan en tres cuartetos que alimentan el organismo siguiendo el mismo trayecto.

	PECHO-MANO	MANO-CARA	CARA-PIE	PIE-PECHO
1	Pulmón	Intestino grueso	Estómago	Bazo/páncreas
2	Corazón	Intestino delgado	Vejiga	Riñón
3	Maestro del corazón	Triple calentador	Vesícula biliar	Hígado

La escuela japonesa Hakko insistía mucho en el trabajo de las extremidades (manos y pies) porque son grandes cruces de caminos del yin/yang. Los pies reciben energía de los meridianos del estómago, la vesícula biliar y la vejiga y, desde el pie, la energía sube gracias a los meridianos del bazo/páncreas, el hígado y el riñón. De la mano parten los meridianos del intestino delgado, el triple calentador y el intestino grueso, mientras que los meridianos del corazón, el maestro del corazón y el pulmón acaban su trayecto.

Relámpago
en el cielo azul,
explosión de la verdad en el hombre.
Kato Shuson

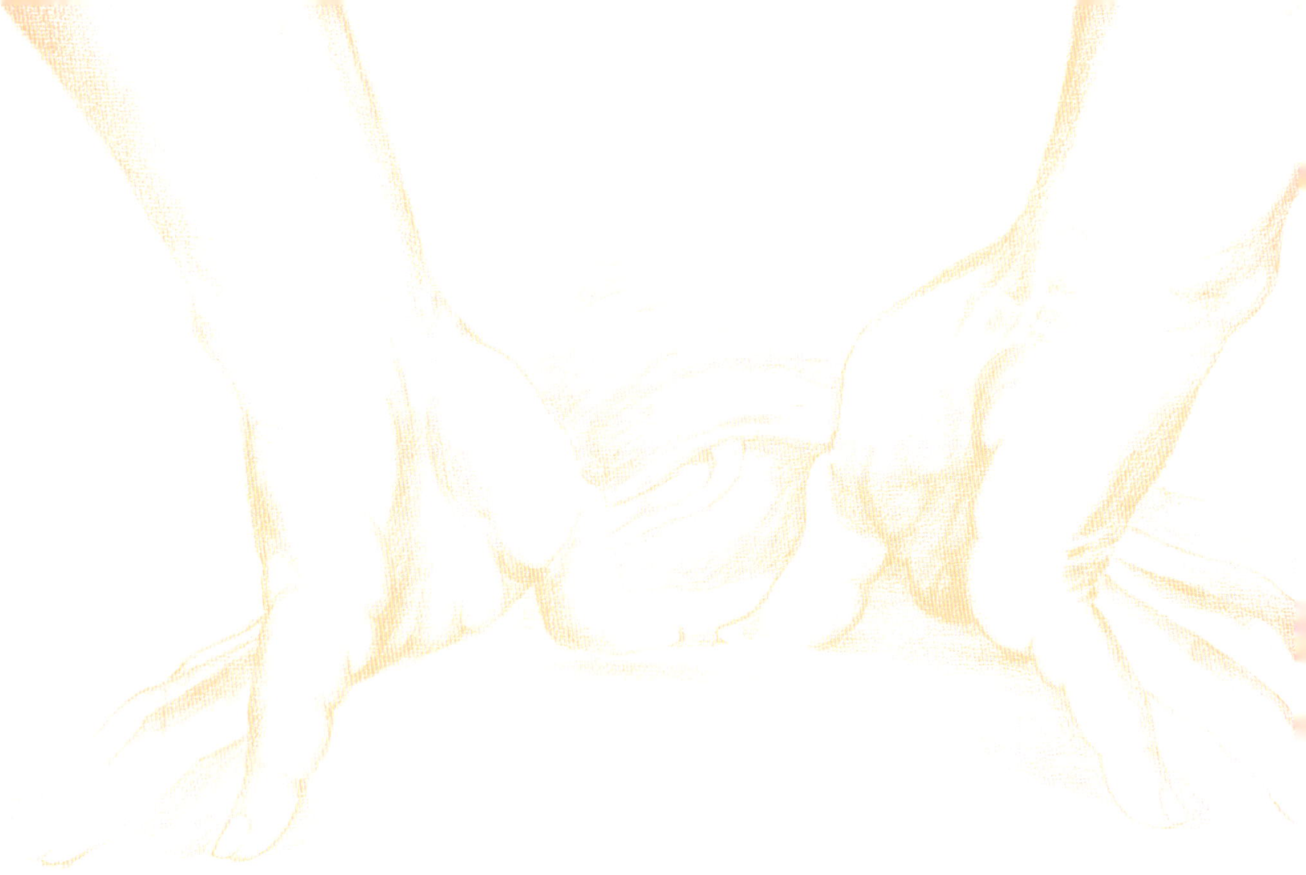

UN SUEÑO HÚMEDO

Un hombre ansiaba la riqueza, de toda la vida.

Sólo pensaba en ganar dinero y vivía para conseguirlo. Un día, en pleno invierno, cuando volvía del mercado, vio un monedero grande, manifiestamente repleto de dinero, cubierto de hielo al borde del camino.

Intentó coger el monedero pero no podía sacarlo del hielo: el monedero se resistía. Tenía miedo de acabar rompiéndolo y perdiendo el dinero que contenía, así que se orinó encima con la esperanza de deshacer el hielo.

¡Se despertó entonces con la cama toda mojada!

Historia zen

8

Los puntos del cuerpo. Los Tsubos

Rayos y truenos,
con cada relámpago
el mundo se cura.
Kobayashi Issa

Están todos situados sobre los meridianos, salvo algunos que se emplazan fuera de ellos y se denominan «fuera meridianos». Estos puntos –llamados de acupuntura– son las ventanas del cuerpo, que permiten la relación entre el interior y el exterior. Ningún punto está aislado.

Cada meridiano tiene un cierto número de puntos: 9 puntos para el corazón, 11 para el pulmón, 45 para el estómago, etc. El más grande es el meridiano de la vejiga, que cuenta con 67 puntos. Hay que hacer una puntualización: cuanto más importante es la función (corazón, pulmón, hígado...) menos numerosos son los puntos de su meridiano. Así, 9 para el corazón, 11 para el pulmón y 14 para el hígado. Por el contrario, la vejiga, cuya función es menor, puede aceptar en su trayecto un gran número de puntos por los que se puede restablecer el equilibrio del cuerpo sin riesgos mayores.

Esta obra, al estar destinada a la práctica del shiatsu familiar, no establecerá técnicas serias de salud ni la búsqueda de estimulación de puntos sabiamente escogidos. Sólo aportará un marco general para percibir la complejidad y todas las posibilidades que se le ofrecen a un practicante:

- Puntos **reguladores del yang:** que regulan la energía y el dinamismo del individuo.
- Puntos **reguladores del yin:** que restablecen la serenidad y nutren las funciones esenciales.
- Puntos relacionados con las estaciones, llamados puntos **Shu antiguos**. Para cada órgano, para cada estación, un punto especial podrá ser estimulado: el punto que tonifique el corazón en verano, por ejemplo, no es el mismo que lo tonificará en in-

vierno. De este modo habrá, para cada órgano, cinco puntos respectivamente unidos a las cinco estaciones, sobre cada meridiano correspondiente. Tendremos, pues, un punto para primavera, otro para el verano, otro para el otoño y otro para el invierno.
- Los puntos **Luo:**
  - que hacen pasar la energía de derecha a izquierda sobre el mismo meridiano.
  - que permiten la relación yin/yang. Por ejemplo: pulmón hacia intestino grueso.
  - que permiten la relación mediodía/medianoche. Por ejemplo: pulmón hacia vejiga.
- Puntos **He (Ro)** que hacen que un meridiano y su órgano se comuniquen.
- Puntos **Shu dorsales**, todos situados sobre los meridianos de la vejiga, próximos a la columna vertebral. Están relacionados con las doce grandes funciones del cuerpo.
- Puntos **Mu** situados en el tronco. Son puntos de diagnóstico que resultan dolorosos cuando sus órganos están desarreglados.
- Puntos de **apertura de los tres fuegos**. Cada fuego tiene un punto que le es propio. Un punto específico abre el conjunto de los tres fuegos.

Sin caer en el virtuosismo, podemos citar algunos puntos importantes que nos ayudarán a restablecer los grandes equilibrios del cuerpo. Debemos prevenir a los futuros practicantes que aquí los presentamos como recetas, no como un valor terapéutico absoluto.

El shiatsu no es una acupuntura manual donde el dedo remplaza la aguja. Del mismo modo que la acupuntura no es una agujaterapia, el shiatsu no es digitopuntura. El shiatsu insiste mucho en la unidad general del trabajo, en el ritmo, en la manera de penetrar, en el sentido del tacto. La presión de un punto no es un fin en sí mismo, sino que completa una obra ya ejecutada mediante la estimulación de los ritmos del cuerpo. Es en este sentido que el shiatsu no es digitopuntura, porque es un trabajo global de encadenamiento y circulación sobre el trayecto de los meridianos.

Explicación y rol de algunos grandes puntos

1º - Riñón

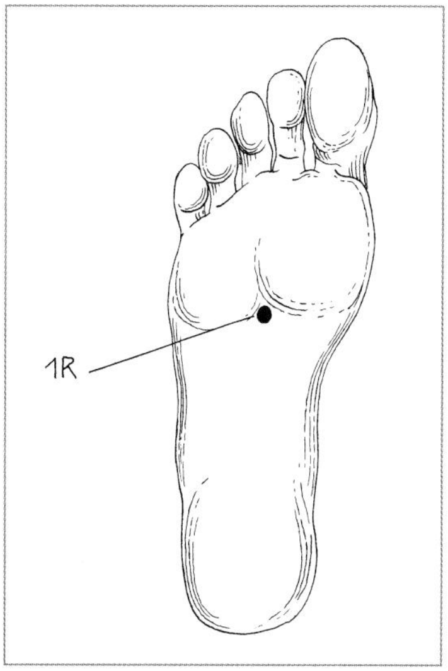

Situado en el centro de la planta del pie (entre el segundo y el tercer cuneiforme).

Es el primer punto del meridiano de los riñones. Es el único punto de energía que tenemos en la planta del pie. Es nuestra toma de tierra, nuestro punto de anclaje. Drena las impurezas al suelo. Es un punto mayor de la epilepsia.

Dado que este punto está en contacto con el suelo, el hombre recibe la energía ascendente de la Tierra; por eso se le llama *Yong Tsuan* (*Yu-Sen* en japonés): «fuente bullidora», «fuente abundante». Mediante esta energía la Tierra alimenta al hombre y lo arraiga: es la razón por la cual, en todas las posiciones de meditación y de oración, este punto no debe estar en contacto con el suelo, sustrayendo así la fuerza de arraigo a la Tierra y permitiendo acercarse al cielo.

En la práctica del shiatsu, a la inversa, este punto es a menudo estimulado para arraigar. Refuerza los riñones cuando se está en la postura llamada caballero sirviente o en posición Hatachi (cf. capítulo IX).

Este punto se denomina abierto, es decir, debe estar siempre en contacto con el exterior mientras esté bien protegido. En efecto, caminar descalzo sobre un suelo muy frío puede facilitar que la energía parásita del frío llegue a las articulaciones de las piernas e incluso hasta el extremo del meridiano de los riñones (27 R), muy cercano a los bronquios, con los consiguientes problemas respiratorios (resfriados, anginas, bronquitis).

6 RM - REN MAI - JENN MO

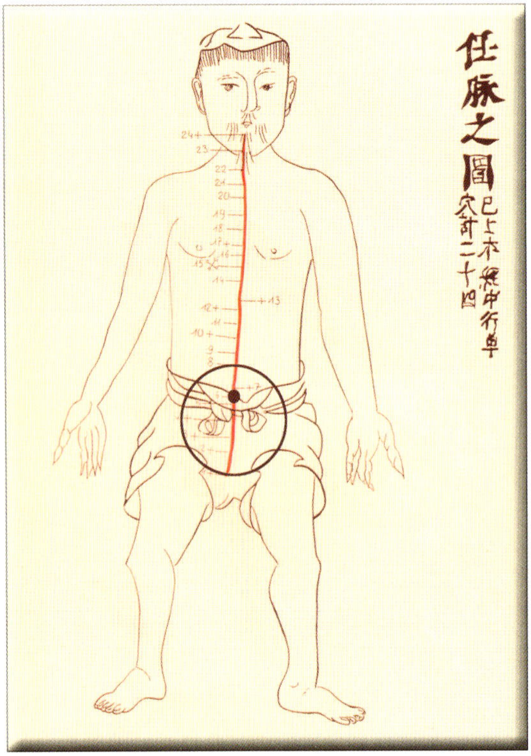

Situado tres dedos por debajo del ombligo, se denomina *Qihai Dan Tian* o *Kikai Tan Den* para los japoneses, significando «océano de energía», «campo de cinabrio».

Es un punto grande, maestro del fuego inferior donde las energías se transmutan. *Tan Den* significa campo de cinabrio (el cinabrio es el sulfuro de mercurio, muy utilizado por los alquimistas). Es el punto del Hara, centro vital del hombre, centro de gravedad del cuerpo. Corresponde al segundo chakra (chakra umbilical). Es un importante punto relacionado con problemas ginecológicos y abdominales. El 6 RM está considerado como el caldero del cuerpo; está constantemente calentado a través de los ejercicios de Chi Kung.

PUNTOS IMPORTANTES DEL REN MAI ENTRE EL 1 Y EL 8 RM

1 RM: reunión de todos los meridianos yin.
2 RM: relación con el cuello del útero.
3 RM: relación con la vejiga.
4 RM: relación con el intestino delgado.
5 RM: relación con el triple calentador.
6 RM: centro del *Hara, Tan Den*.
7 RM: punto de mando del fuego inferior.
8 RM: punto prohibido para la presión porque puede recalentarse (ombligo).

4 DM - DU MAI - TOU MO

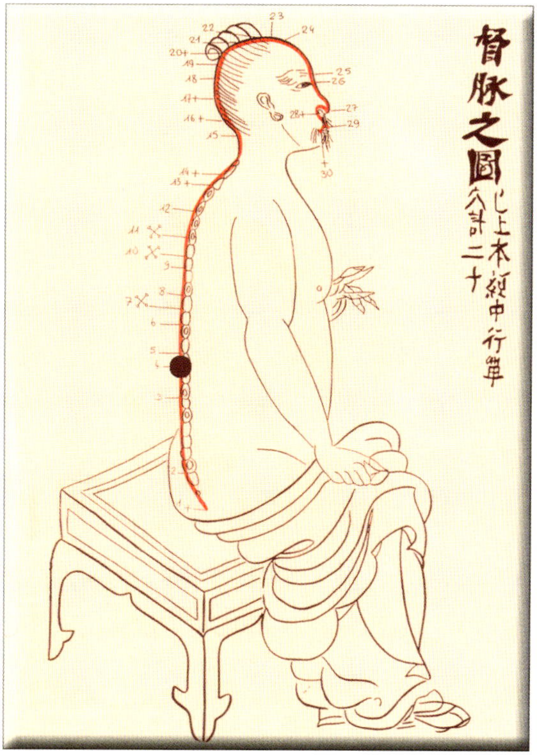

Situado bajo la vértebra L2 (2.ª lumbar), en el espacio entre ambos riñones.

Su nombre es *Ming Men* (*Mei Mon* en japonés), que significa «puerta del destino» o «puerta de la vida».

Es un punto mayor porque en él se efectúa el contacto entre la energía ancestral (Yuan Qi). Es también un punto abierto y ciertos maestros taoístas no dudan en afirmar que, si no está abierto, la vida nunca puede ser armoniosa porque una conducción de energía tan fundamental como esta está obstruida.

Es un buen punto tonificante para los riñones, la espalda y la sexualidad. Debe ser regularmente calentado o frotado, incluso percutido, para que juegue bien su rol.

Forma la parte trasera del *Tan Den* (el Koshi) y está siempre en relación con el vaivén de la respiración, inspiración-exhalación.

Inspirar en el **6 RM** y exhalar en el **4 DM**.

El 4 DM es un punto que puede cerrarse fácilmente con los dolores lumbares. Puede bloquear la circulación que tiene lugar en la coronilla, en el 20 TM.

20 DM - DU MAI - TOU MO

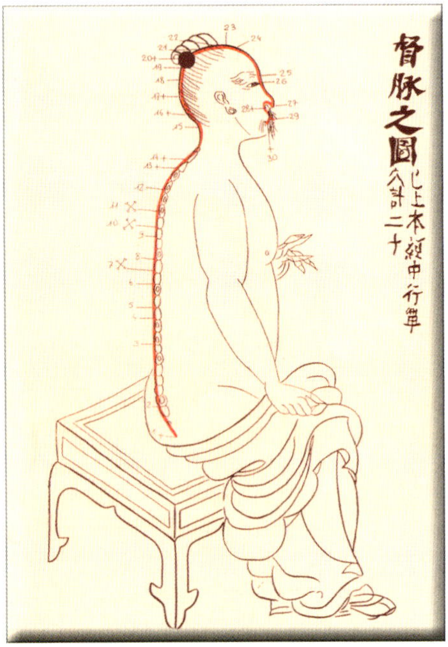

Situado en la coronilla, en el vértice, se denomina *Baihui* (*Paé Roé*), que significa «cien reuniones». Es en este punto, en efecto, donde se reúnen todos los meridianos yang en una sola rama. Es un punto que capta la energía del cielo y que debe estar abierto. Casi todas las religiones lo protegen: la mitra del obispo, la kippa del rabino, el gorro del budista (rojo o amarillo). El objetivo es el mismo: mostrar la conexión con lo celeste, la espiritualidad, la elevación, lo trascendente, protegiendo dicha abertura.

El Du Mai (Tou Mo) es el vaso que regula y gobierna la función yang en el cuerpo; este punto está relacionado con la fuerza mental, con la inteligencia, la atención y la concentración: se frota o se rasca instintivamente esta zona cuando estamos pensando, buscando soluciones o intentando recordar algo. No hay nada más natural porque, al rascarlo, estimulamos la memoria y las facultades intelectuales. Tiene un potente efecto en el dinamismo general del organismo. Puede ser percutido o frotado con automasajes en las prácticas de Chi Kung (Do-In). Juega un importante papel en la alternancia actividad/reposo: es un punto mayor de insomnio.

Una técnica muy reputada de Chi Kung intenta hacer subir la energía del 4 DM hacia el 20 DM, bajando luego hasta el 6 RM. A esta técnica se la denomina pequeña circulación celeste o círculo del pequeño cielo (la gran circulación es la de todos los meridianos).

17RM - REN MAI - JENN MO

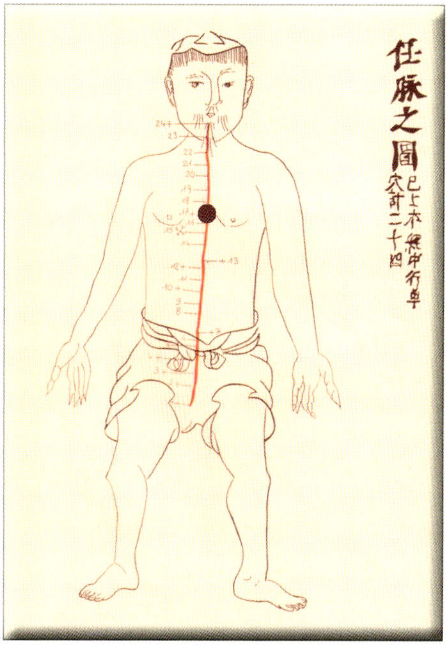

Situado en le centro del pecho, sobre la línea de los pezones.

Se llama *Shanzhong* (*Trann Tchong*) o «centro del pecho».

Es un gran punto psíquico relacionado con el maestro del corazón, que es –en sí mismo– el protector del corazón. También es un importante punto del cuerpo emocional: aporta serenidad, libera el diafragma. Se dice que vacía el corazón, no en el sentido de ausencia de sentimientos sino en el sentido de fluir. Un proverbio taoísta dice: «*El sabio tiene el corazón vacío*» queriendo decir que las emociones perjudican la salud y el entendimiento. No en vano, en castellano se dice «hacer de tripas corazón».

Este punto corresponde al cuarto chakra y abre el corazón espiritual, que es todo bondad, compasión y amor (apertura a los demás y al mundo). Armoniza el fuego superior, el corazón y los pulmones, liberando las opresiones torácicas y los dolores intercostales.

En la práctica del shiatsu, una mano colocada sobre dicho punto (técnica fluida) serena: se recupera la calma y la respiración se vuelve lenta y ligera. Este punto es como una puerta que libera la esfera emocional y resulta excelente ponerse la mano encima antes de dormir.

1RM - REN MAI - JENN MO

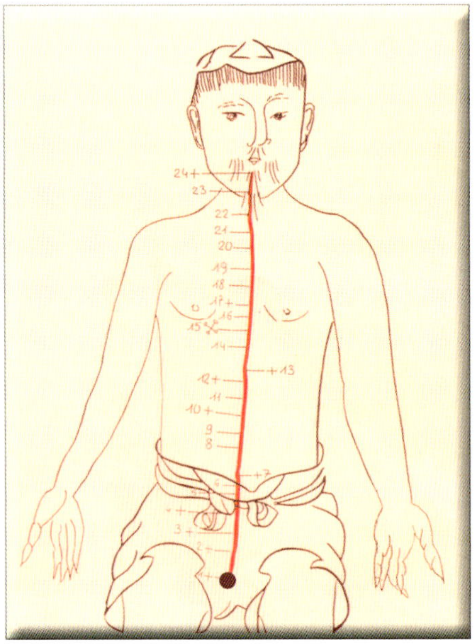

Situado en el centro del perineo, es el primer punto del meridiano Ren Mai.

Se le llama *Huiyin* (*Roé Yin*) que significa «reunión de todos los yin». Otras traducciones proponen «puerta de la vida y la muerte», sobre todo para los taoístas. En el Chi Kung se le puede llamar «el fondo del mar», porque la pelvis contiene un mar interno. Si las traducciones difieren tanto como quieren al nombrar el mismo punto es porque cada practicante puede explorar funciones y sensibilidades diversas. Es un punto, en este sentido, muy rico.

Vista su posición en el centro del perineo, no se presiona. Se corresponde al primer chakra (chakra raíz).

Este punto se usa para la contracción de los músculos pélvicos, a fin de cerrar la gran circulación, es decir, el acceso a las piernas hasta la fuente 1 R, para favorecer así la pequeña circulación llamada por los taoístas «círculo del pequeño cielo», «pequeña circulación celeste» o incluso «órbita microcósmica».

El 1 R está relacionado con el 20 DM por la columna de jade: unión interna alquímica entre los puntos extremos de la pequeña circulación. Esta columna está descrita por los taoístas y no existe como meridiano en sí mismo. Se la puede activar (unión entre arriba y abajo) a través de respiraciones adecuadas (cf. capítulo X).

Las técnicas de visualización y de asociación con colores (rojo, en este caso) pueden también despertar este punto.

36 E - ESTÓMAGO

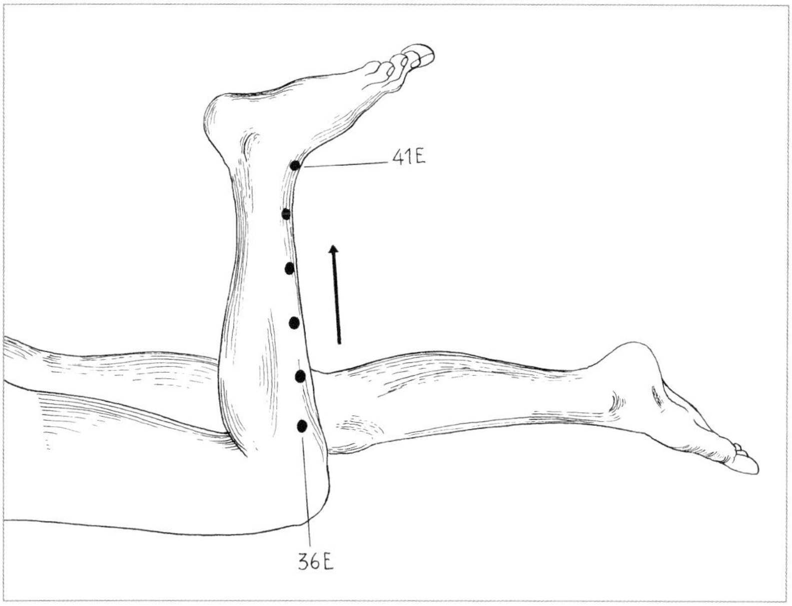

Situado en el hueco de la rodilla.

Este punto se llama *Zusanli* (*Tsu San Li*) que significa «tres distancias» (hasta el pie). Zu = pie, San = tres, Li = distancia. En efecto, son tres las distancias que se pueden recorrer cuando se estimula este punto. Suele ser a menudo calentado o percutido (muy útil para el shiatsu-shi, que se hace de rodillas).

Es un importante punto del yang, del estómago y del bazo/páncreas, un gran punto de tonificación de la actividad física y de la agudeza visual (el meridiano empieza bajo la pupila). Dado que es un punto He (Ro), permite comunicarse con su órgano. Se le considera relacionado con la longevidad.

Se desaconseja tocarlo cuando la mujer está encinta porque resulta abortivo (particularmente con aguja).

4 GI - INTESTINO GRUESO

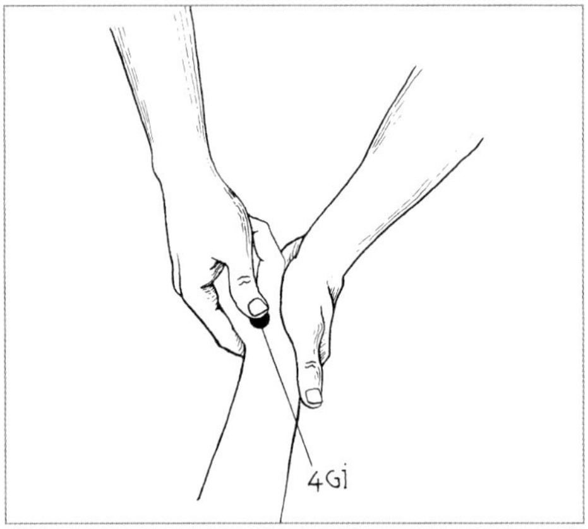

Situado entre el primer y el segundo metacarpiano, entre el pulgar y el índice. Se le llama *Hegu* (*Ro Ku*), «el fondo del valle».

Igual que el 36 E, es un gran punto de tonificación del yang, incluso de toda la parte alta del cuerpo, mientras que el 36 E lo es de la parte baja. El 4 GI tampoco debe tocarse en las embarazadas, porque favorece el parto.

Este punto puede estimularse para conducir el yang a la cara, cosa útil para la esfera ORL (catarros, anginas, sinusitis...). Es eficaz contra el dolor de muelas porque es un difusor de endorfinas. Calma el dolor en general. Para tratar la esfera ORL se puede asociar al punto 20 GI, *Yin Xiang*, «olor a bienvenida», que es el primer punto del intestino grueso (situado cerca de las fosas nasales).

Para ciertos autores, tiene tres emplazamientos correspondientes a tres estrategias diferentes.

8 MC - MAESTRO DEL CORAZÓN

Situado en el centro de la palma de la mano, se le llama *Lao Gong* (*Lao Kong*) que significa «el palacio de la obra».

También se llama «la fuente de la mano» porque abre la energía al cielo y libera el pecho. Como el 1 R, «la fuente del pie», que se abre a la Tierra, el 8 MC abre el corazón. Asociados al 20 DM, se les llama los cinco corazones o las cinco puertas, como muestra el hombre de Leonardo Da Vinci, que representa una estrella de cinco puntas cuyas terminaciones, unidas al exterior, son ambas manos (8 MC), ambos pies (1 R) y la cabeza (20 DM).

La versión occidental de los cinco corazones es la posición del Cristo Resurrecto. Con Buda es la posición de la compasión.

Es un gran punto psíquico: es una especie de calmante para el fuego del corazón. Aumenta la intensidad vibratoria de la energía. Es el punto que, cuando se toca, aplaudiendo, por ejemplo, transmite la emoción sentida. Este mismo punto se mantiene en caliente cuando los enamorados van de la mano. Entra en resonancia cuando las palmas se juntan para rezar. Es un punto muy usado en Chi Kung. Debe estar abierto y activo en todos los practicantes de shiatsu, sobre todo en el shiatsu fluido.

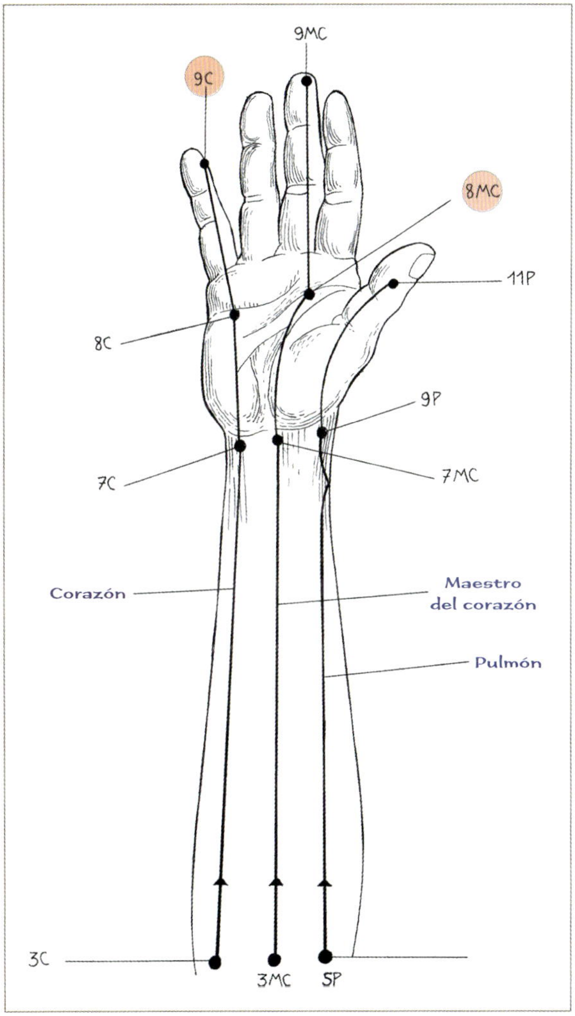

9C - CORAZÓN

Situado en la cara interna del dedo meñique, justo en el borde de la uña.

Este punto se llama *Zhong Chong* (*Tchong Tchrong*).

Es un gran punto de reanimación o de tonificación del corazón en tanto que órgano. También se le llama punto de «crujir muertos» porque, sin saber nada de medicina china, todo el mundo sabía empíricamente que mordiendo el meñique de un muerto, te aseguras de que realmente lo está y que toda función vital ha desaparecido.

Si no fuera el caso, el mordisco serviría de reanimación brutal.

La universalidad de la medicina es indiscutible.

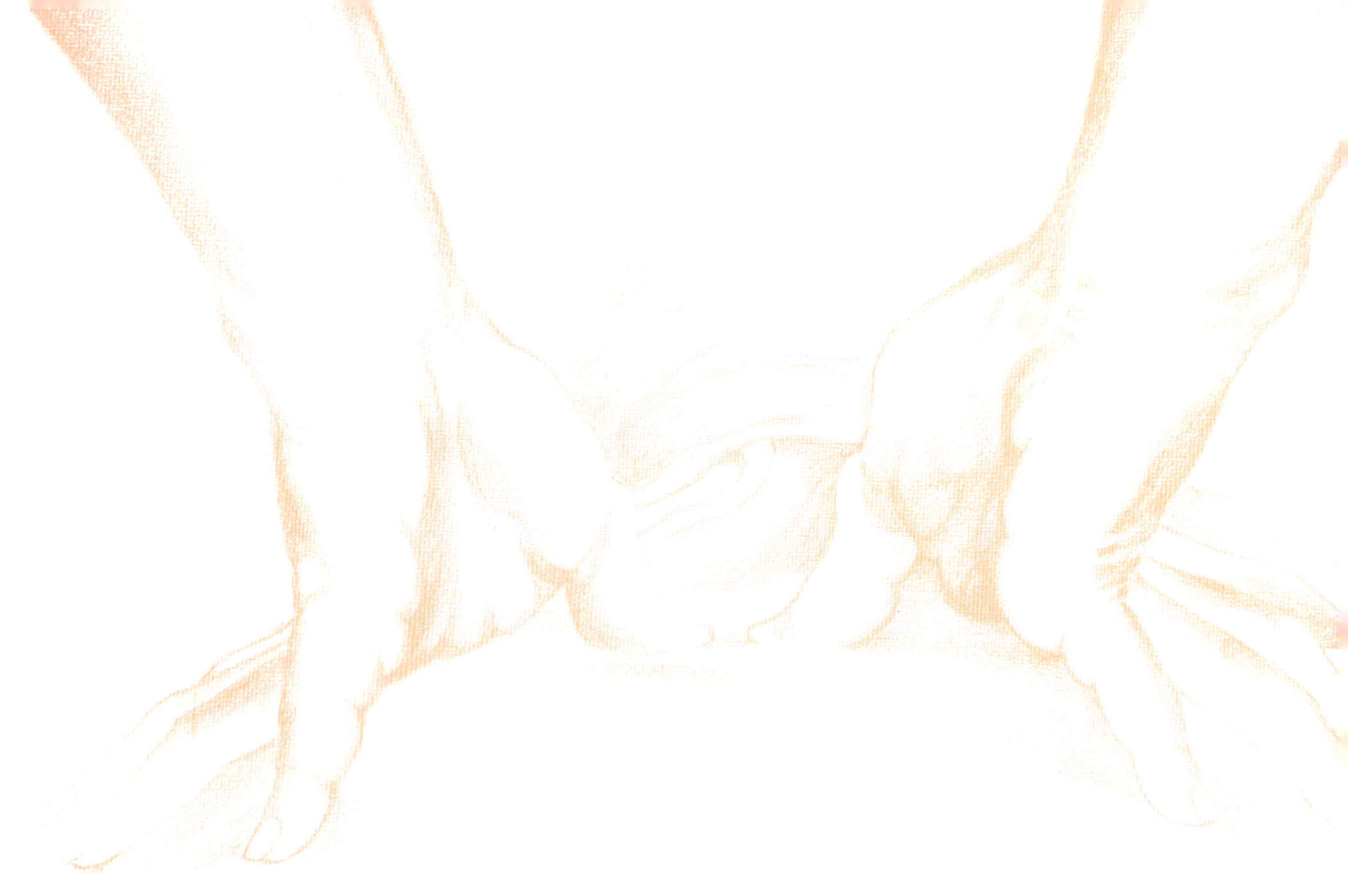

LA LÁMPARA DEL MAESTRO

Un gran maestro Zen, muy reputado, caminaba en la profunda noche. Su discípulo estaba cerca; el maestro tenía una linterna en la mano.

«Sensei –preguntó el discípulo– ¿es cierto que ves en la oscuridad como los gatos o los búhos?

— Sí, es cierto, tengo ese talento natural.

— Entonces ¿por qué llevas esa linterna?

— Para que la gente no se choque conmigo».

Historia zen

En la punta de una hierba
ante el cielo infinito
una hormiga.

Hôsai

Segunda parte

PRÁCTICA

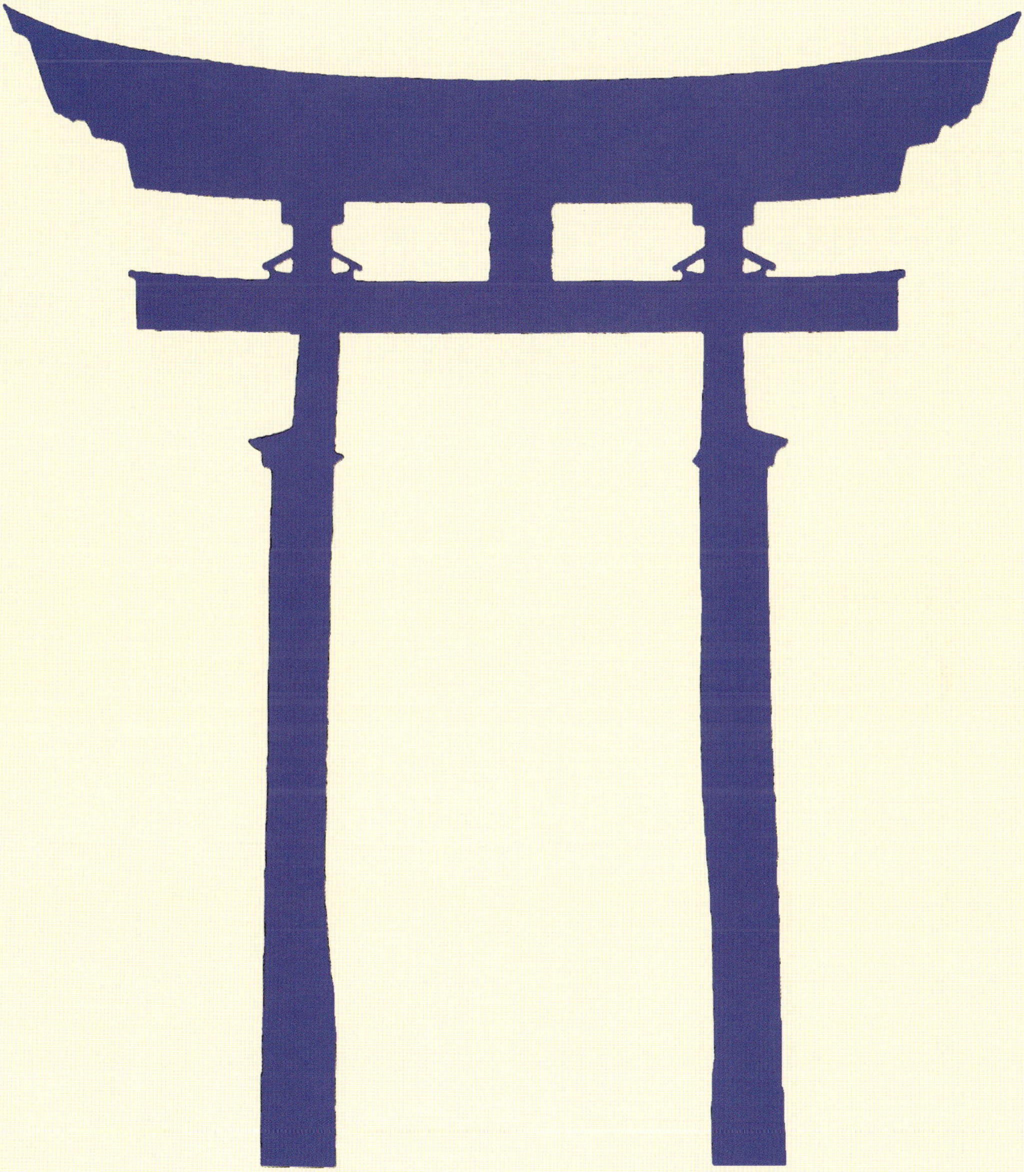

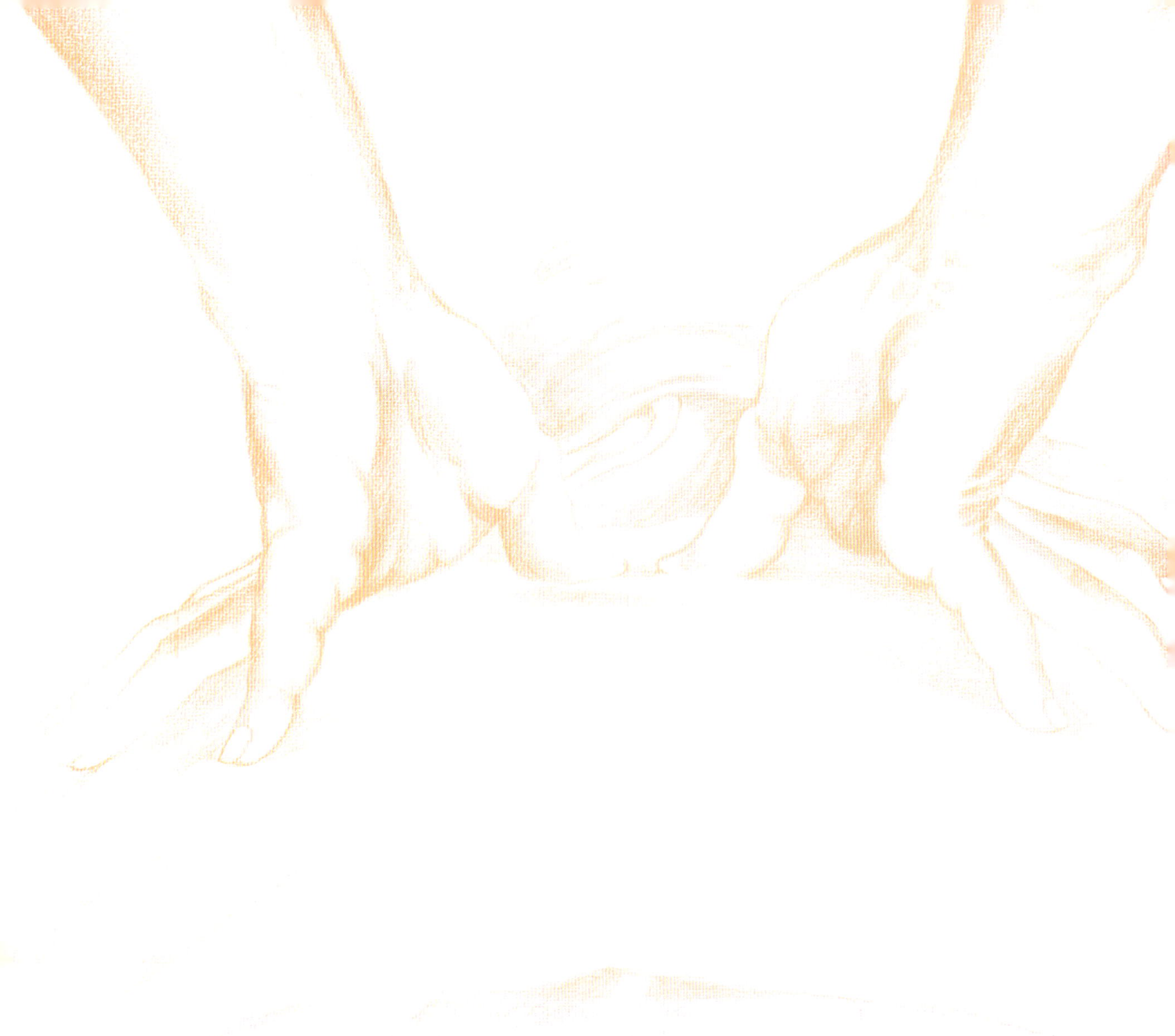

9

Aproximación corporal al shiatsu

Ofrece siempre más de lo que puedes recibir
Y luego olvida. Tal es el camino de la perfección.
René Char

El shiatsu es, esencialmente, una disciplina manual. Si, en ciertas escuelas, se puede practicar con los pies, las rodillas o los codos, la mano siempre será la reina de esta práctica, dado que ofrece la mayor armonía entre fuerza y sensibilidad. Un codo o una rodilla perciben poca cosa pero pueden ejercer una presión brutal.

Un buen practicante de shiatsu, que trabaje con la mejor intención, es decir, sin voluntad, sin deseo de penetrar, y si su cuerpo está bien alineado con su eje, no debería sufrir jamás en sus articulaciones. Pero la realidad es otra. Buen número de terapeutas profesionales se ven obligados a cesar en su trabajo a causa de dolores recurrentes en muñecas, pulgares, rodillas y en las lumbares. Siempre es el resultado de un error en la técnica, que se infiltra en la práctica y que daña la integridad del cuerpo.

Para llevar a cabo el mejor shiatsu, hay que trabajar bien la flexibilidad de la mano y la del cuerpo entero. En el ámbito del shiatsu, a menudo se oye decir que hay que ejercer con el *Hara* (el vientre), dando a entender el Chi del vientre, su energía, sede de la fuerza vital, centro de gravedad. Pero, si bien esto es verdad, jamás hay que olvidar la fluidez del cuerpo, de la que podemos hacernos una idea con la técnica Wakame (técnica del alga), que supone una gran flexibilidad en la presión. En efecto, incluso un shiatsu provisto de un correcto empuje de Hara puede ser percibido como agresivo si el buen alineamiento no se respeta lo suficiente y si no se opera la dispersión de la voluntad. Cuanto más se penetra más se puede difuminar, es decir, conseguir una intención de disminución. El término penetración es más exacto que el de presión, que podría inducir a pensar que hay que apretar sin precaución.

El deseo voluntario debe borrarse y se puede aprender a hacerlo: es en este tema preciso donde se puede hablar de una vía, un camino espiritual al que podemos llamar vía de la compasión, de la realización, de liberación del ego, una vía de la humildad. A fuerza de práctica, nos damos cuenta de que la otra persona y nosotros mismos somos un único cuerpo, una misma mente y que nada nos separa.

Este es el verdadero camino del shiatsu: la comunión y la empatía. En este sentido, estamos tratando con el corazón mismo de la técnica, que se convierte, al mismo tiempo, en una técnica de corazón (Kokoro).

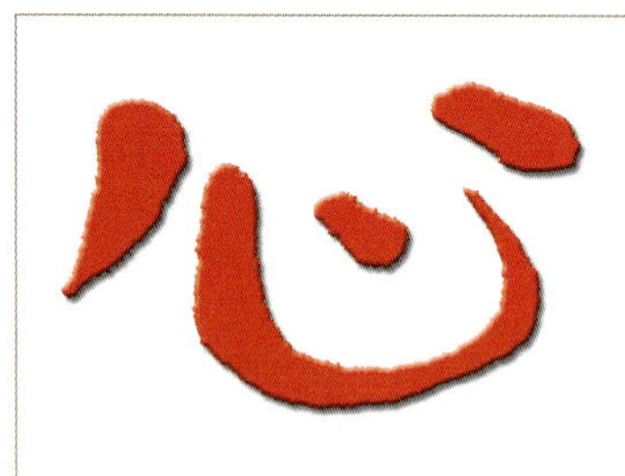

Kokoro

Hay que comprender perfectamente que una buena técnica es lo único que nos permite una intención justa. En otros términos, la mano, el cuerpo entero, están al servicio del corazón. Las manos y los dedos, esencialmente el pulgar, no tienen más voluntad que la de permanecer estables para que el peso del cuerpo y la voluntad del practicante se difundan.

Como el caminar, el buen shiatsu es un desequilibrio consentido sobre el cuerpo de otro; una vez se inicia la primera presión, el ritmo se autoconserva el resto de la sesión. También se podrá visualizar el flujo y el reflujo de un alga en el mar: es la técnica del Wakame, que así toma sentido.

Esta técnica es interesante, por otra parte, porque permite al practicante abrirse y alinearse en un gran ritmo (el del mar), en un ritmo mayor que el suyo propio que no depende ni de su respiración (muy pequeña en comparación) ni de sus latidos (demasiado rápidos). Aquí también, el Gran Universo engloba al pequeño universo.

El hombre es más grande que él mismo cuando une su pequeño cuerpo con el gran cuerpo del mundo.

Diferentes posiciones adoptadas durante una sesión

Para estas diferentes posiciones, el practicante buscará siempre alinearse para conservar la verticalidad.

Posición del caballero sirviente

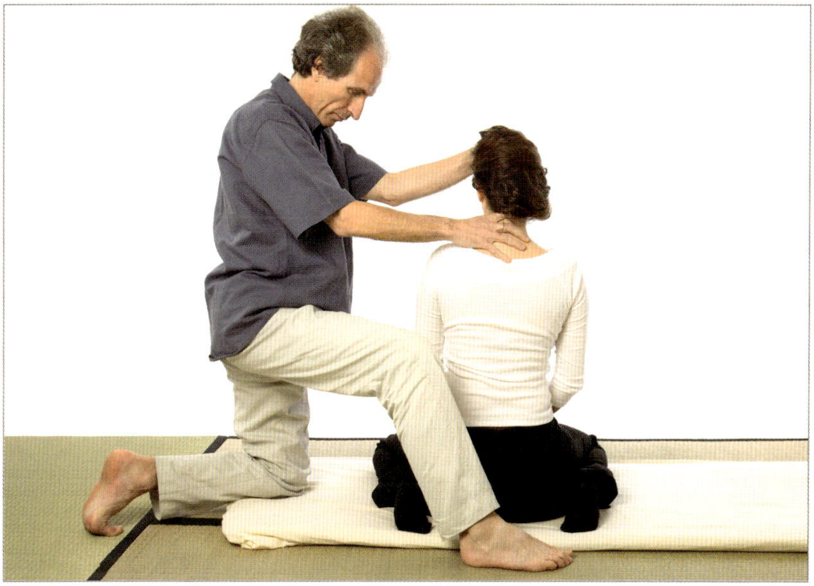

Posición de anclaje, de arraigo, que solicita fuerza en los riñones (Koshi).

Postura de doble significación: «al servicio», como su nombre indica, y también es una posición de fuerza, con el pie doblado atrás para que emerja la fuente que brota.

Esta posición se utiliza al principio o al final de la sesión (toma de contacto tras las primeras presiones de la espalda). Cuando se recibe el shiatsu y el practicante abre así la sesión, se percibe una agradable sensación de fuerza y suavidad. En todo caso es lo que un buen practicante debe conseguir: una confianza inmediata, seguridad instintiva y la repercusión profunda en todo el cuerpo.

Los brazos están extendidos pero no agarrotados: la articulación del codo juega con su capacidad para flexionarse más o menos para aplicar el peso del cuerpo. Cuanto más abiertos están los codos (flexionando) más interviene el peso del cuerpo. Pero si los codos están excesivamente abiertos, la mano actúa menos.

POSICIÓN SEIZA

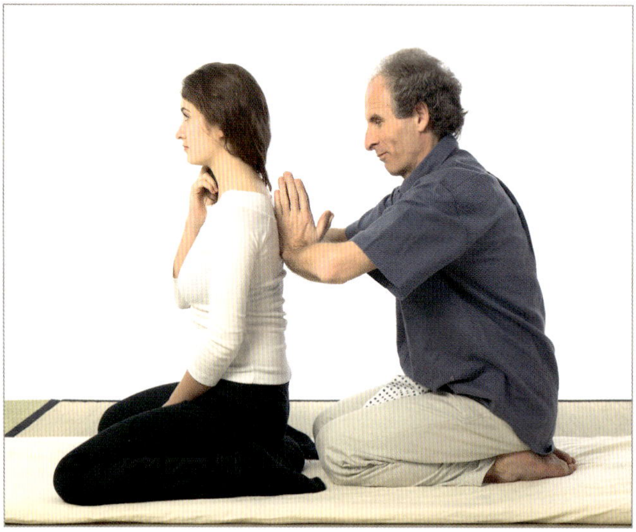

Posición japonesa para sentarse.

Posición de reposo, de escucha, de receptividad y humildad: incontestablemente es la postura que más se pone al servicio del prójimo.

La pelvis debe estar bien posicionada, con el sacro retrovertido, los hombros bajos, los codos relajados, las muñecas libres para practicar el shiatsu.

Esta posición se usa muy a menudo en una sesión.

POSICIÓN HANTACHI

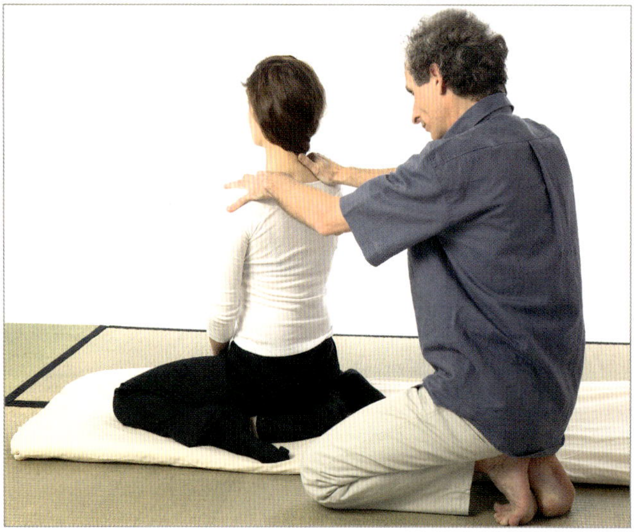

Significa «medio-de pie». Posición con gran fuerza de penetración: muy utilizada en artes marciales. Las rodillas bien abiertas, los pies flexionados y la columna vertebral bien recta.

Se utiliza para trabajar la parte posterior del muslo (meridiano de la vejiga) y para la parte superior de la espalda y los omoplatos.

POSICIÓN MEDIO-SEIZA

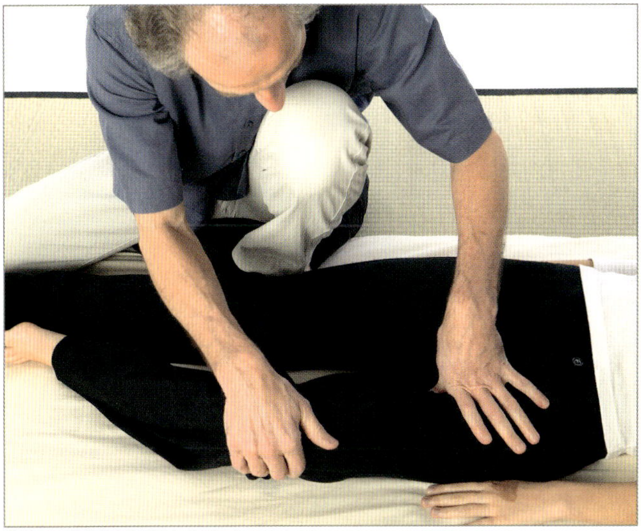

Dos posiciones:

- Una rodilla levantada, la otra abierta a 90º: postura para trabajar los tres meridianos yin del pie.
- Una rodilla levantada y la otra sin formar ángulo: postura utilizada para el vientre, el pecho y las maniobras sutiles.

POSICIÓN IAI GOSHI

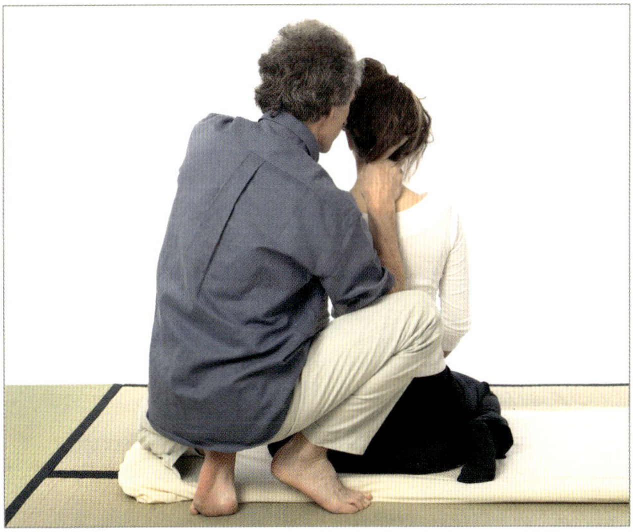

Utilizada para las ventanas del cielo, ubicadas en el occipucio.

Los talones están levantados, los pies perpendiculares.

POSICIÓN DE PIE: TACHI

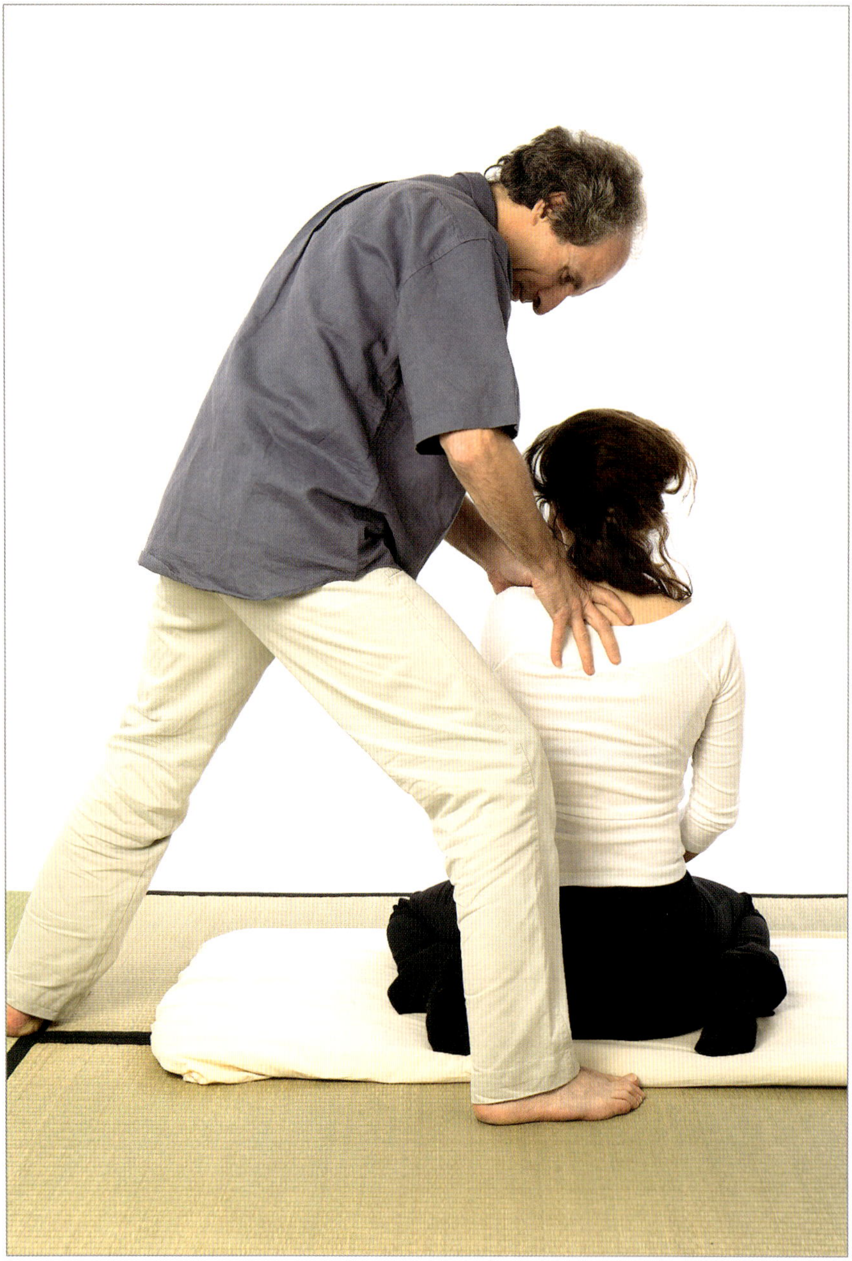

Usada al final de la sesión para trabajar cabeza y hombros.

POSICIÓN DE LOS PULGARES

Clásica

La fuerza está en la articulación metacarpofalángica del pulgar y en el músculo de la eminencia tenar. En efecto, el pulgar debe ser fuerte para recibir todo el peso de cuerpo. Hay, pues, un eje radio-escafoides-metacarpo-pulgar-falange que debe estar perfectamente alineado, de lo contrario aparecerán dolores a corto plazo.

Eliminada

Se relaja la articulación metacarpofalángica para eliminar la fuerza del pulgar en las regiones frágiles del cuerpo: línea axilar media, meridiano de la vesícula biliar sobre el muslo, cuello y garganta.

Pulgar avanzado - pulgar en retroceso

Utilizada según las necesidades y los meridianos.

POSICIÓN DE LAS MUÑECAS

La mayor parte del tiempo, la mano está en el eje de la presión y permite la solidez del pulgar. Atención: no olvides jamás relajar la tensión de las muñecas entre dos presiones porque de ella depende el bombeo, es como el ritmo que alimenta la música. La relajación del tercer tiempo en la presión es lo que lleva a la relajación de la muñeca.

Para las maniobras del yin del pie, la muñeca puede empezar en cuello de cisne (muy flexionada). Esta posición, además de ser muy estética, protege el cuerpo frente a una fuerza intensa en la presión, sobre todo en las zonas sensibles. Con la muñeca así posicionada, el practicante puede contener el peso de su cuerpo porque la fuerza se aplica en la flexión de la muñeca.

Durante las presiones, las muñecas podrán flexionarse y hacer rotaciones. Deben obedecer a las necesidades de los gestos.

POSICIÓN DE LOS CODOS

A menudo he constatado que la clave para una correcta presión está en los codos. Efectivamente, éstos sirven de cerrojo: cuando se cierran, la presión se intensifica, y cuando se abren la sensación es más suave.

La sabia dosificación es la intermedia porque los codos demasiado tensos ejercen una presión muy dura, y los demasiado relajados ejercen una presión blanda. Según la intensidad deseada, el practicante modificará el ángulo de sus codos.

LA POSICIÓN DE LOS HOMBROS

Constantemente relajados, lo cual no es sencillo de conseguir. Se aconseja moverlos un poco para asegurarse de que no están bloqueados. En algunos casos, pueden elevarse a causa de la presión, pero nunca deben alzarse por la tensión muscular.

POSICIÓN DE LOS DEDOS

Acostumbro a decir que los dedos siguen al movimiento: lo cierto es que no pueden hacer otra cosa porque están unidos a la mano y cuando el pulgar trabaja, solo pueden ser solidarios.

Se posan sobre el cuerpo de la manera más natural mientras el pulgar trabaja. En algunos casos, se juntan entre ellos (pico de pato); en otros, las yemas ejercen presión (en la nuca, por ejemplo). Pero jamás deben pellizcar ni estrangular; deben ser como ventosas.

LA MANO IDEAL

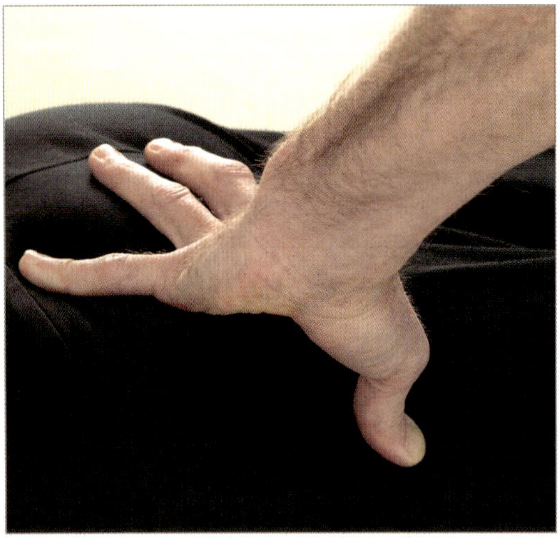

El pulgar en eje con el brazo.

La muñeca en eje con el brazo, flexionada o no según las necesidades.

Todos los dedos en el cuerpo del paciente.

En la misma mano debe haber:

- una fuerza activa del pulgar → yang
- una fuerza suave de los dedos → yin

10

Ejercicios preparativos antes de la sesión

A quien la persigue,
ofrece la luciérnaga su luz.
Otomo Oemaru

Si la buena postura facilita la correcta presión, el buen equilibrio hace bueno al practicante. Para conseguir el equilibrio interior, hay toda una serie de elementos que deben tenerse en cuenta. En la tradición oriental, se piensa que aquel que cuida de los demás debe, ante todo, cuidarse a sí mismo; ser su propio médico es la primera virtud. Los taoístas no dudan en decir que el gran médico es un pilar entre el cielo y la tierra y que, a través de él, las energías se armonizan para recobrar la salud. A fin y efecto de llegar a ser ese tipo de médico eficaz, todo practicante que quiera curar al prójimo deberá cultivar:

- La sobriedad: nada de alcohol ni tabaco.
- La simplicidad: vida sana y nutrición correcta.
- La sinceridad: transparencia, honestidad y compromiso moral.
- La compasión: apertura de corazón y aceptación del sufrimiento.

Repetimos, una vez más, que el shiatsu es una vía para que «la mano lleve a cabo lo que el corazón le pide», como lo manda Zhuang Zi. Para ello es necesario que el corazón sea puro y la mano estable, equilibrada y obediente, para que puedan vehicular los deseos del corazón. Esta es una serie de ejercicios que sensibilizarán al practicante y cultivarán su serenidad, su ecuanimidad, su estabilidad y su sensibilidad.

La respiración de la columna de jade

La columna de jade es la comunicación no visible del Ren Mai con el Du Mai, entre los puntos 1 RM y 20 RM. Este ejercicio está destinado a centrar al practicante a calmar sus emociones.

El practicante debe sentarse en posición de medio loto, posición birmana o Seiza (si resulta demasiado forzada, puede hacer el ejercicio sentado en una silla). Se juntan las palmas como al rezar, con las puntas de los dedos hacia el cielo y los pulgares apoyados en el esternón, al nivel del corazón (Gassho). Esperar entonces a que la respiración se calme; abrir luego –mentalmente– la zona de la coronilla, que es lo que se conoce como contacto entre la bóveda craneal y la bóveda celeste.

Dejar que la respiración se instale y hundir las rodillas en la tierra, en el suelo. Cuando el ejercicio se hace en una silla, se conecta la fuente del pie (1 R) al suelo.

Dejar que fluya la respiración entre cielo y tierra, entre arriba y abajo.

Dejarse atravesar por el flujo incesante de energía ascendente y descendente: la energía del cielo penetra en el hombre por la coronilla (20 DM), lo atraviesa y llega a la tierra; la energía de la tierra penetra pos los pies, asciende por las piernas, por el perineo (1 RM), lo atraviesa y llega al cielo por el 20 DM, en la coronilla.

Soltarse en la respiración, dejarse llevar y permanecer atento al flujo y reflujo, observando la respiración sin contrariarla ni forzarla. Visualizar el cuerpo abierto a ambas influencias.

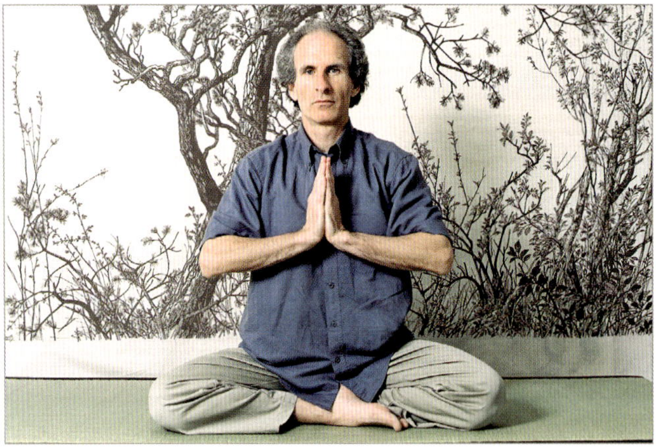

Una vez la respiración está perfectamente instalada, hay que centrarse en el gran punto 6 RM, «océano de energía». Dejar respirar este punto diez veces. Imaginar que se abre una puerta combinando la energía interna con la externa.

Centrarse luego sobre el punto 17 RM, en mitad del pecho. Dejar respirar este punto diez veces. Visualizar cómo el esternón se abre con cada inspiración. Dejar respirar diez veces igualmente.

Volver a la respiración precedente visualizando la energía del cielo entrando por el 20 DM. Visualizar un tubo transparente que se comunica con el interior del cuerpo hasta el 1 RM que, por su parte, recibe la energía de la tierra.

Inspirar en el 1 RM haciendo bajar la energía del cielo.

Exhalar en el 20 DM subiendo la energía de la tierra.

EJERCICIOS PARA REFORZAR LA CIRCULACIÓN DE LA ENERGÍA

Estos ejercicios tienen por objetivo abrir la circulación de la energía y reforzar el cuerpo. Son muy convenientes por la mañana temprano, para empezar bien la jornada. Mantienen la salud del practicante y fomentan la disciplina cotidiana.

EL ARQUERO

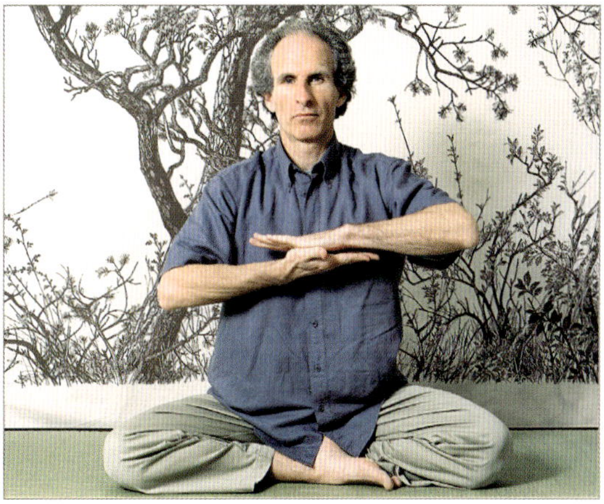

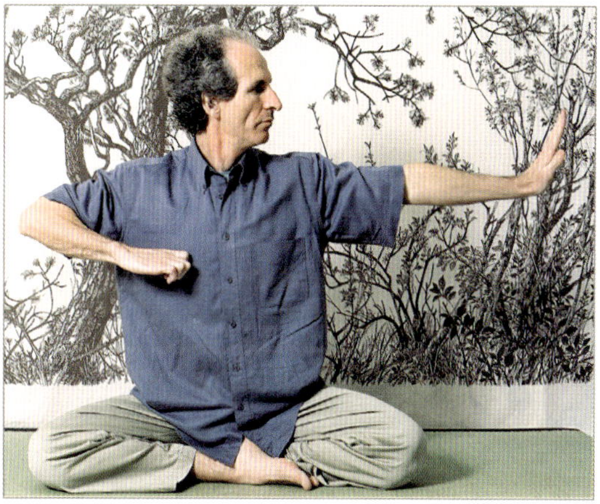

Partiendo de unas manos en posición de oración (palmas juntas y dedos hacia el cielo), colocarlas horizontalmente, con las palmas opuestas: la mano izquierda sobre la derecha (los dedos de la derecha apuntando a la muñeca izquierda y viceversa).

Extender luego el brazo izquierdo, cerrando el puño de la derecha como si estuviéramos agarrando la cuerda de un arco. La mirada debe afirmar la tensión del brazo izquierdo mirando en la misma dirección.

Codo tensado 180º (bloqueado), muñeca flexionada 90º, dedos apuntando al cielo y cerrados (incluso el pulgar).

En esta postura de notable tensión, hay que relajarse por dentro sin bloquear el aliento ni deshacer la postura: «tenso por fuera, relajado por dentro».

Ejercicio iniciático donde los haya, ayuda a aprender a relajarse durante una fuerte tensión y es un recurso muy útil en las situaciones de la vida cotidiana. Esperar diez ciclos de respiraciones completas antes de relajar la mano derecha; hay que tenderla igual que la izquierda y después poner ambas en posición de oración, con la mirada al centro.

Después hay que hacer lo mismo pero con el brazo contrario: tensar el brazo derecho y doblar el izquierdo. Completar diez ciclos de respiraciones completas (inspiración/exhalación), y volver a Gassho (manos en oración).

Partiendo de Gassho, separar las manos: la derecha se apoya sobre el pliegue de la ingle y apunta a la tierra; la izquierda se eleva con la palma encarada al cielo. Los dedos estarán separados, la cabeza basculará hacia atrás y la mirada se dirigirá entre los dedos abiertos de la mano izquierda.

- La mano izquierda sostiene el cielo.
- La mirada sostiene la mano.
- La mano derecha nos ancla a la tierra.

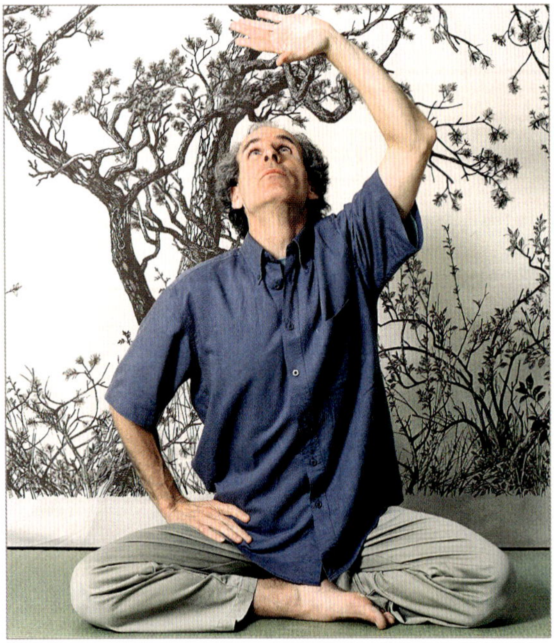

Nuestro cuerpo se encuentra entre ambas fuerzas y formamos una tríada: cielo – hombre – tierra.

En esta tensión importante donde toda la columna vertebral está en hipertensión, hay que relajarse y mantener el aliento en el fondo de la pelvis. Contar cinco respiraciones completas (inspiración/exhalación).

Después, la mano izquierda baja y la derecha sube, encontrándose en el centro en Gassho. La mano derecha sostendrá entonces el cielo, mientras que la izquierda se anclará a la tierra. Contar cinco respiraciones y volver en Gassho.

POSTURA DE LA ACOGIDA

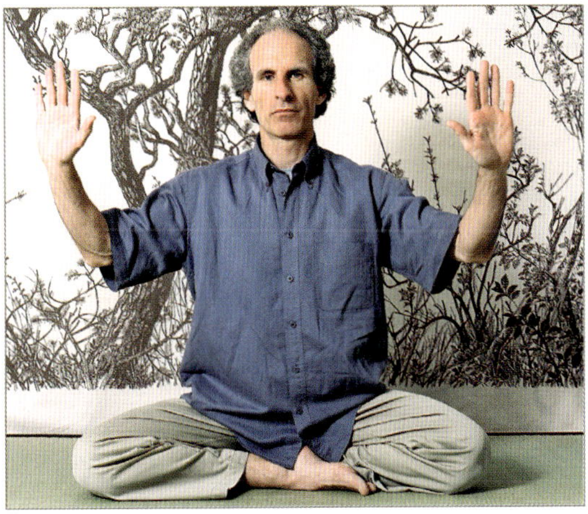

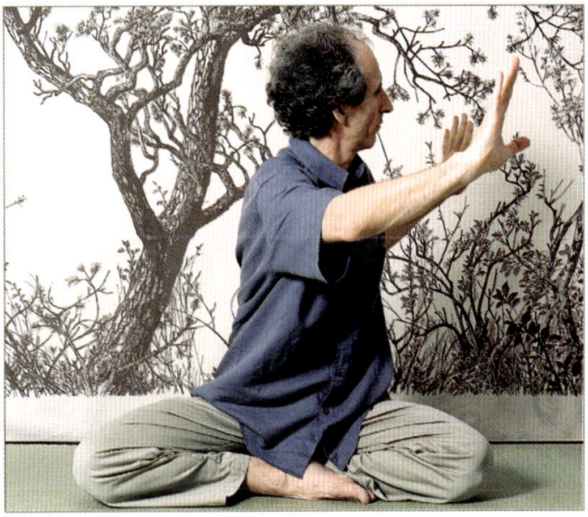

Posición llamada del oso en el Chi Kung taoísta.

Partir de Gassho, abrir ambas manos y colocar las palmas hacia adelante, como si estuvieran empujando un cristal imaginario. Esta es la posición del candelabro: flexión del codo a 90° y mirada perdida en la lejanía. Inspirar en el corazón, soltar el aire y concentrarse en las manos. Visualizar la energía que sale en el 8 MC (fontana de la mano).

Esta postura es extremadamente beneficiosa: calma mentalmente, permite que fluyan las emociones y lleva energía a las manos.

Hay que visualizar Lao Kong (8 MC) y, en ese punto, sentir una corriente, un fluido que se escapa de la mano e irradia ante ti. Sentir que las manos respiran y que cada exhalación se va lejos, a un punto muy lejano. Tendrás la sensación de que tu mano ha doblado o triplicado su volumen y ahora es auténticamente energética. Sacarás un gran beneficio para practicar el shiatsu.

Conservando esta posición del candelabro, haz una torsión de 90° con el tronco, siguiendo el movimiento con los ojos y la cabeza. Volver al centro tras tres ciclos respiratorios y repetir la torsión en el lado contrario. Volver al centro y respirar un momento en esta postura. Hay que sentir que todo el cuerpo inspira y, luego, que todo el cuerpo exhala. Volver al centro y esperar el tiempo necesario, arraigado en la postura.

FROTAMIENTOS

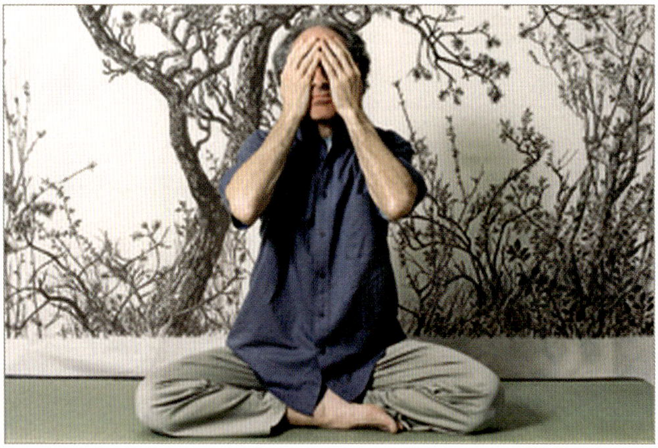

Partiendo de Gassho, frotarse las manos. Hay que conseguir calor en las palmas y, una vez conseguido, frotarse la cara con ellas, de abajo hacia arriba. Este ejercicio hay que hacerlo de manera enérgica. Cara, frente, cabellos, nuca: diez veces.

Frotarse nuevamente las manos, colocarlas sobre los riñones (23 V), soplar en las manos y frotar los riñones. Llenarlos de energía. Los riñones están considerados como la batería energética del organismo y deben estar siempre cargados de ésta. Contar diez respiraciones.

VUELTA AL ORIGEN

Llevarse las manos al ombligo: en el caso de las mujeres, primero la mano derecha y después la izquierda encima; los hombres primero la mano izquierda y la derecha encima. Serenarse y respirar con el fondo de la pelvis. Exhalar con las manos hacia en 4 DM (*Ming Men*) e inspirar con las manos en 6 RM.

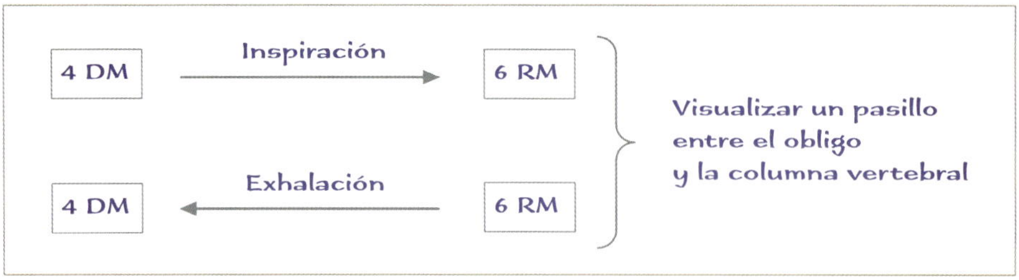
4 DM
Inspiración
6 RM
4 DM
Exhalación
6 RM
Visualizar un pasillo
entre el obligo
y la columna vertebral

Respirar con todo el cuerpo y dejarse conducir por el movimiento. Dejar el flujo y el reflujo retroalimentarse:

• Cuando inspiras, todo tu cuerpo inspira (y se dilata, se abre).
• Cuando exhalas, todo tu cuerpo exhala (y se relaja, se deja llevar).

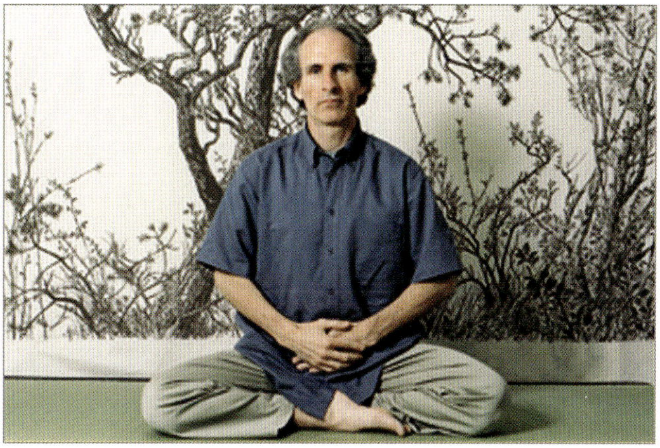

Cuanto más fuerte es el cuerpo, más obedece.
Cuanto más débil es el cuerpo, más manda.

Ahora estás preparado para ofrecer cuidados serenos y profundos.

Desarrollo completo de la secuencia

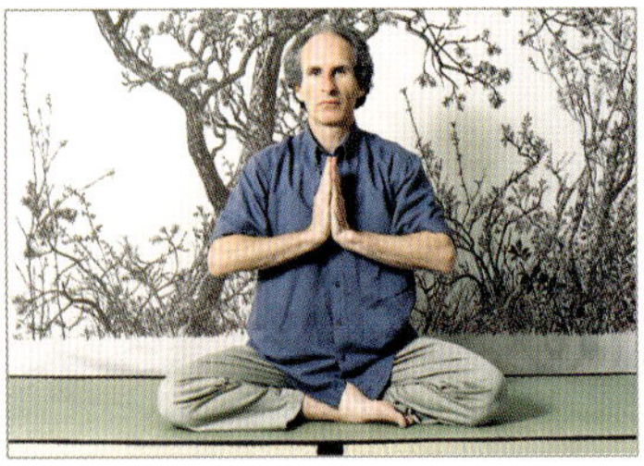
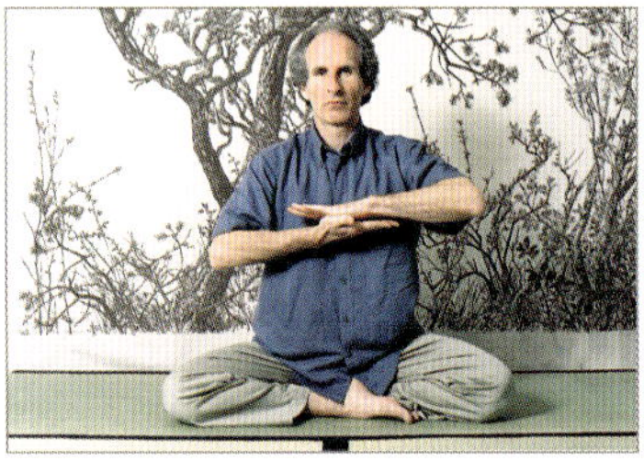
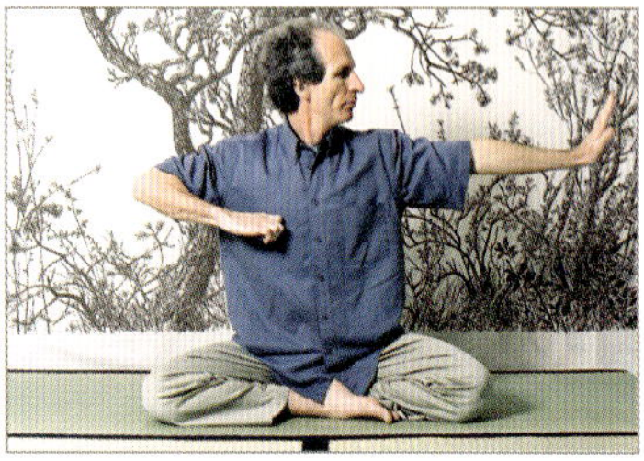
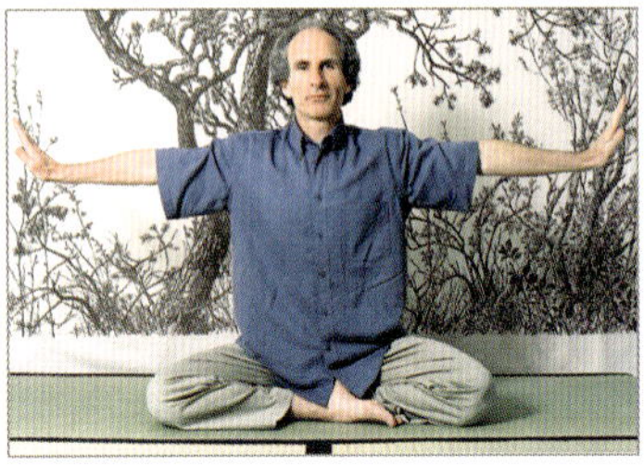
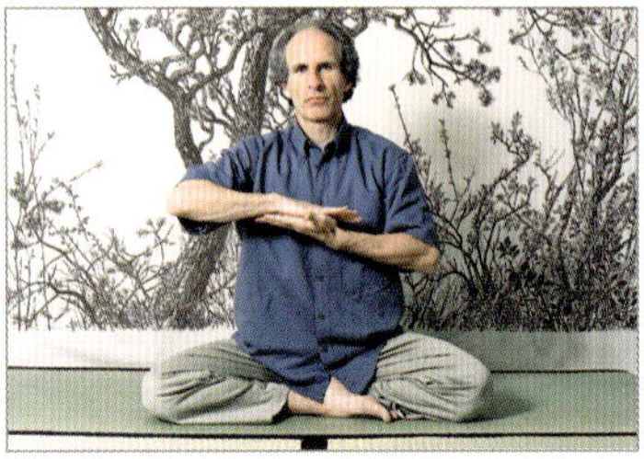
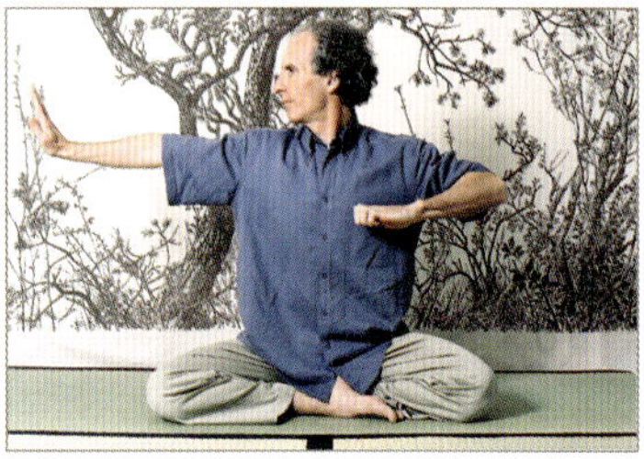
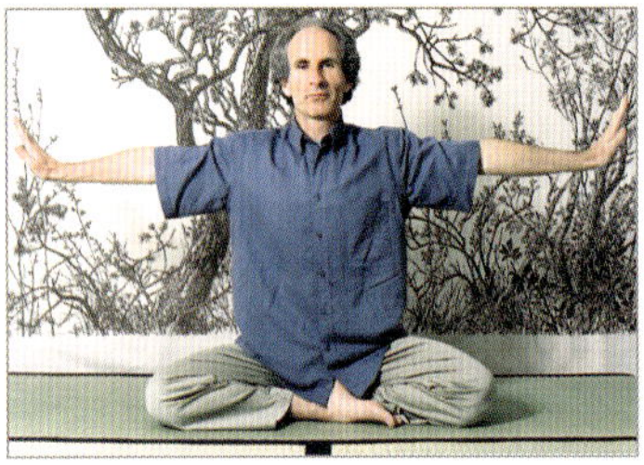
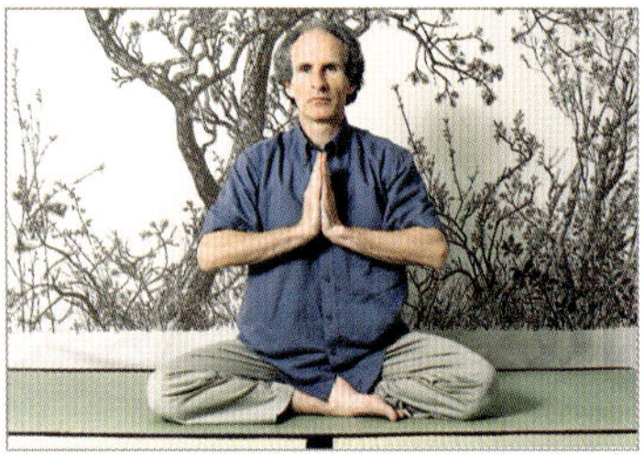

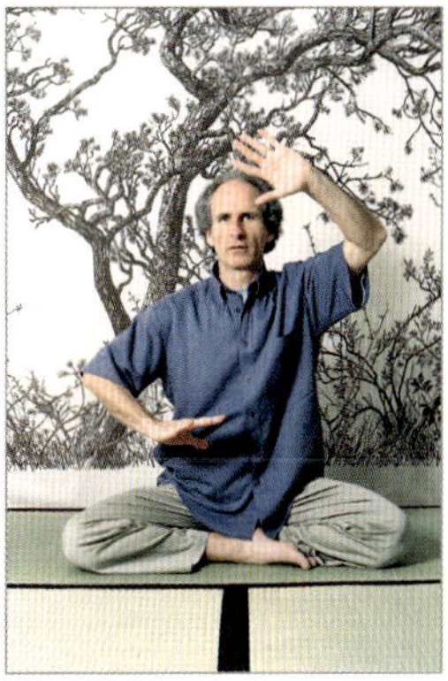
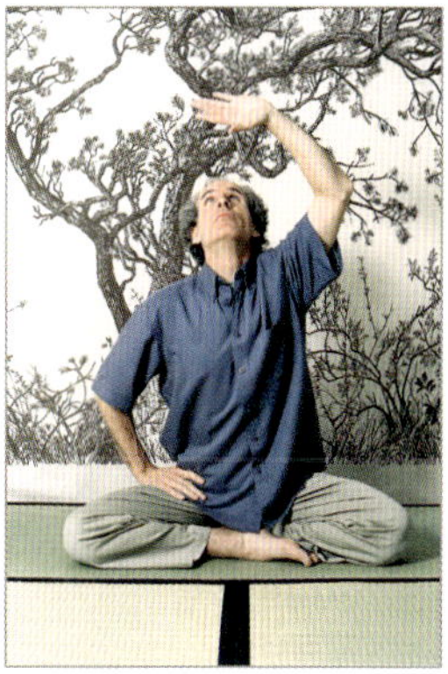
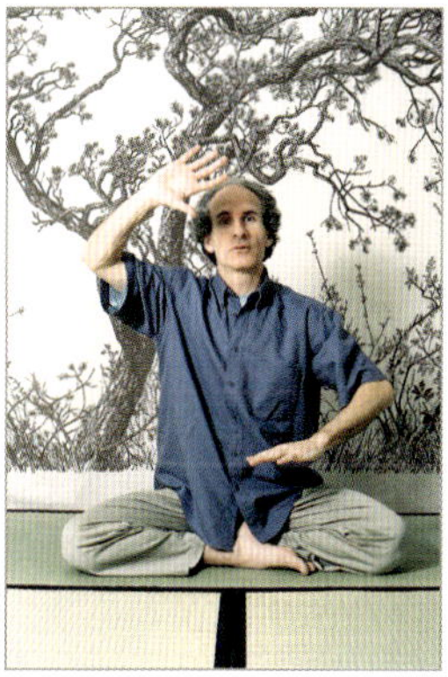
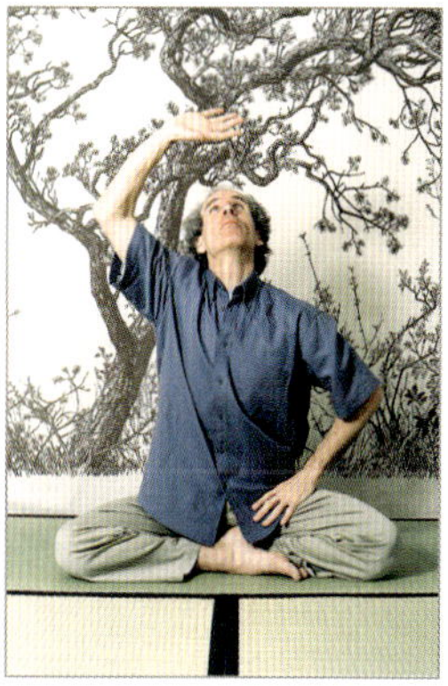
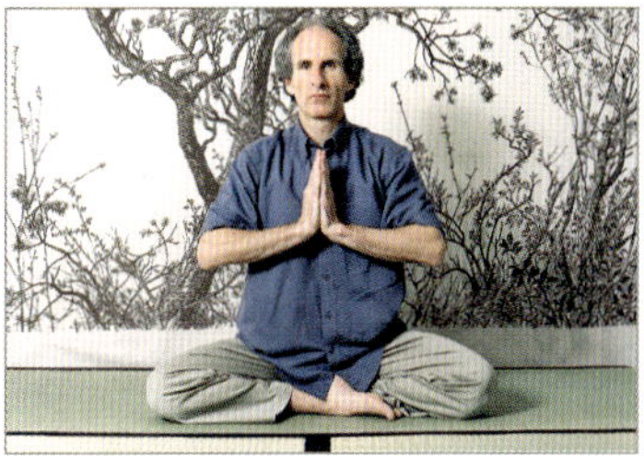
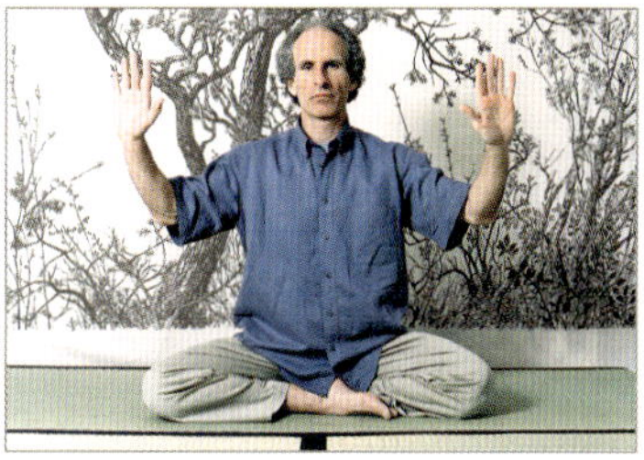
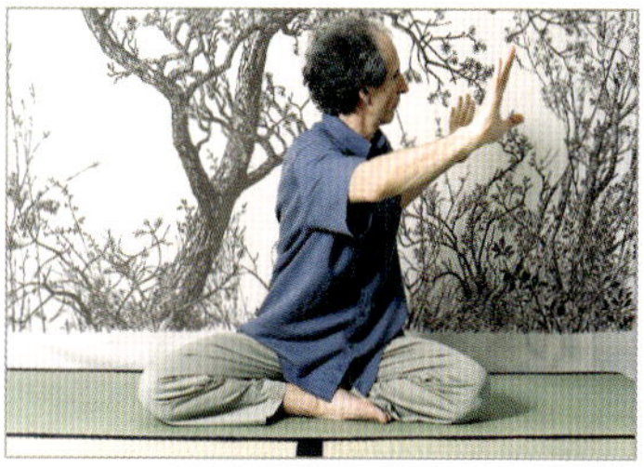
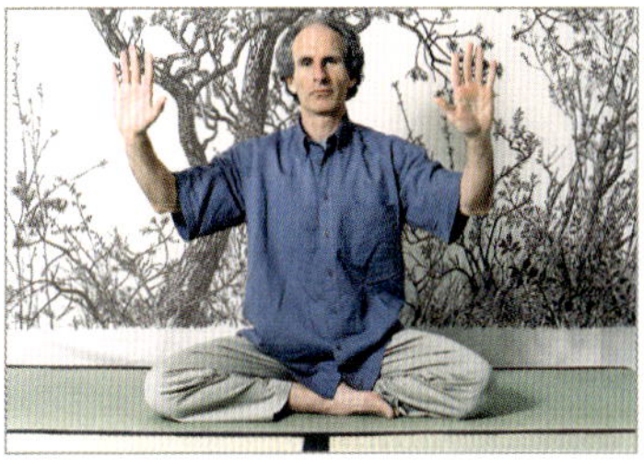
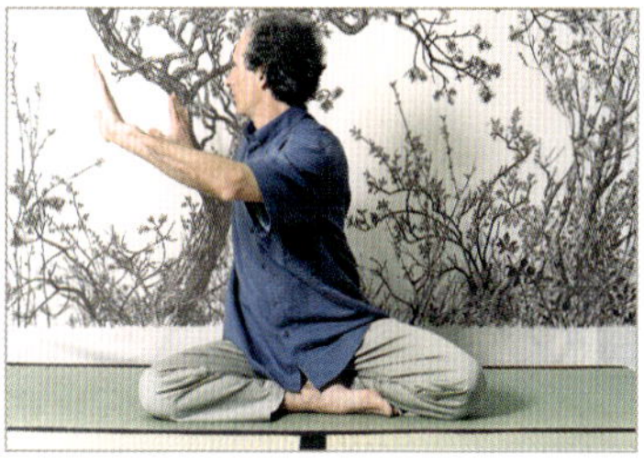
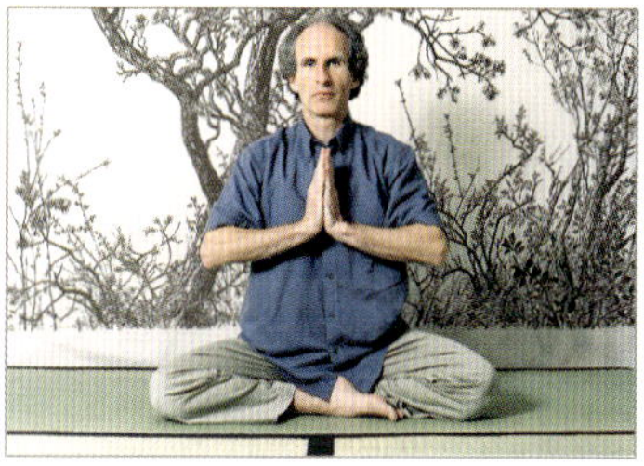
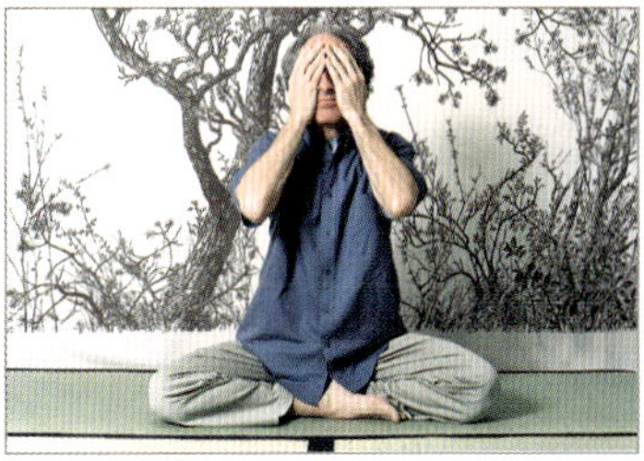
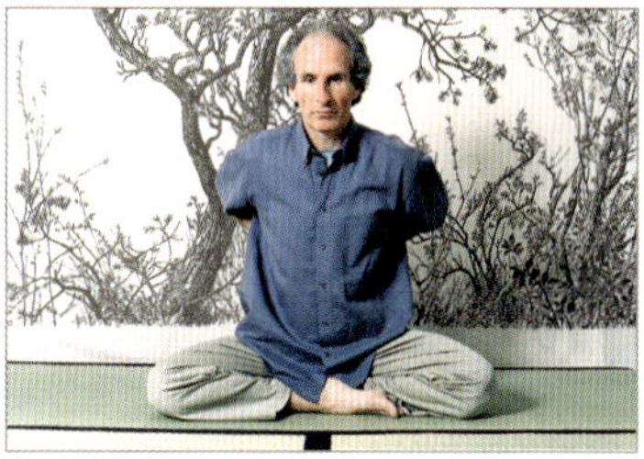
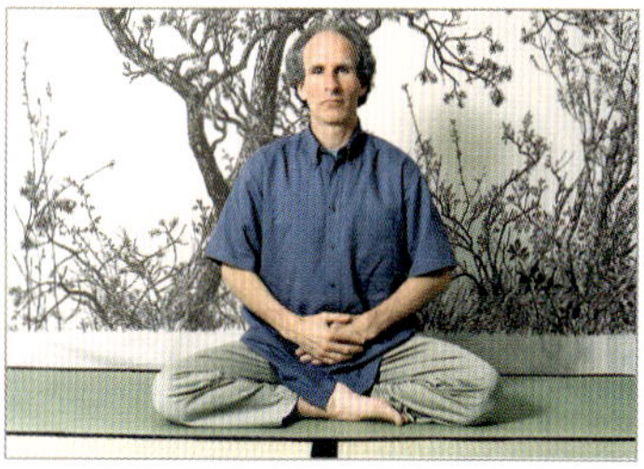

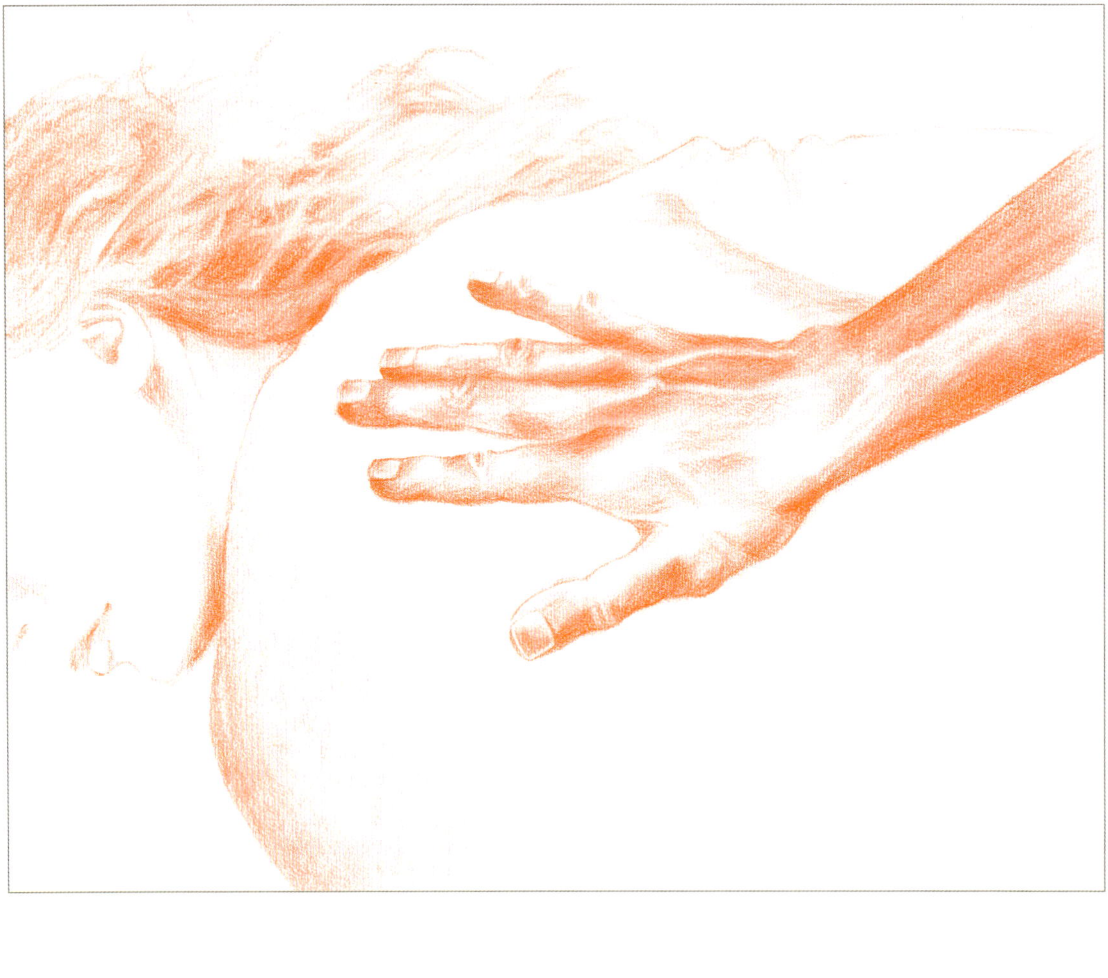

11

Práctica

Una onza de práctica,
vale más que mil onzas de teoría.
Proverbio chino

Receptor sobre el vientre

Tronco

1 - CENTRADO DEL TERAPEUTA - TOMA DE CONTACTO

La toma de contacto inicia el ritmo del shiatsu. El practicante se centra en su respiración y conduce la del receptor: busca la armonía de ambos ritmos respiratorios.

El receptor está acostado boca abajo, con los brazos a lo largo del cuerpo, la cabeza girada hacia el lado derecho. Puede colocarse un cojín bajo el mentón para sostenerlo. El practicante está a la izquierda del receptor (en su lado yang).

Adopta ahora la postura del caballero sirviente, con la rodilla pegada a la cadera del receptor. Desciende a lo largo de la columna vertebral con la palma de la mano derecha.

Cinco presiones, dos pasadas.

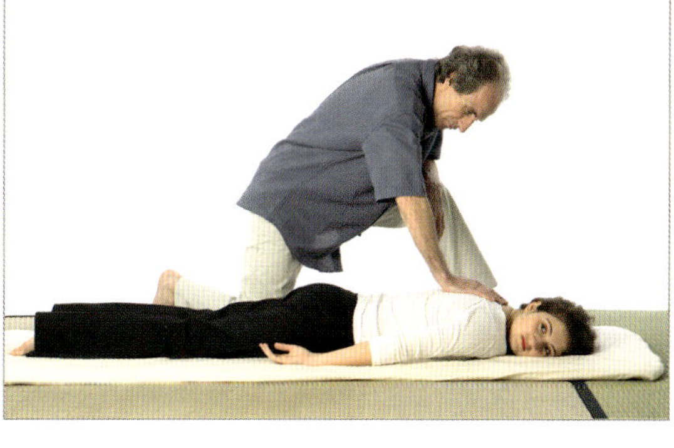

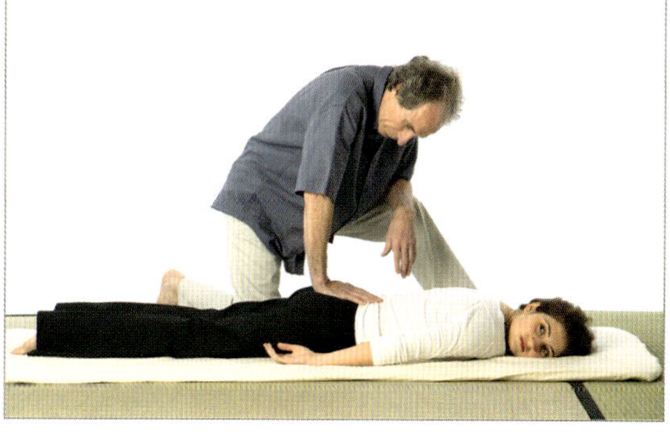

2 - PRIMERA CADENA DE VEJIGA

Coloca las manos a ambos lados de la columna vertebral y presiona cada lado de las vértebras con los pulgares. La presión se lleva a cabo así:

Pon las manos y los pulgares.
Echa tu peso encima.
Penetra buscando resistencias.
Afloja al tiempo que te apoyas sobre el cuerpo del receptor.

Tres presiones por fuego (superior, medio e inferior), **tres pasadas.**

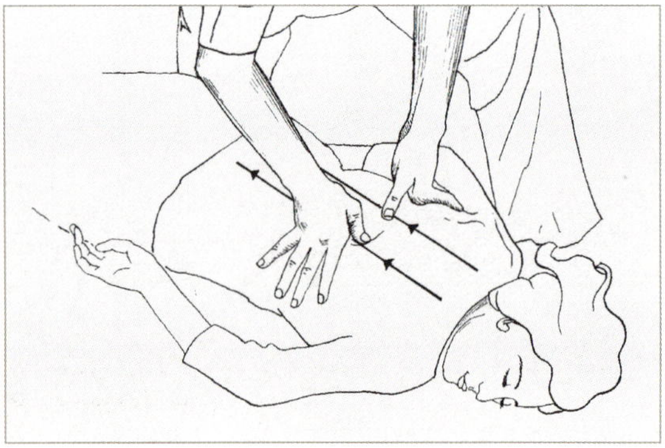

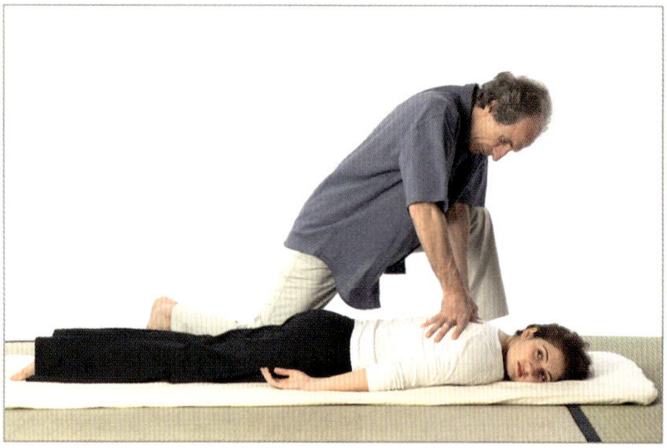

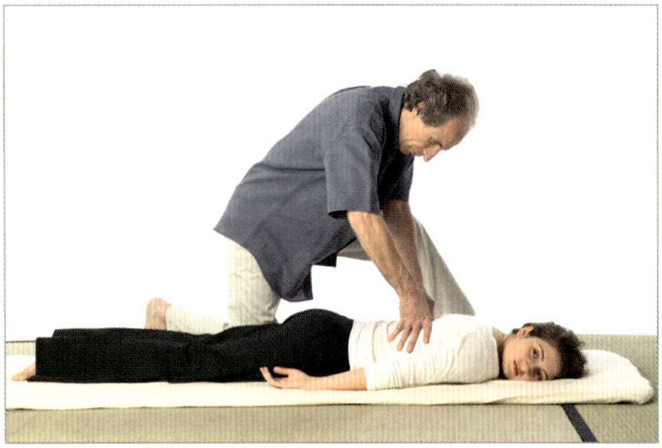

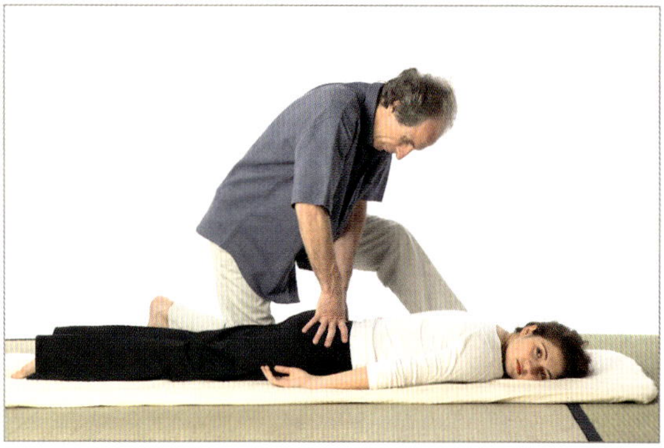

- Prioriza la música y el ritmo. El shiatsu que estás aprendiendo es muy rítmico; para que la cadencia no se acelere, hay que pensar sistemáticamente en puntuar la última presión en un *point d'orgue*, al final de cada segmento. El *point d'orgue* o punto de órgano es un término musical que implica un tempo más largo, en este caso, una respiración más sostenida.
- Los pulgares no deben deslizarse, sino penetrar perpendicularmente: se trata más de una penetración que de una presión.

3 - PERCUSIONES

Empieza en el sacro.

Coloca la mano izquierda perpendicular al eje de raquis.

La mano derecha tiene el puño cerrado y golpea sobre la izquierda dos veces.

La segunda percusión es siempre más fuerte que la primera.

Ocho veces dos percusiones, dos pasadas.

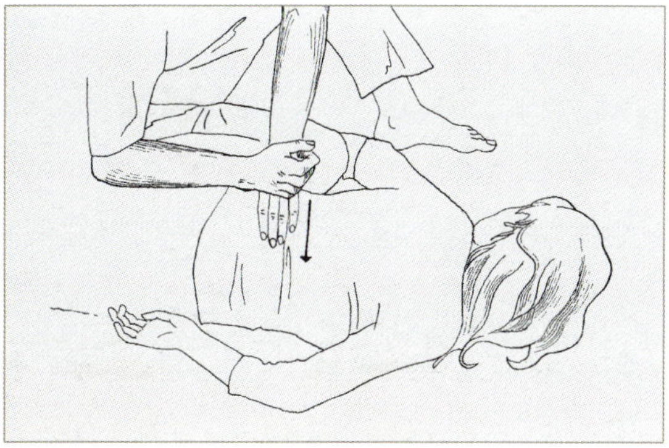

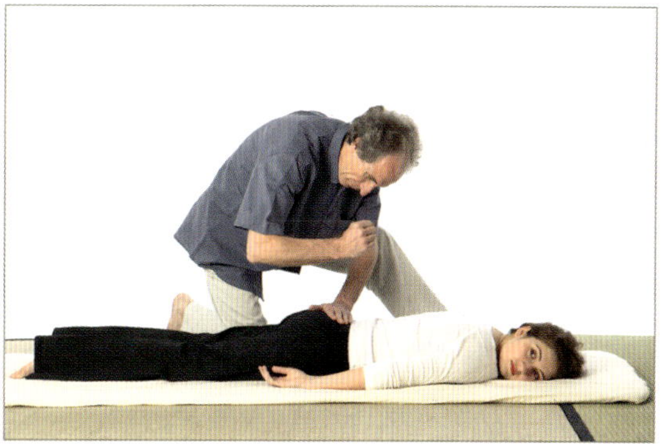

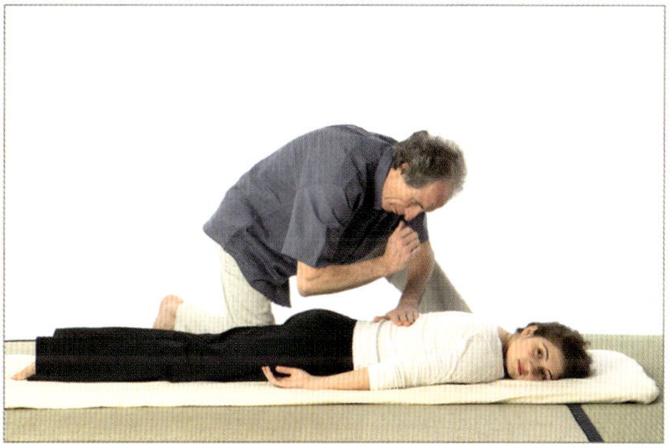

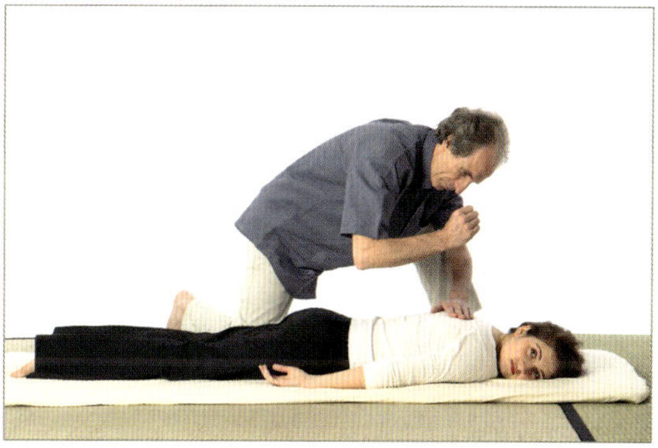

- Prioriza el sonido y la resonancia. Golpea con buen ritmo. Atención: hay que ser delicado y no dar puñetazos. No debes insistir si el receptor lo encuentra desagradable.

4 - SEGUNDA CADENA DE VEJIGA: MÁS RÍTMICA

Empieza siempre esta cadena por el lado derecho del receptor.

Coloca tu mano izquierda sobre su omoplato izquierdo.

Desciende con la mano derecha desde la punta del omoplato hasta mitad del glúteo.

Desciende luego con la mano izquierda, apoyando la derecha en el glúteo izquierdo del receptor.

Esta segunda cadena es más rítmica que la primera.

Tres presiones por fuego, tres veces.

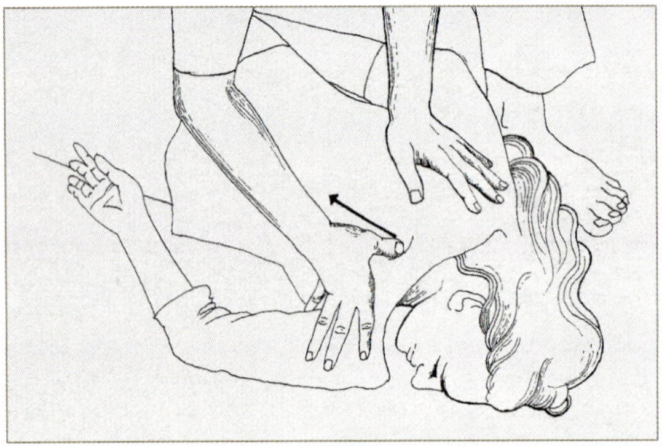

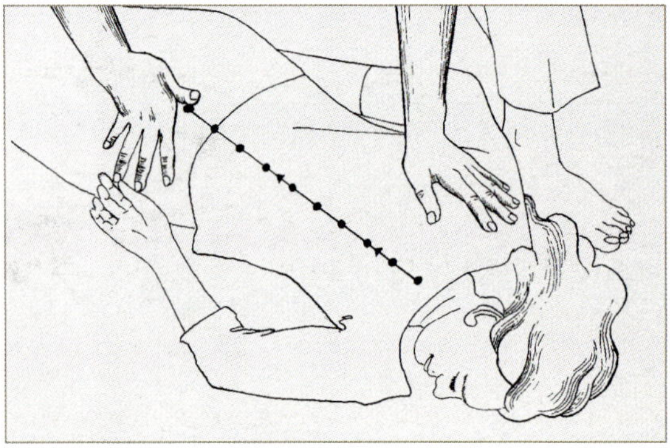

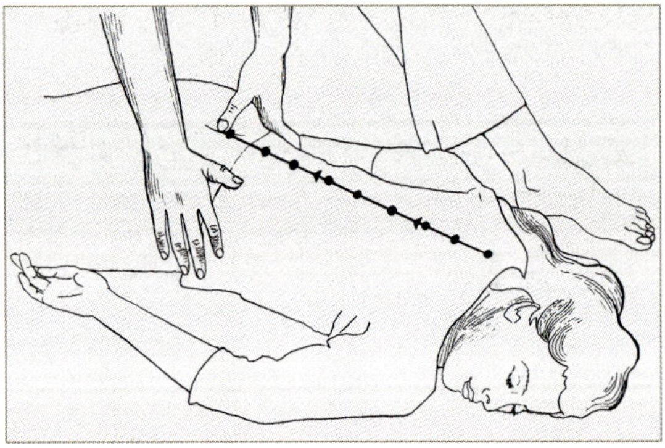

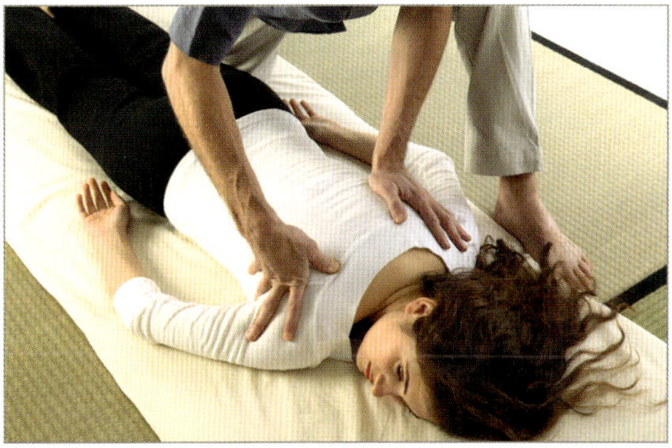

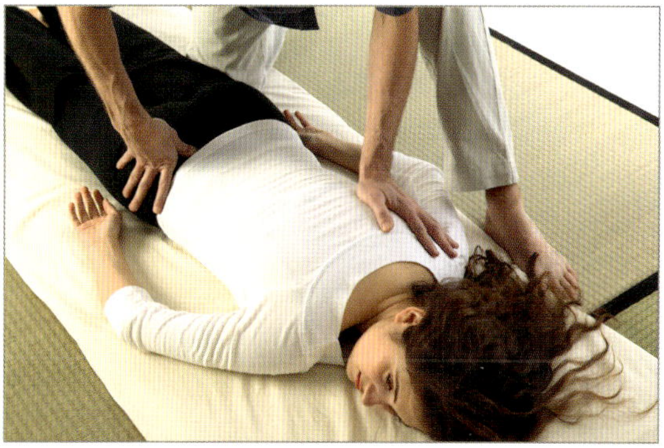

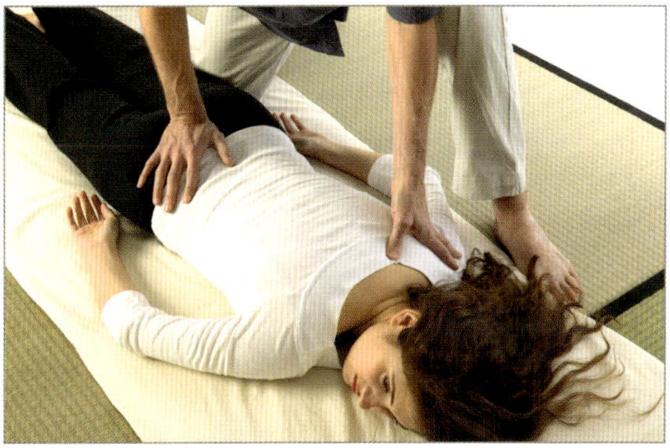

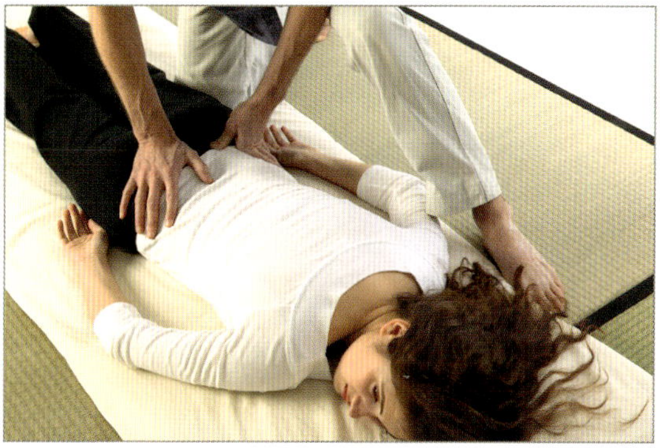

- Mantén siempre los cinco dedos en contacto con el cuerpo.
- Piensa en la rotación de la pelvis: lleva la cadera hacia la mano que trabaja.
- Para la mano izquierda, coloca la cara interna de la rodilla sobre el codo y deja que el peso del cuerpo haga el resto.

5 - ROTACIÓN DE LA ARTICULACIÓN LUMBOSACRAL

Rota, profunda y rítmicamente, la articulación con la mano derecha. Piensa en atravesar el cuerpo. Efectúa presiones intensas para liberar L5-S1 (articulación lumbosacral).

Cuatro presiones, de tres a cinco veces.

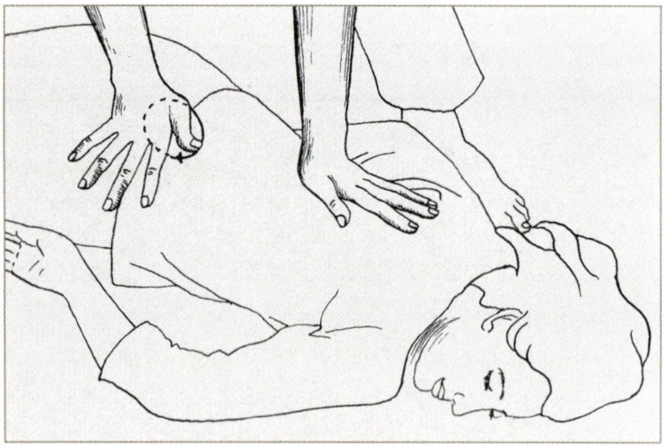

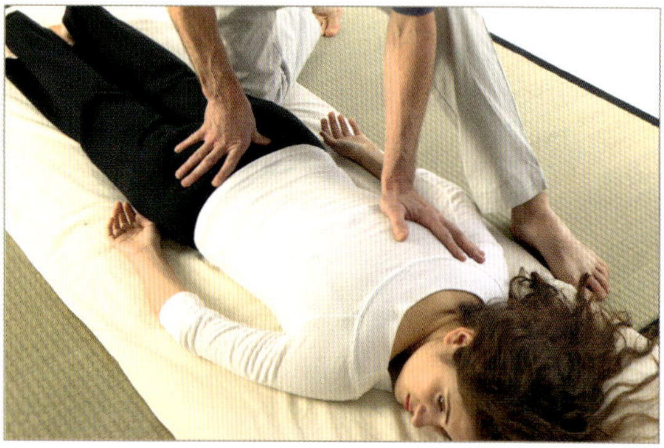

- Articulación a menudo bloqueada: el sacro es la base sobre la que reposa toda la columna vertebral.
- El disco intervertebral entre la quinta lumbar y el sacro suele ser muy problemático (chafado, deformado).

6 - BANDAS GLUTEALES

Las dos manos efectúan simultáneamente cinco presiones sobre las tres bandas gluteales.

Es una mezcla de fuerza y suavidad. El conjunto es bastante rítmico.

Cinco presiones, tres pasadas.

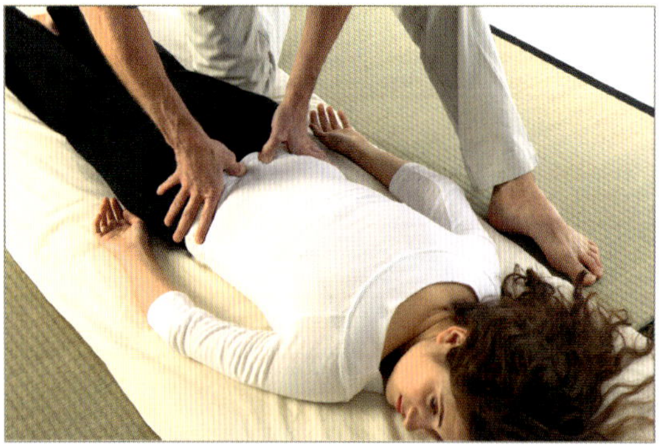

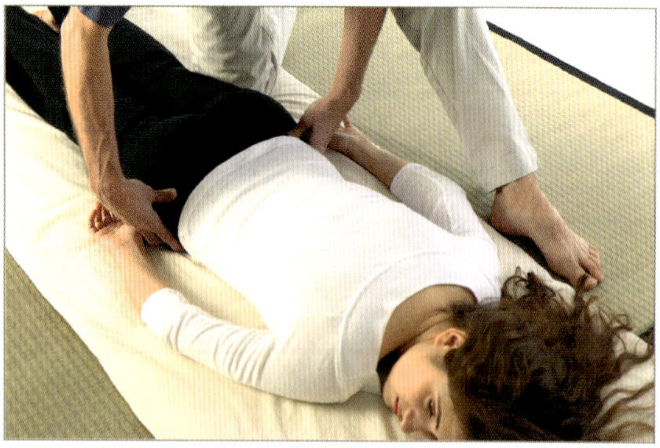

- Maniobra muy útil en caso de lumbalgia.

7 - OMOPLATO

La primera vez, cambia de posición: deja la de caballero sirviente y ponte en postura Seiza. Vigila para no tocar el cuerpo del receptor con las rodillas.

Sube el brazo y la mano derecha del receptor en posición de candelabro, por encima de su cabeza. Con la mano externa, baja del omoplato hasta las costillas. Usa luego la mano interna para subir hasta el hombro.

Cinco presiones con la mano derecha, cinco presiones con la mano izquierda, tres pasadas.

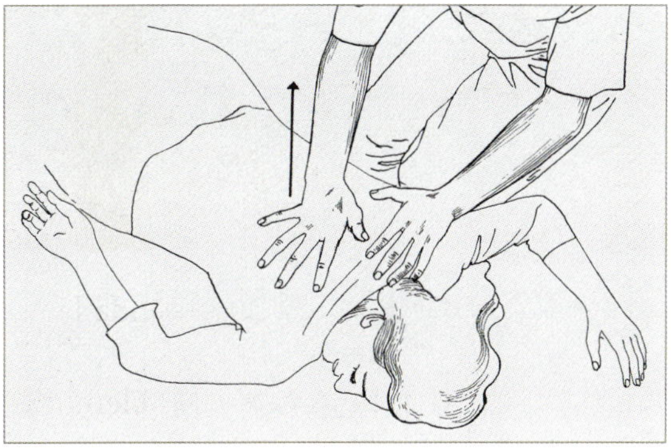

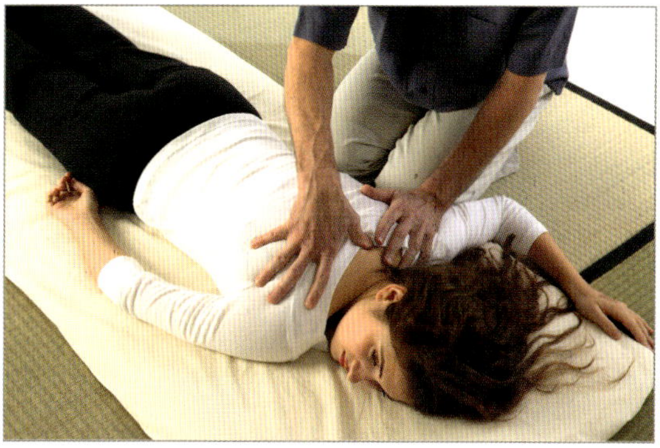

• Recuerda colocar bien la muñeca: al principio debe estar en «cuello de cisne».

8 - ROTACIÓN DEL DELTOIDES

Realiza cinco presiones con la mano externa, desde el interior hasta el exterior del hombro. El ritmo es acelerado pero se mantiene ternario.

Cinco presiones, de tres a cinco pasadas.

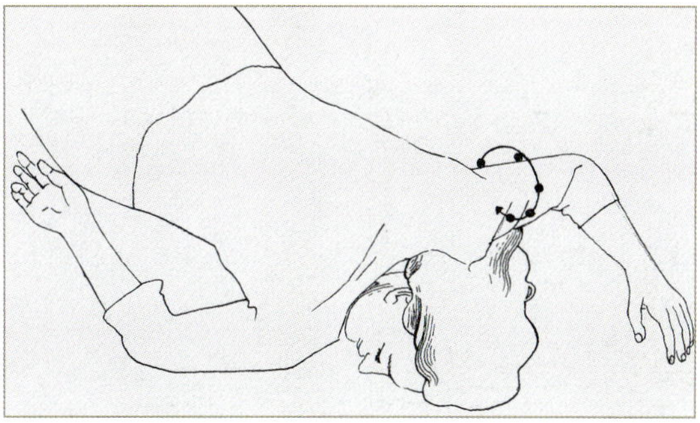

• Recuerda el *point d'orgue* para no acelerarte.

9 - UNIÓN HOMBRO-CADERA

Efectúa ocho presiones suaves con el pulgar plano, borrado de la mano externa, desde debajo del brazo hasta los glúteos laterales.

Ocho presiones, tres pasadas.

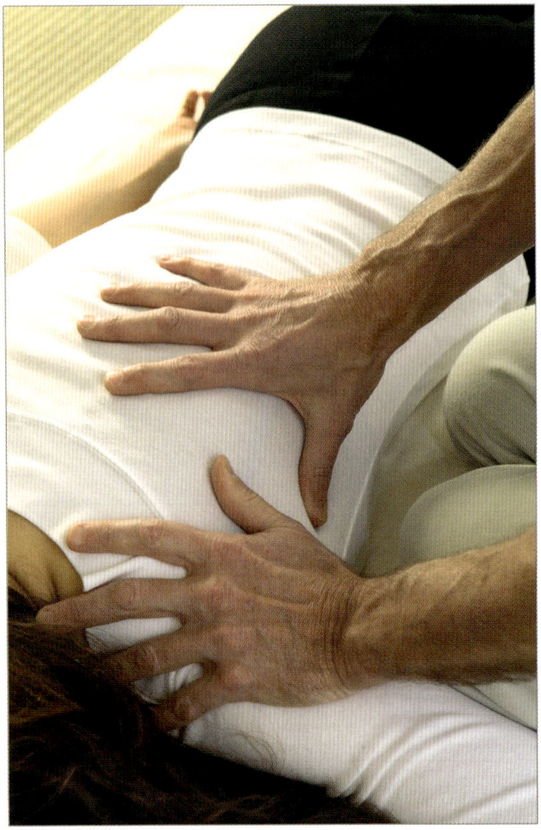

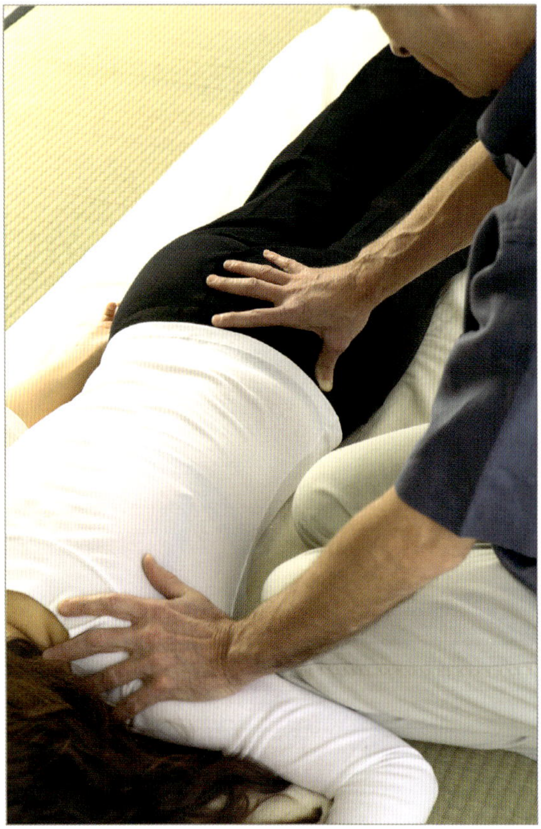

MIEMBROS INFERIORES

10 - MERIDIANO DE LA VEJIGA

10.1 - Descendente del muslo

Posición Hantachi (de rodillas y sobre los dedos de los pies flexionados), piernas separadas según la anchura de la cadera.

Coloca la cadera del receptor en rotación interna (pie hacia dentro). Pon una mano sobre su talón, mientras que la otra estará en el glúteo (bajo el isquion) para efectuar cinco presiones hasta llegar a la rodilla.

Cinco presiones, tres pasadas.

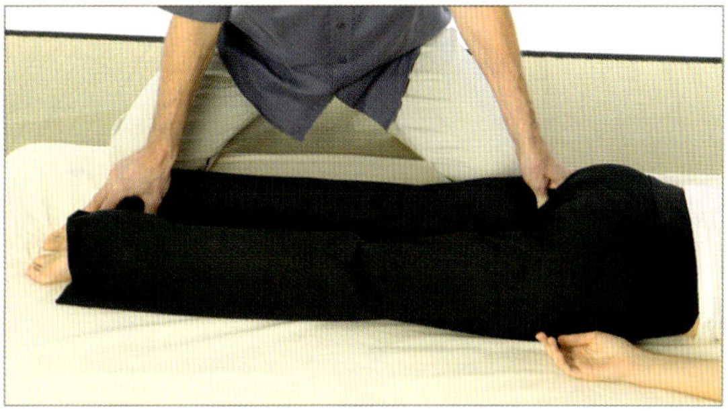

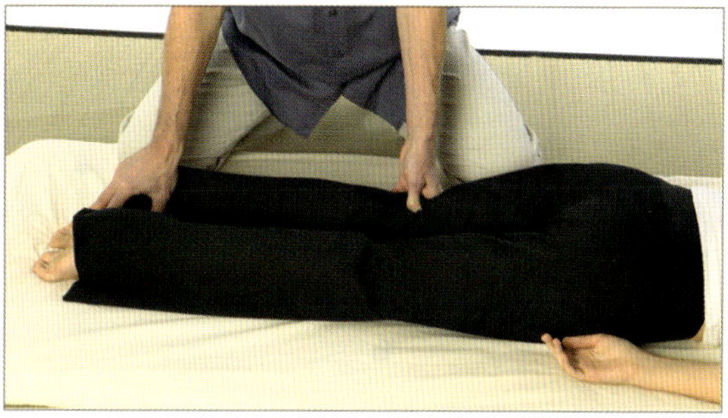

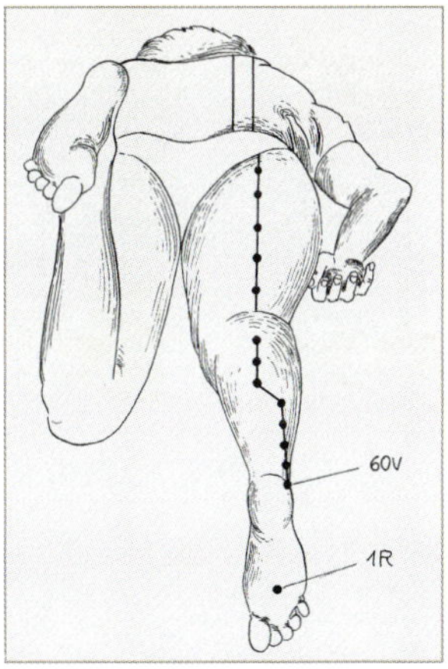

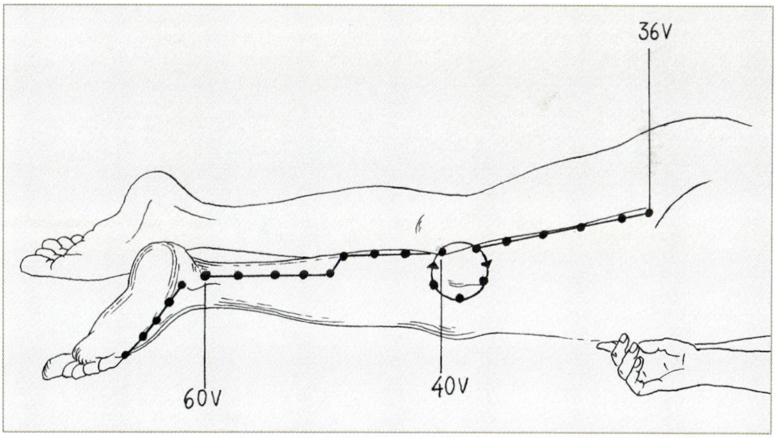

- Las cuatro primeras presiones deben ser potentes porque la energía está profundamente escondida, pero la quinta (justo antes de la corva) debe ser más leve. Cuidado con no presionar la corva misma.
- Para la presión, piensa en mantener el codo extendido y deja que el hombro suba de manera natural.

10.2 -Giro de la corva

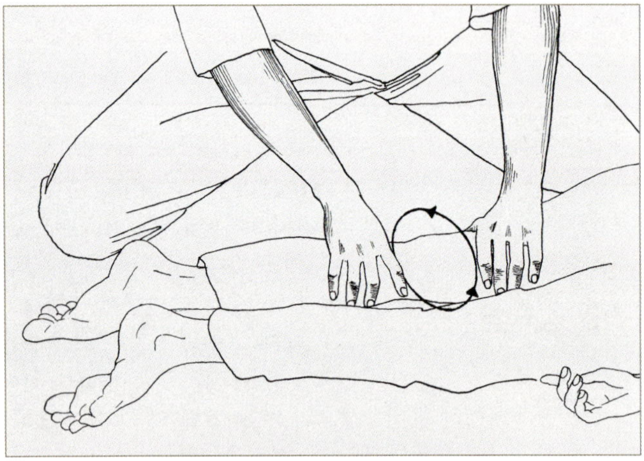

Posición Seiza (con los dedos de los pies relajados).

De cinco a ocho presiones, tres pasadas.

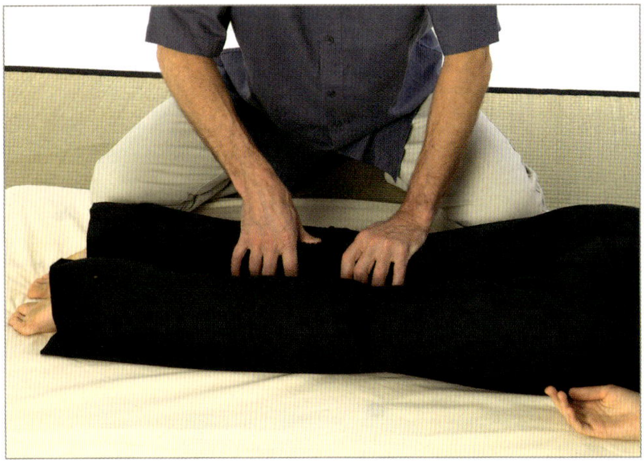

La mano interna gira la corva subiendo por el interior del muslo.

- Presiones rápidas y ligeras para tonificar el flujo que necesita ser acelerado en esta zona.

10.3 - Pierna (gemelos)

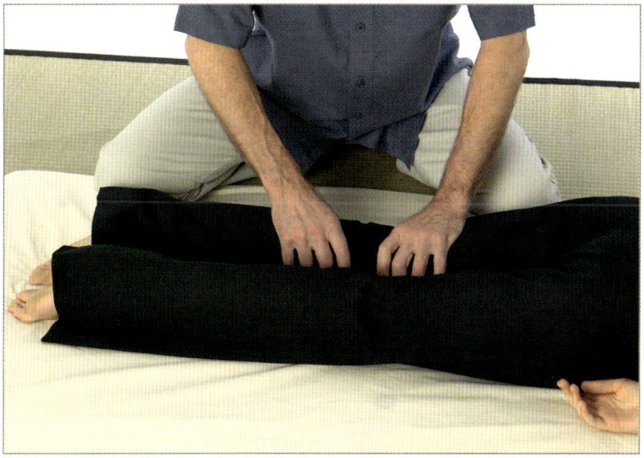

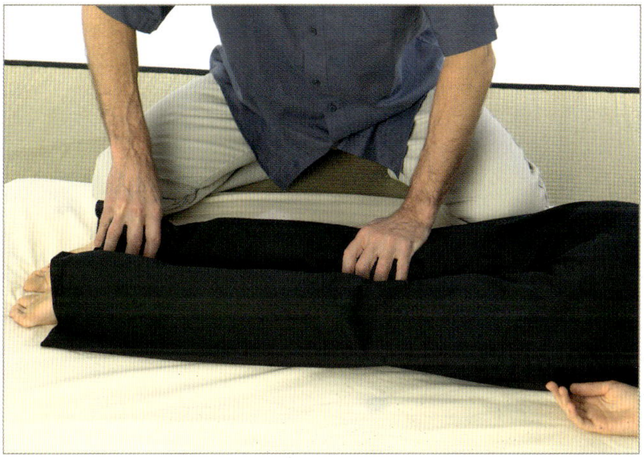

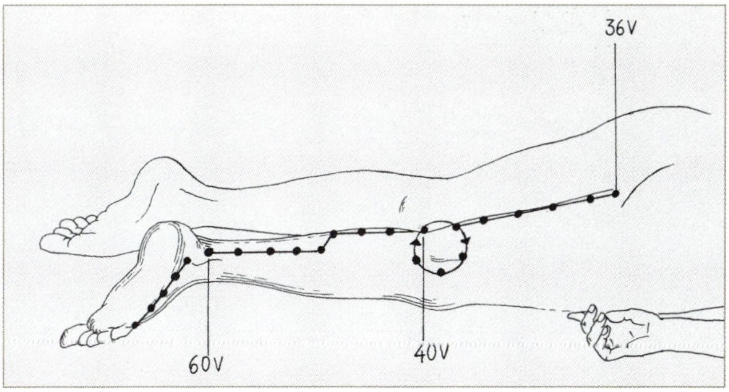

En posición Seiza, coloca la mano interna sobre la corva para protegerla.

La mano externa efectúa tres presiones en el centro de los gemelos con el único peso de la mano, porque la energía aquí está en la superficie. Luego, cinco presiones más en la parte tendinosa (en los lados) hasta el 60 V, que se encuentra entre el talón que Aquiles y el maléolo externo.

Cinco presiones más marcadas que las tres precedentes para llevar la energía hacia los pies y facilitar el descenso del yang.

Tres más cinco presiones, tres pasadas.

- El 60 V es el gran punto de los nervios. Hay una acción analgésica notable (dolores menstruales, cefaleas...).

11 - MERIDIANO DE LA VESÍCULA BILIAR

11.1 - Descenso del muslo

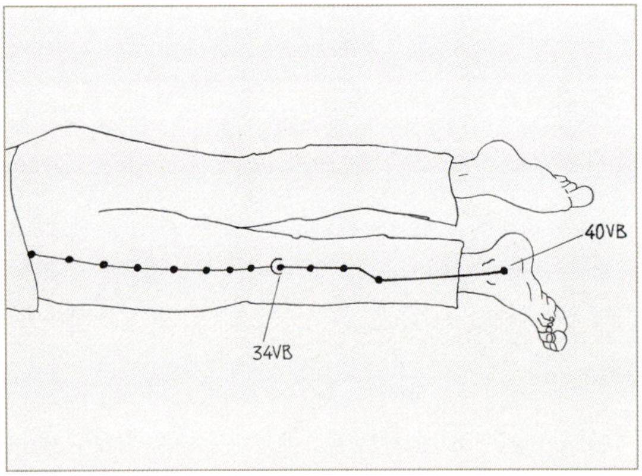

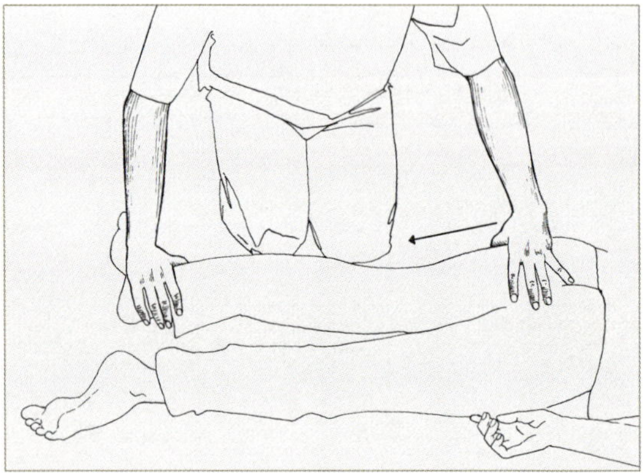

Coloca la cadera del receptor en rotación externa.

Pon una mano en su tobillo, mientras con la otra presionas en el glúteo ocho veces, bajando por el muslo hasta la rodilla.

Ocho presiones, tres pasadas.

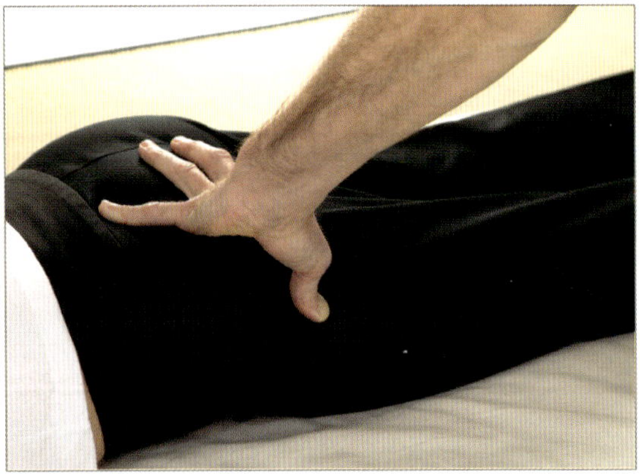

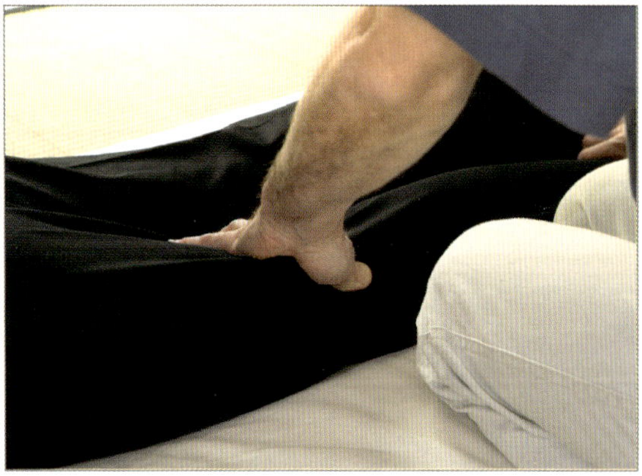

- La energía está tan en superficie que basta con unas presiones ligeras y delicadas sin usar el pulgar: técnica del alga Wakame. Sin voluntad: piensa en el flujo y reflujo naturales.

11.2 - Descenso de la pierna (peroné)

Pon la mano interna en la corva del receptor.

Tu mano externa desciende a partir de la cabeza del peroné, el 34 VB (gran punto de los músculos), hasta el 40 VB (cerca del maléolo externo y adelante).

Tres más cinco presiones, tres pasadas.

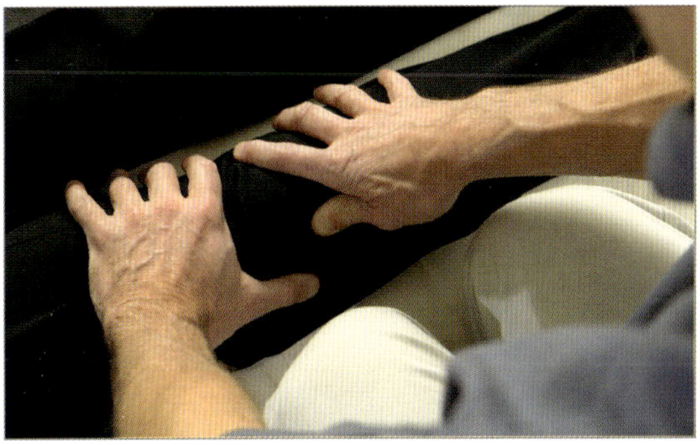

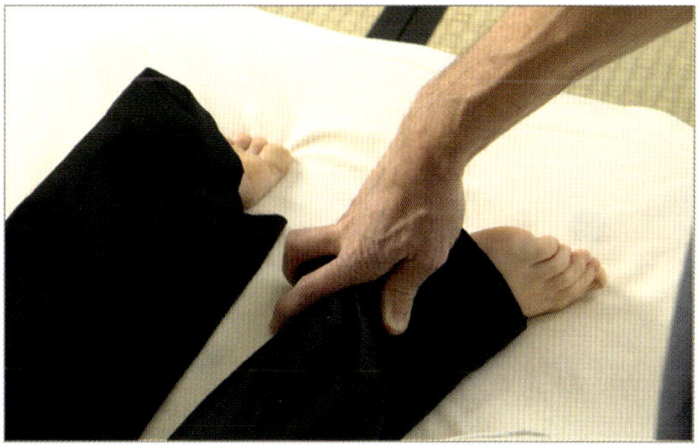

12 - MERIDIANO DEL ESTÓMAGO

Agarra el talón del receptor con la mano externa y llévalo del 36 E al punto 41 E, con la mano interna.

Sube ligeramente al bies entre la tibia y el peroné, de manera que acabes en mitad del ligamento anular del tarso (41 E).

Seis presiones, tres pasadas.

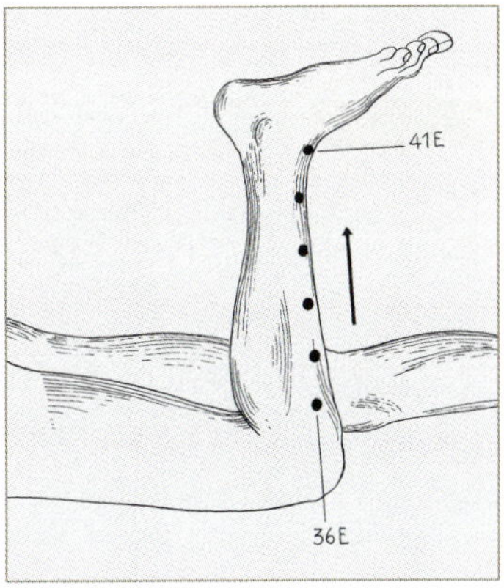

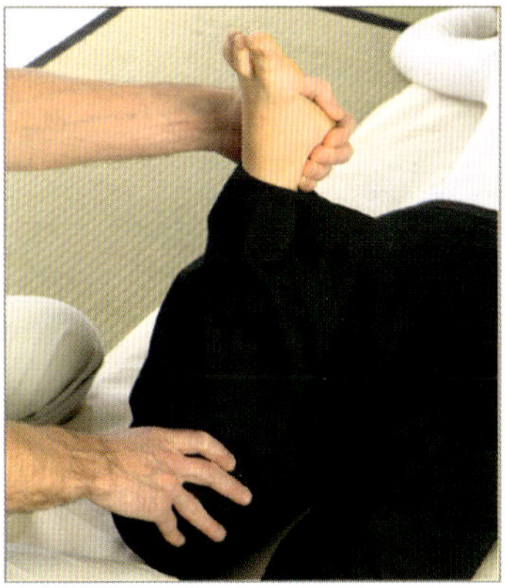

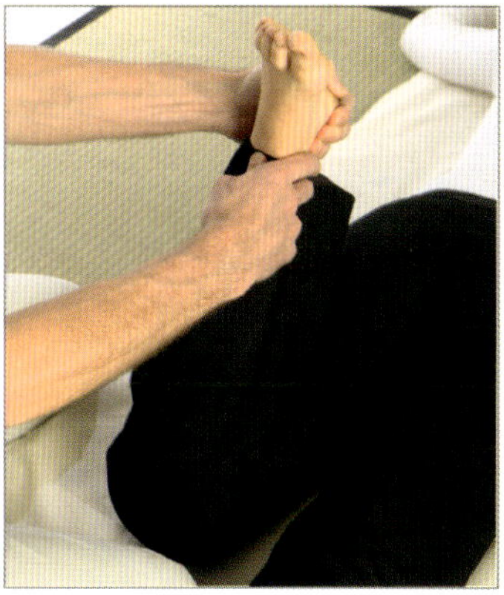

- Ambas manos trabajan: la que sostiene el talón empuja hacia la que opera. Entre las dos forman una pareja de fuerzas.

13 - LAS DOCE MANIOBRAS DEL PIE

Estas maniobras acaban sobre el vientre y llevan la energía del cielo hacia la tierra (salvo en las maniobras 9 y 10 del pie).

13.1 - Las bandas del pie

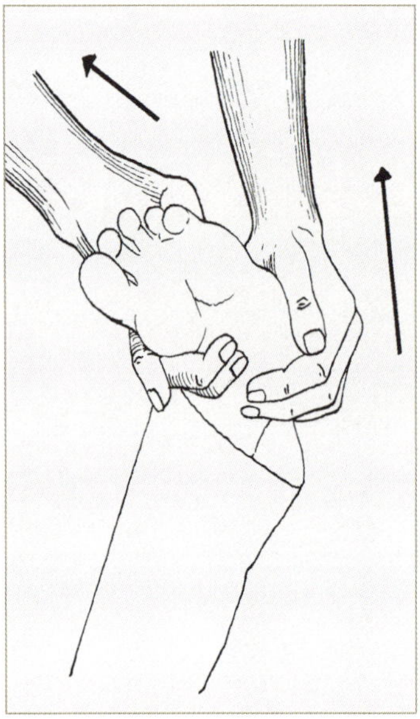

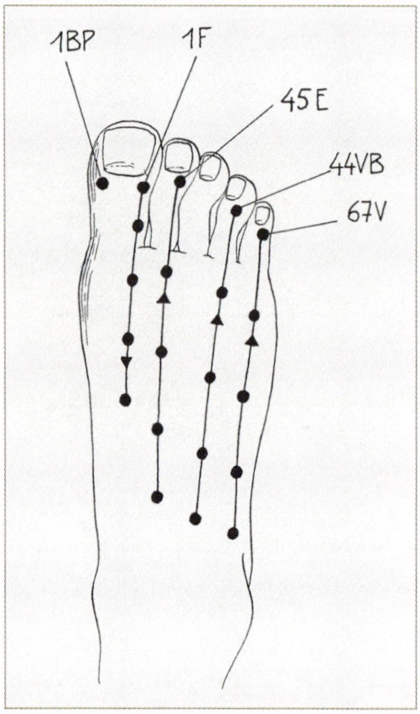

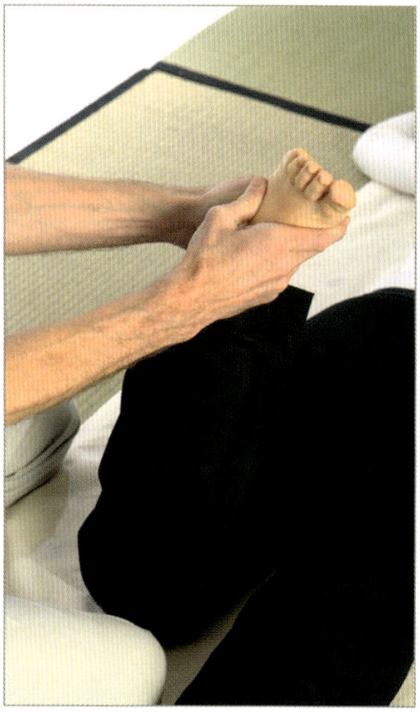

Agarra el talón con la mano externa y trabaja las bandas del pie con la otra mano. Efectúa tres pasadas desde el talón hasta los dedos:

- La primera banda se termina en el lado externo de la extremidad del dedo meñique (meridiano de la vejiga).
- La segunda banda se termina sobre el lado externo del anular del pie (meridiano de la vesícula biliar).
- La tercera banda se termina sobre el lado externo del índice del pie (meridiano del estómago).

Luego haz una pasada por la banda del dedo gordo hacia la parte anterior del pie, yendo del primer dedo al segundo (meridiano del hígado).

Cinco presiones, tres pasadas.

13.2 - El giro del tobillo

Agarra la punta del pie con la mano que antes ha estado trabajando y rota el tobillo con la otra mano, agarrando el talón.

De cinco a seis giros, tres pasadas.

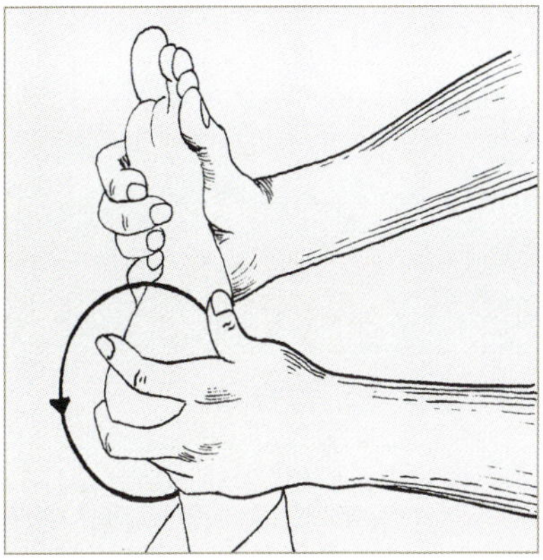

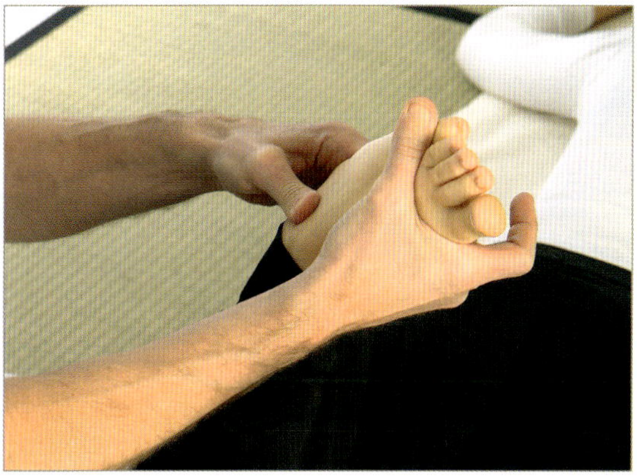

• Piensa en transmitir energía; se dice que «la locomotora avanza».

13.3 - La planta del pie

Coge el talón con la palma de la mano externa y haz cinco presiones, acercándolo a los dedos, que estarás cogiendo con la mano interna, llevando también los dedos hacia el calcáneo (meridiano del bazo/páncreas), desde el 1 BP hasta el 4 BP.

Cinco presiones, tres pasadas.

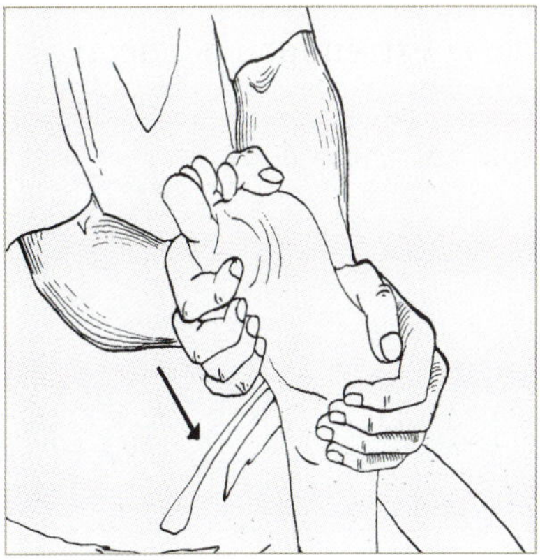

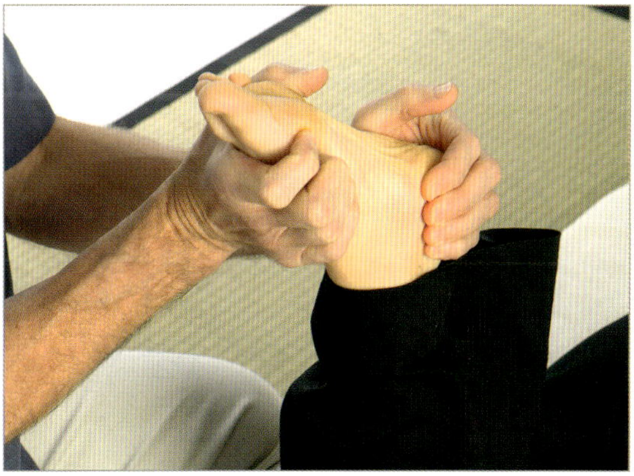

• Haz las presiones con la yema de todos los dedos, particularmente con el corazón.

13.4 - El giro del maléolo interno: el calcáneo

Mantén el pie con la mano interna y realiza un giro del calcáneo con las yemas de los dedos de la mano externa, conservando siempre el contacto del talón con la palma (meridiano del riñón).

De cinco a seis presiones, tres pasadas.

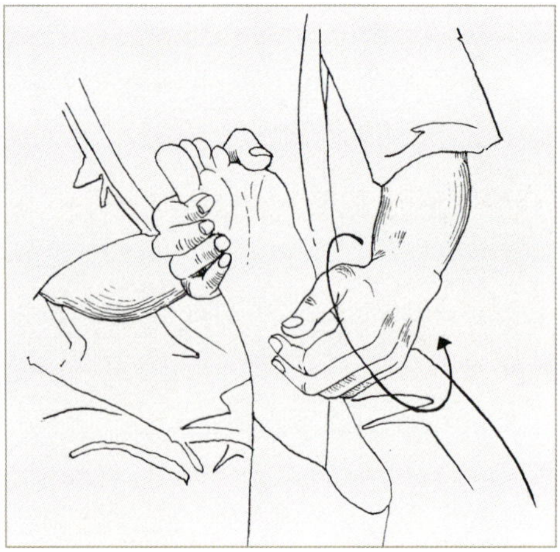

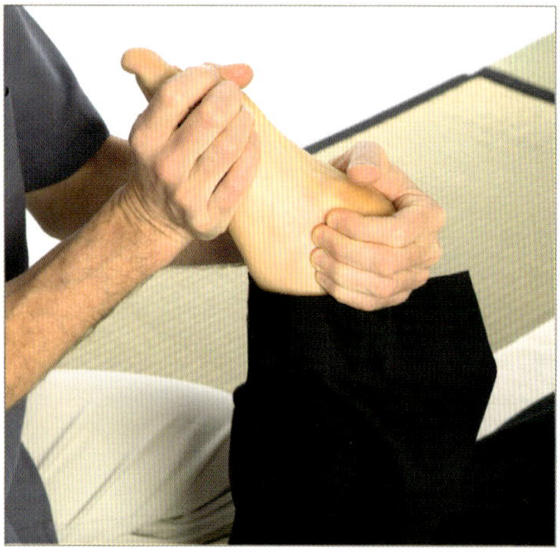

13.5 - La bayeta

Coge el pie con ambas manos, como si de una bayeta se tratara.

Gira el talón hacia un lado, con una mano, y los dedos hacia el lado opuesto, con la otra mano, como cuando se escurre una bayeta.

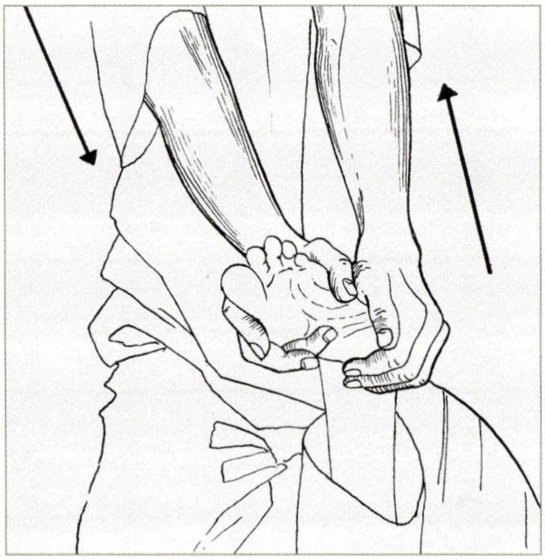

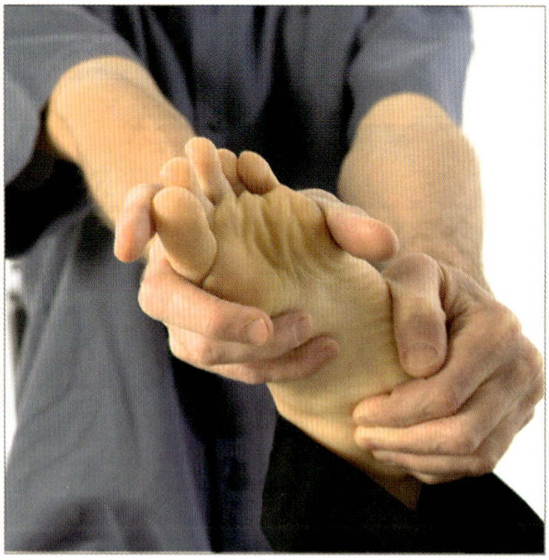

Esta maniobra se lleva a cabo en dos tiempos:
• Con los codos extendidos, empujando.
• Con los codos flexionados, tirando.

Tres veces.

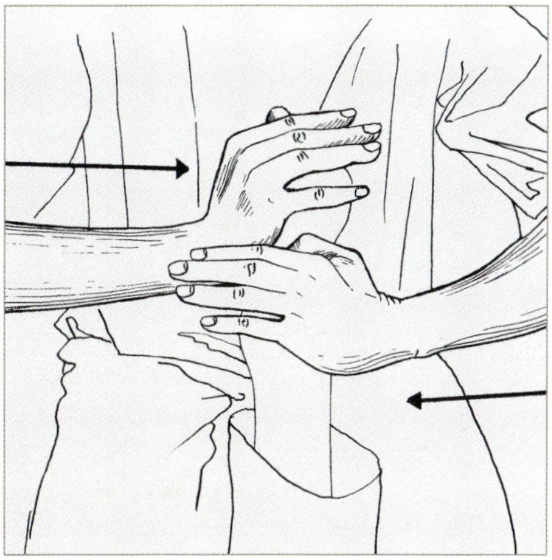

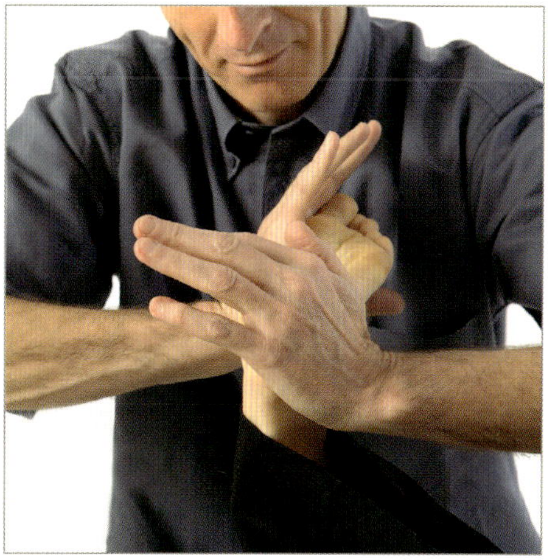

13.6 -Sacar la bota

Coge el talón con la mano externa y haz círculos con el pie, con la otra mano, del interior al exterior.

Tres veces.

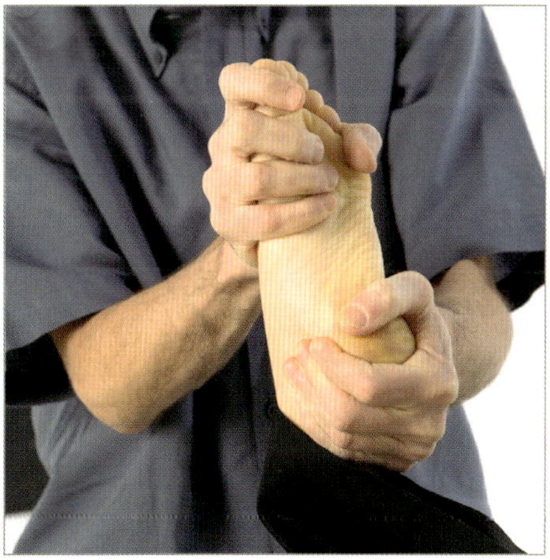

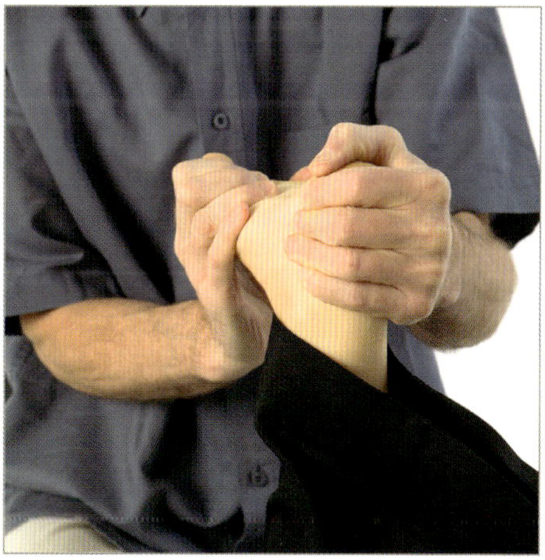

13.7 - Estiramiento del tendón de Aquiles

Coge el talón del receptor con la mano interna, pon el antebrazo en la planta de su pie y empuja hacia el suelo. Pon la mano externa sobre la que trabaja.

Tres veces.

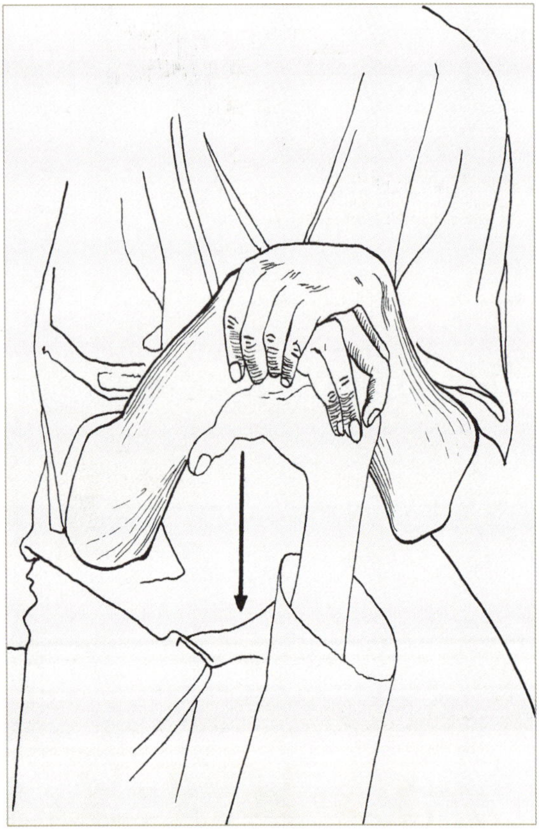

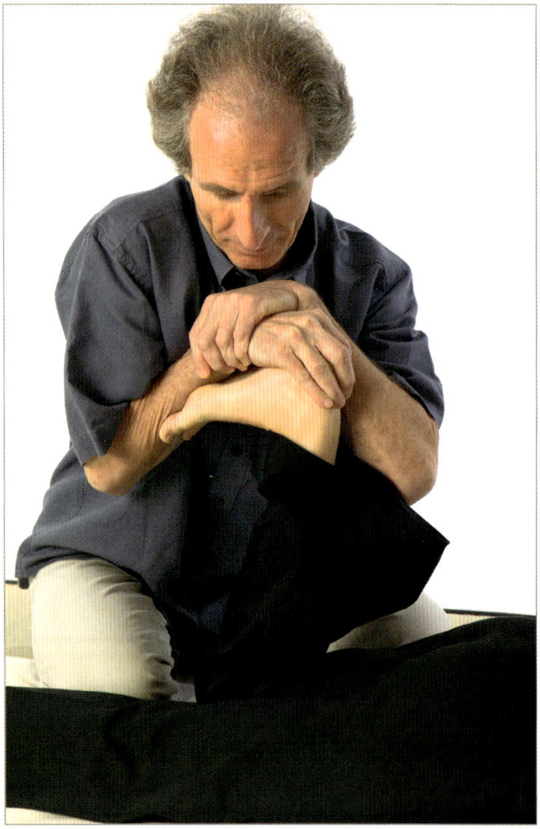

13.8 - Estiramiento del cuádriceps

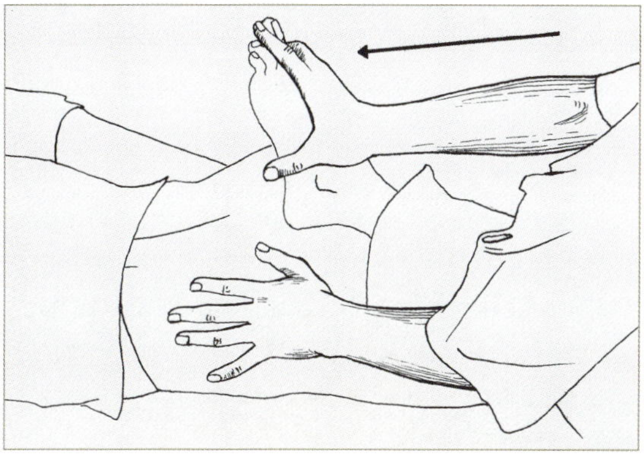

Pon tu mano externa sobre el glúteo y luego, con la mano interna, dobla progresivamente la rodilla hasta que el talón toque el glúteo. Efectúa la maniobra en tres tiempos: una vez al interior, una vez en medio y una vez al exterior. Entre cada flexión, deja que la pierna regrese a su postura de manera natural.

Tres veces.

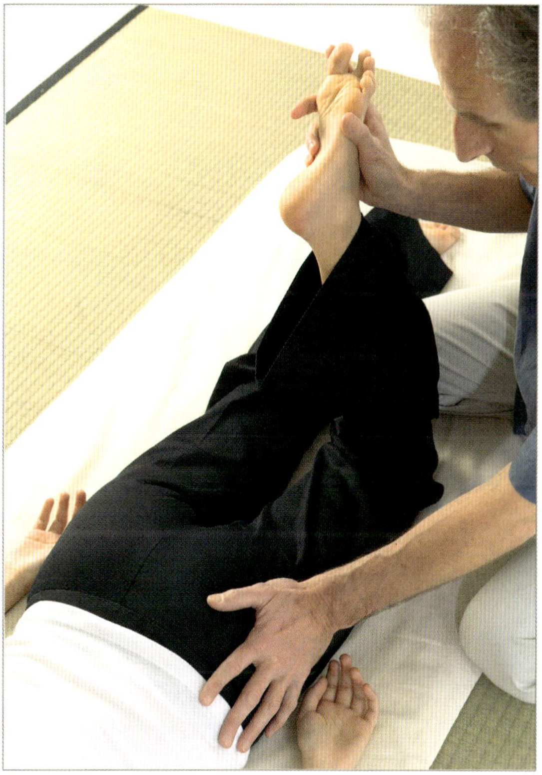

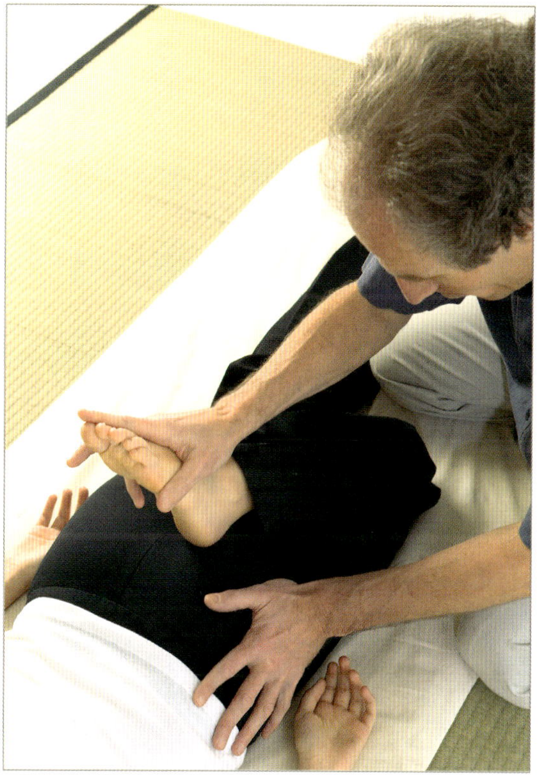

- Dobla con suavidad, si es posible, haciendo que el talón toque las nalgas, pero nunca fuerces.
- Cuidado: no saques nunca la pierna de su eje.

13.9 - La planta del pie

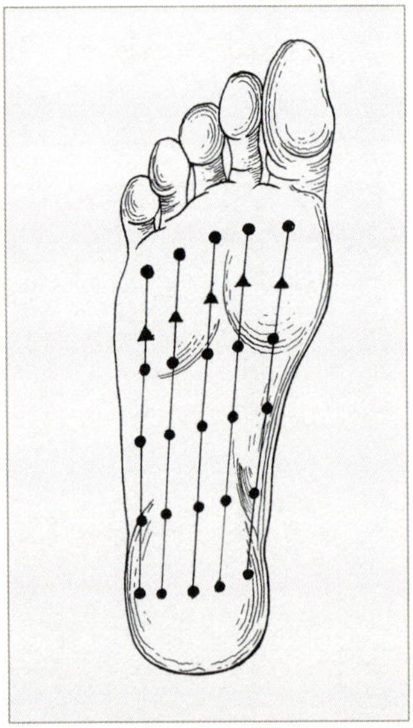

La planta del pie, directamente relacionada con la tierra, es la parte más yin del cuerpo (las manos son, por su parte, la parte más yang).

Coloca el pie del receptor sobre la cara interna de tu muslo y posiciónate alineado con la pierna del receptor, ligeramente en diagonal.

Efectúa cinco bandas alineadas con los dedos de los pies, a partir del talón y hasta la raíz de los dedos, partiendo del exterior de la planta del pie.

Cinco presiones, tres pasadas.

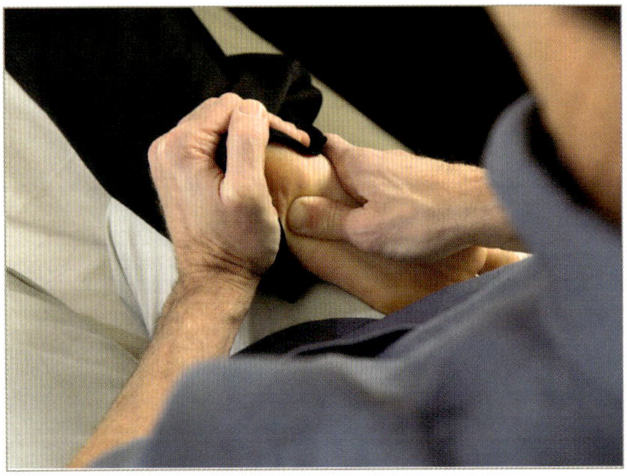

- Haz las presiones lo más fuerte que sea posible; el cuerpo del receptor debe moverse. La presión moverá su hombro opuesto.
- Envía la energía de abajo a arriba.
- Haz que el movimiento parta de tus riñones. Piensa en balancear tu cuerpo manteniendo el codo cerca del pecho.

13.10 - La fuente que brota

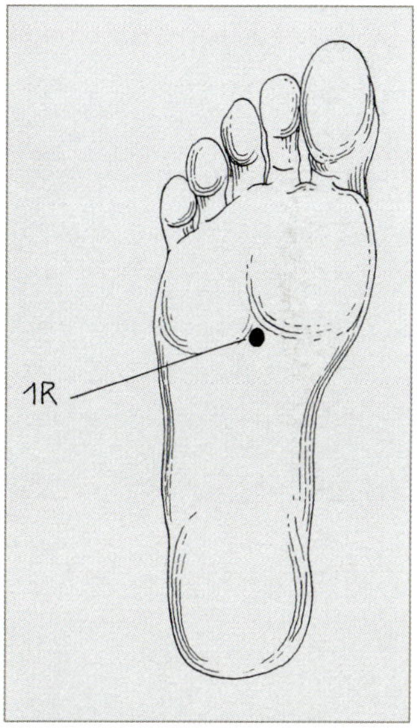

Para encontrar el punto 1R, divide el pie en tres partes: el talón, el puente y los dedos. El punto se encuentra en la unión entre el segundo y tercer tercio, en la zona que se dobla cuando se intentan cerrar los deditos.

Recordemos que este punto absorbe la energía de la tierra y sirve también de toma de tierra. Pon el pie del receptor en tu muslo, aguantando el talón con la mano izquierda. Coloca los dedos de la mano derecha sobre el pie del receptor. Efectúa una fuerte presión en ese punto.

Una presión, tres veces.

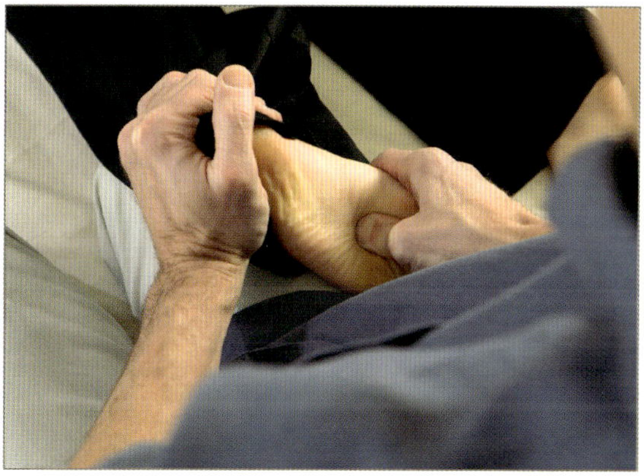

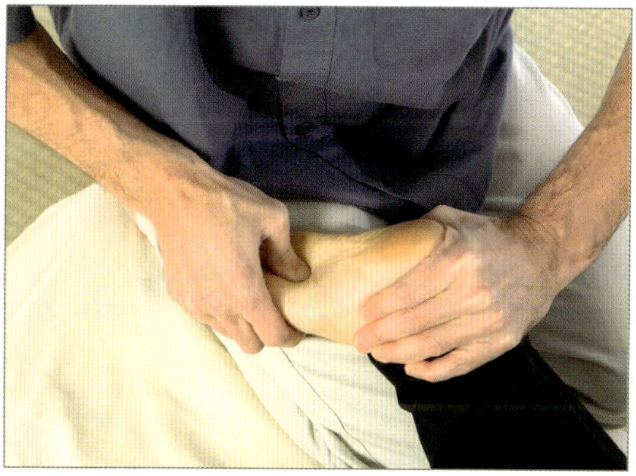

- El 1 R es un gran punto de tonificación. Aunque resulte doloroso, merece la pena insistir en que el receptor aguante.
- Pie plano: el 1 R toca el suelo → demasiado abierto, poco juego, falta de fuerza (cuidado con el calzado deportivo que no sujeta correctamente el pie).
- Pie cavo: el 1 R está tenso → demasiado cerrado, tenso y rígido (cuidado con los tacones).

13.11 -Sacudida de la pierna

Levántate y ponte en posición de caballero sirviente, apoyándote sobre el talón del receptor. Coloca su pie en tu cadera, levántale la rodilla y pásale la mano por debajo. Sacude alternadamente tobillo y rodilla.

Tres veces.

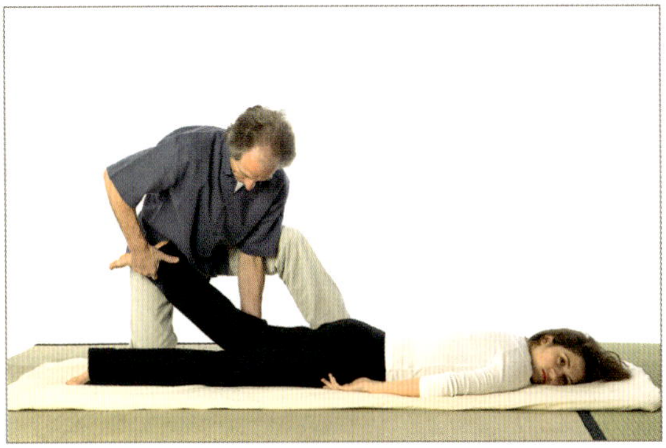

• Mantén la pierna siempre bien agarrada.

13.12 - Cepillado de la pierna

Reposa el pie del receptor, pon tu mano en su glúteo y levántate al tiempo que cepillas (frotas) su pierna desde el glúteo hasta el pie.

Una vez.

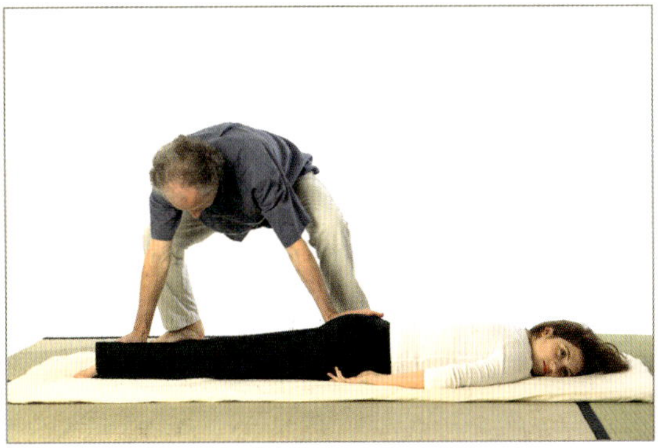

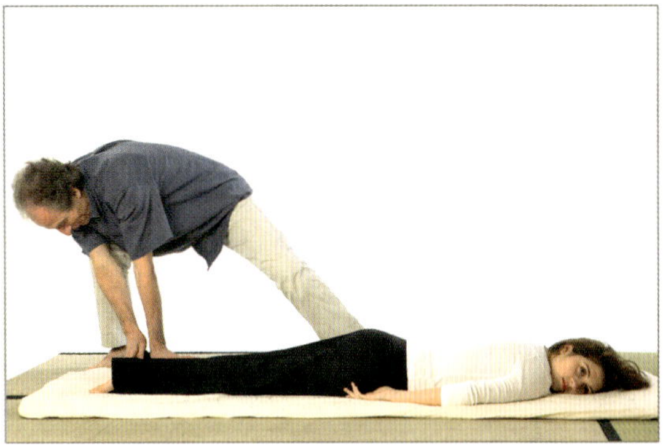

Desplázate sobre el lado derecho del receptor. Retoma el trabajo con la maniobra 7 del omoplato, hasta la maniobra de cepillado de la pierna.

Después, le pides al receptor que tenga a bien darse la vuelta y ponerse boca arriba.

Receptor boca arriba

14 - MERIDIANO DEL ESTÓMAGO

14.1 - Descenso del muslo

A la derecha del receptor, colócate en posición Seiza, frente a su rodilla.

Empuja sus pies hacia el interior para abrir el meridiano del estómago.

Desciende desde lo alto del muslo hasta el borde de la rótula (la presión sobre el último punto, el 34 E, empuja la rótula para adentro).

Seis presiones, tres pasadas.

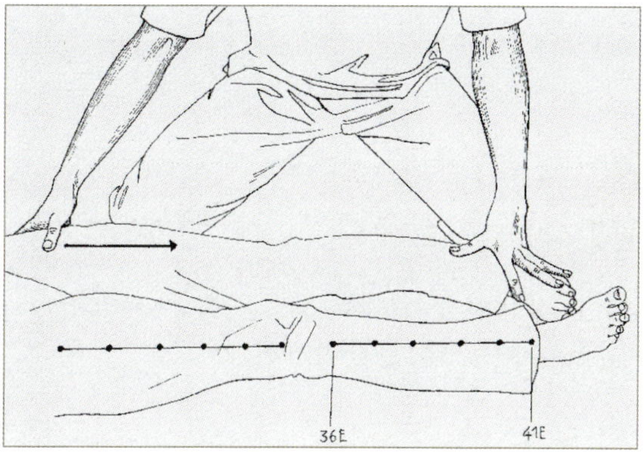

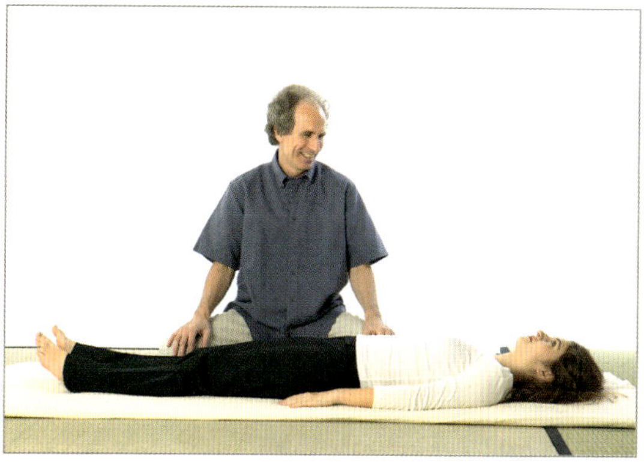

14.2 - Descenso de la pierna

Cambia de mano y desciende el meridiano del estómago, desde la rodilla hasta el tobillo, para cavar en el punto 41 E, en la interlínea articular del tobillo. Piensa en el *point d'orgue*.

Seis presiones, tres pasadas.

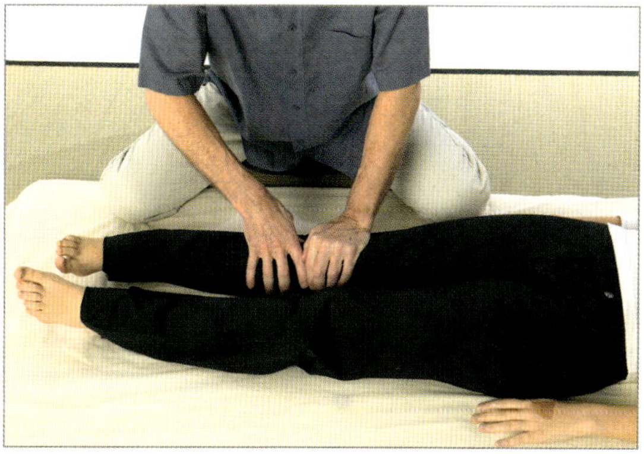

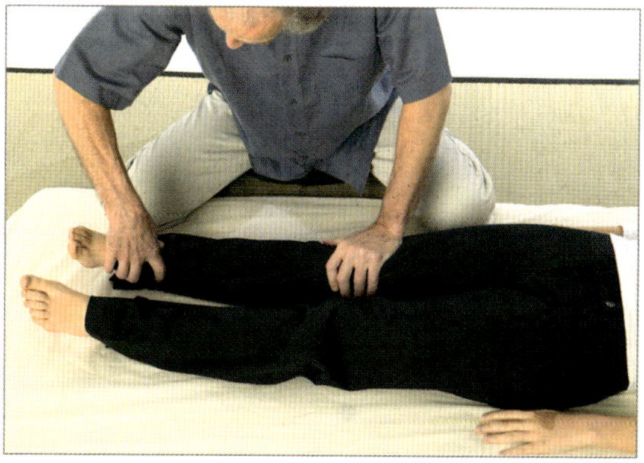

15 - LOS TRES YIN DEL PIE: EL ASCENSO TIERRA-CIELO

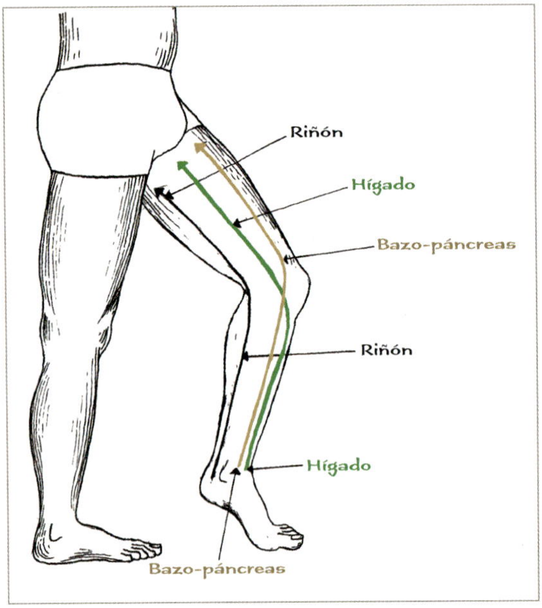

Para no tener que hacer desplazamientos, usa el protocolo siguiente:

- meridiano del estómago a la izquierda, luego los tres yin del pie de la pierna derecha (hígado, bazo/páncreas, riñón).
- meridiano del estómago a la derecha, luego los tres yin del pie izquierdo.

Coloca tu pie lo más cerca de la cadera, bajo la rodilla del receptor, y siéntate en la otra pierna. Para los tres yin del pie, harás, sistemáticamente:

Seis presiones en la pierna, seis presiones por muslo, dos pasadas.

15.1 - Hígado

La mano más cercana a la cadera sostiene la rodilla opuesta del receptor mientras que la otra mano sube por el meridiano del hígado, desde el maléolo interno hasta la rodilla, a lo largo de la cara interna de la tibia (con presiones profundas pero ligeras y tónicas). Cambia de mano para las presiones en el muslo.

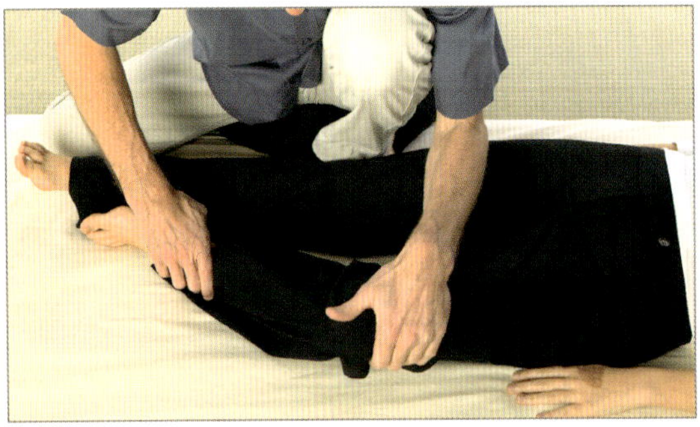

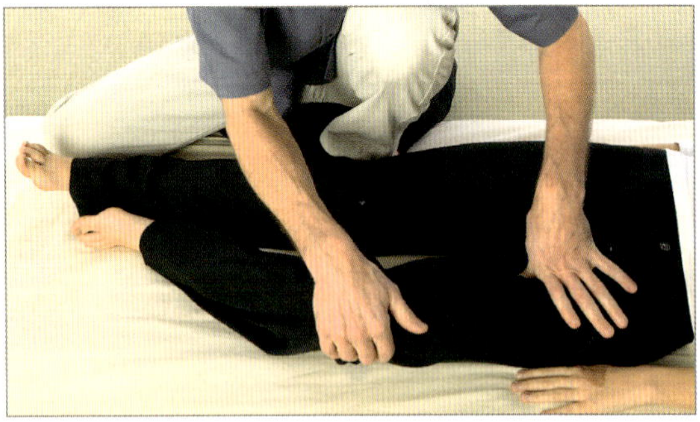

15.2 - Bazo-páncreas

Trabaja del mismo modo que para el meridiano del hígado, pero ligeramente por debajo de la cara interna de la tibia. Efectúa un giro a la altura de la rodilla y luego prosigue el camino por encima del meridiano del hígado.

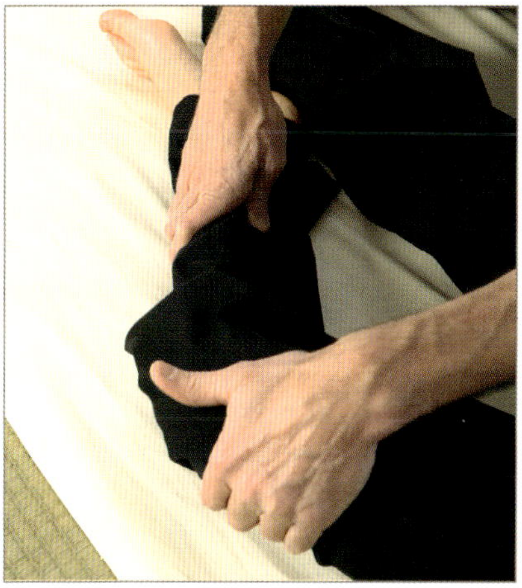

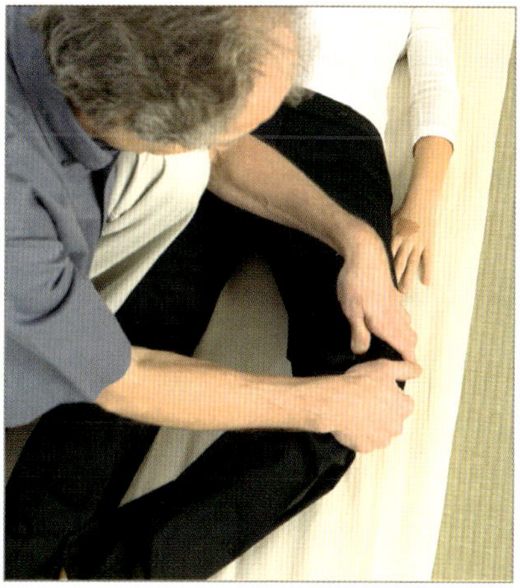

15.3 - Riñón

Ligeramente por debajo del meridiano del bazo/páncreas, en la cara interna del muslo. El meridiano del riñón es el más interno del cuerpo.

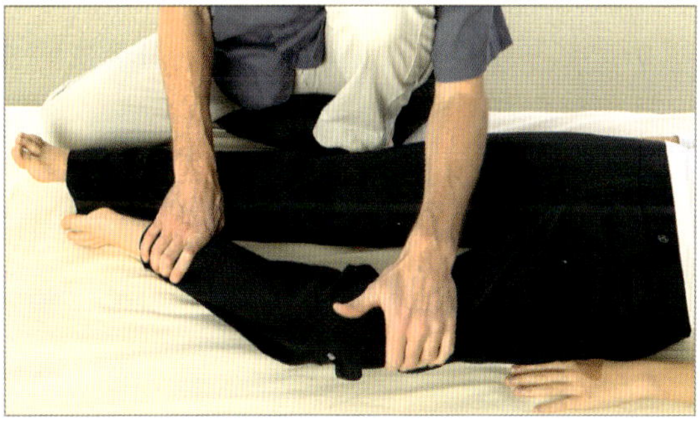

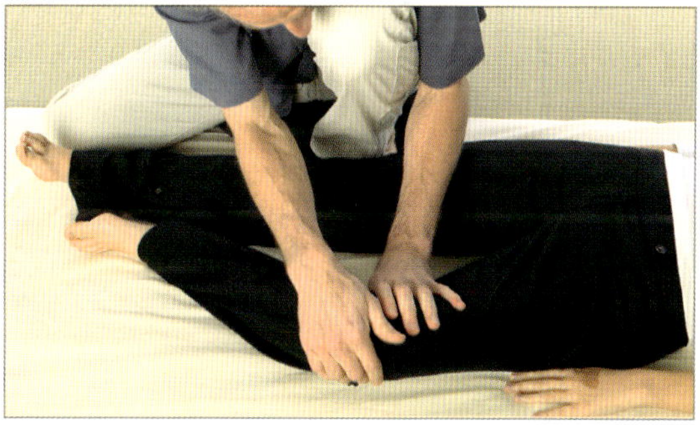

- Para todas la presiones de la cara interna de la pierna, nunca trabajes con el brazo tendido: las presiones deben ser como «un pajarito en una rama», es decir, ligeras, con el solo peso de la mano.
- No olvides las dos manos: una penetra y la otra sostiene para crear una pareja de fuerzas.

16 - LAS MANIOBRAS DEL TRONCO (VIENTRE Y PECHO)

16.1 - Toma de contacto

Colócate en posición Seiza, cerca del talle del receptor.

Sube desde el pubis hasta la parte superior del esternón.

Seis presiones, tres pasadas.

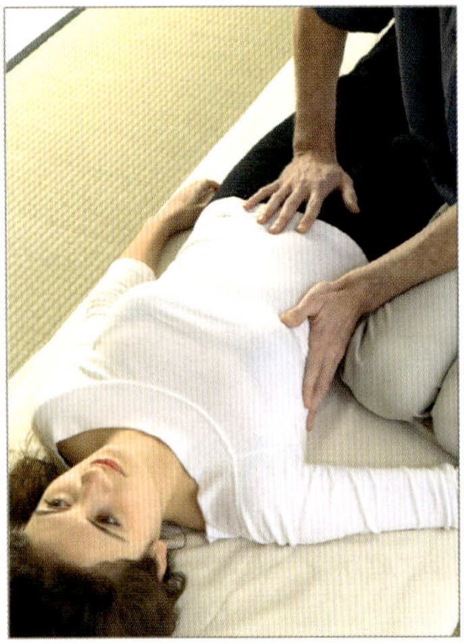

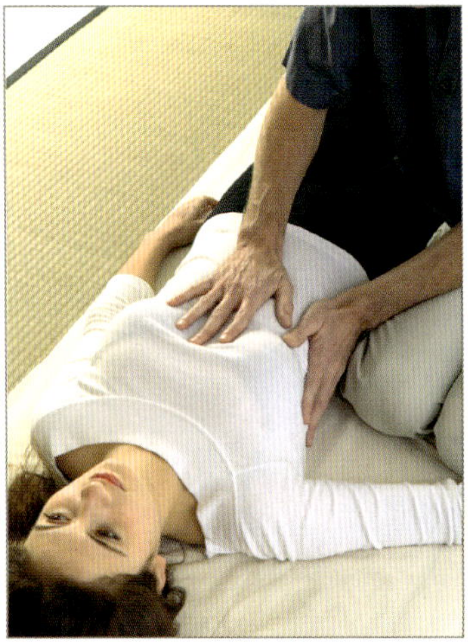

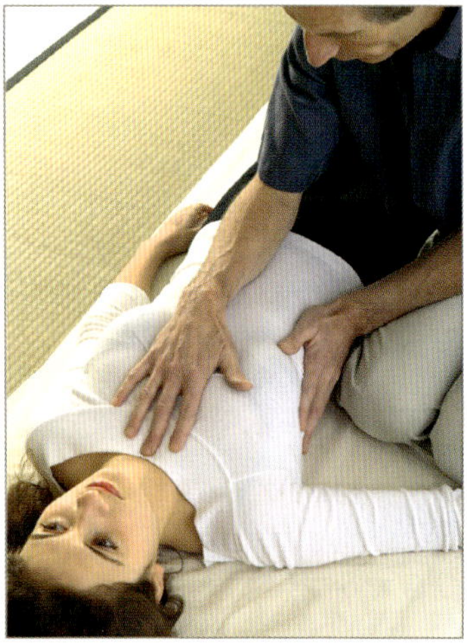

- Trabaja con la sensación de estar presionando por debajo, de deslizarte bajo una línea energética imaginaria.
- Puedes colocar todo el antebrazo en el tronco del receptor.

16.2 - Liberación del diafragma

Los dos pulgares, situados sobre las costillas flotantes, parten del centro hacia el exterior del cuerpo.

Cinco presiones, tres pasadas.

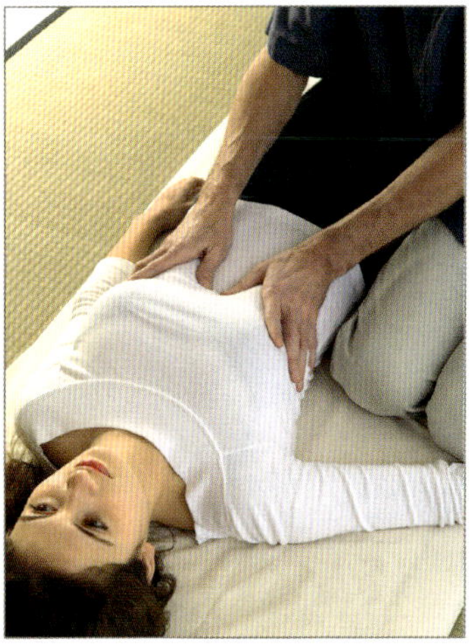
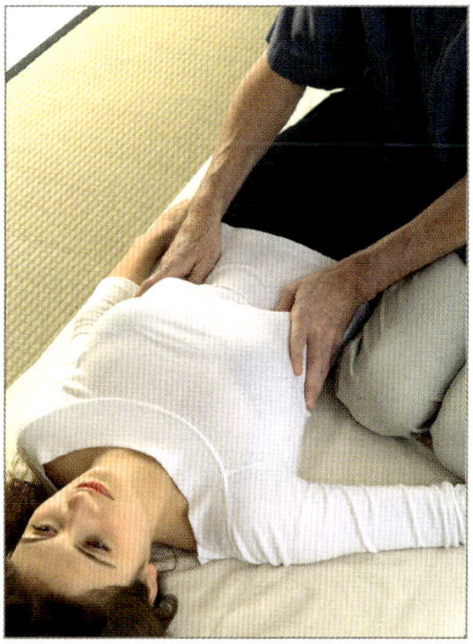
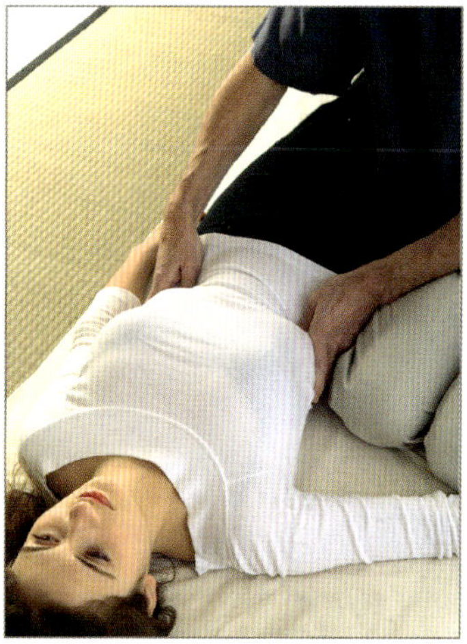

- Progresa delicadamente.
- Esta maniobra lleva a la liberación mental inmediata; no insistir si al receptor no le gusta.

16.3 - Meridiano del estómago

La mano interna se pone plana sobre el estómago y desciende hasta el pubis.

Trabaja alternadamente el lado izquierdo y luego el derecho.

Cinco presiones, tres pasadas.

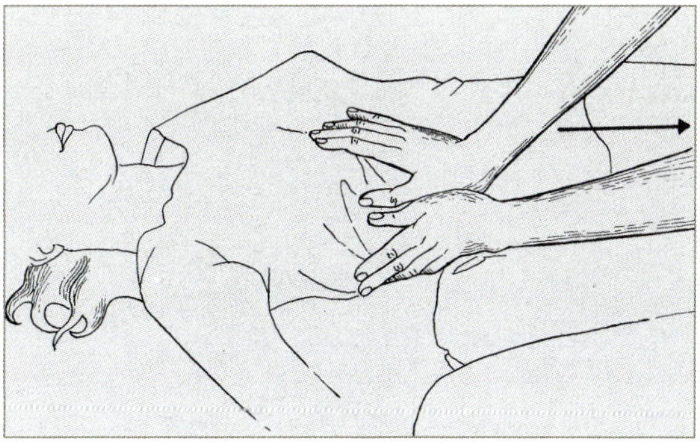

16.4 - Pico de pato

Con las puntas de los dedos juntas formando un pico, sube por el esternón a partir de 17 RM. Las presiones son notables.

Cinco presiones, tres pasadas.

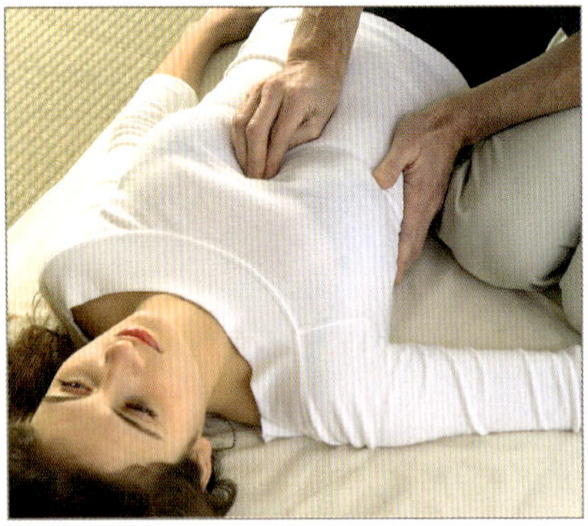

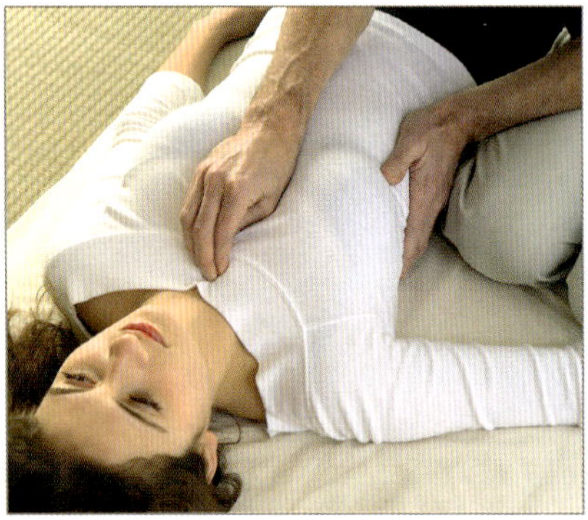

- Esta maniobra también conlleva la liberación mental. El 17 RM es el gran punto de la serenidad y libera al pecho de las opresiones.

16.5 - Unión pecho-hombro

Siempre con la mano interna, sube desde el centro del pecho hasta el hombro izquierdo, después, desde el centro hasta el hombro derecho. Repite la misma operación con ambas manos.

Cinco presiones, tres pasadas.

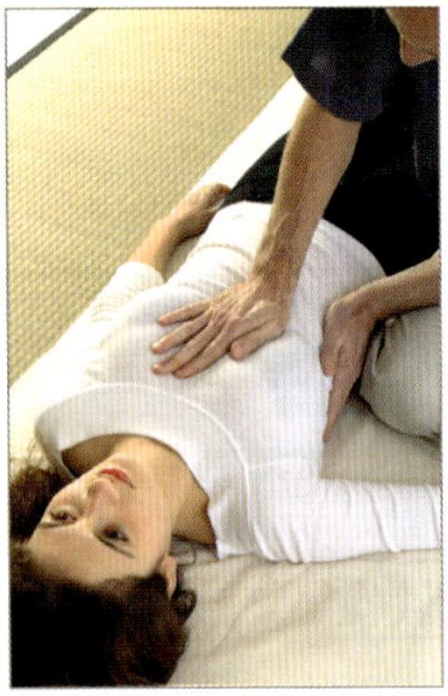

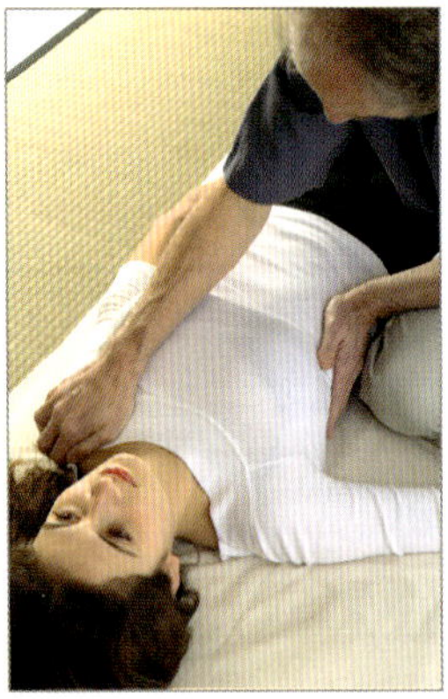

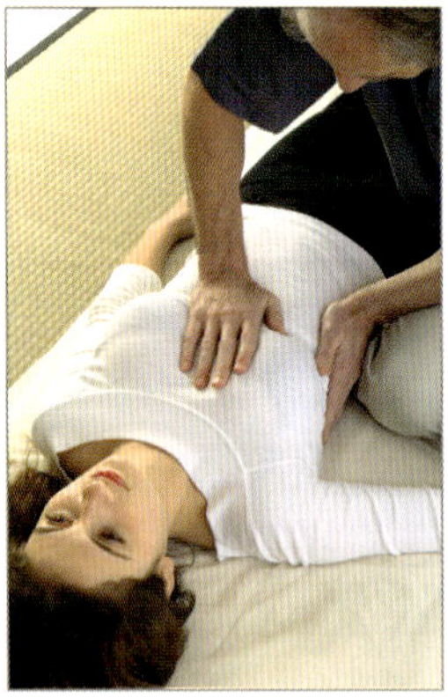

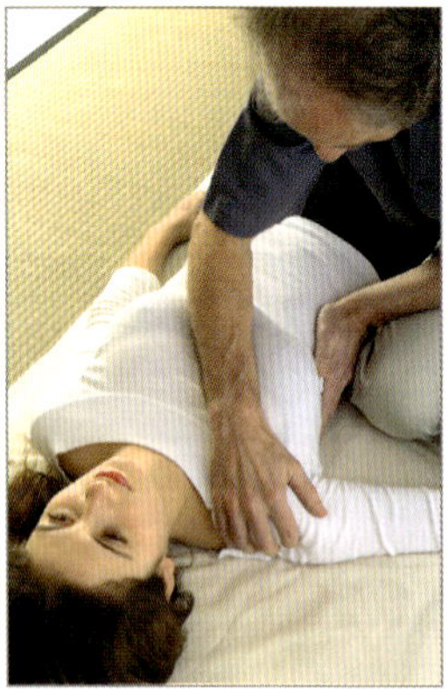

- Permanece siempre sentado para respetar la distancia entre receptor y practicante. Procura no resultar intrusivo.

16.6 - Cruz: maniobra de resonancia

Coloca el antebrazo interno en la línea central. Pon la mano externa perpendicular a la interna. Esta segunda mano también puede alinearse con la primera para buscar la máxima apertura posible.

Una vez.

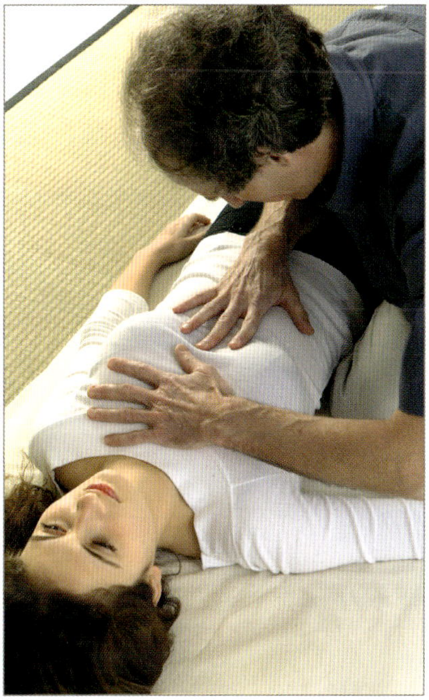

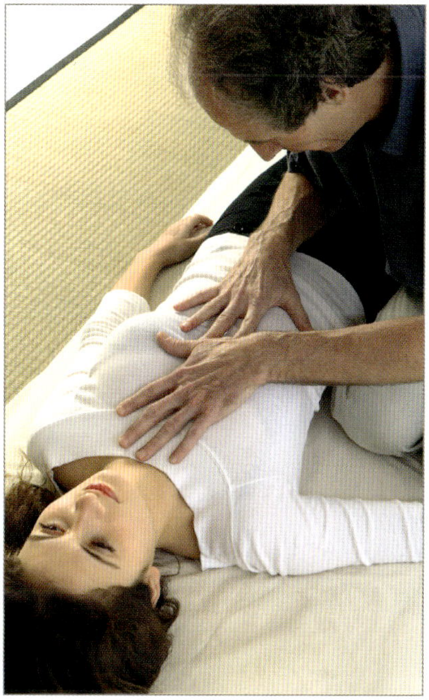

- Esta maniobra, por simple presencia energética, permite la apertura y la armonización de los tres fuegos.
- El fin de la maniobra puede ser anunciado por una respiración más profunda por parte del receptor, o del practicante, o de ambos.

17 - LOS TRES YIN DE LA MANO

Para las tres maniobras que se describen seguidamente (meridianos de corazón, maestro de corazón y pulmón), efectuarás, sistemáticamente, **cinco presiones, tres pasadas.**

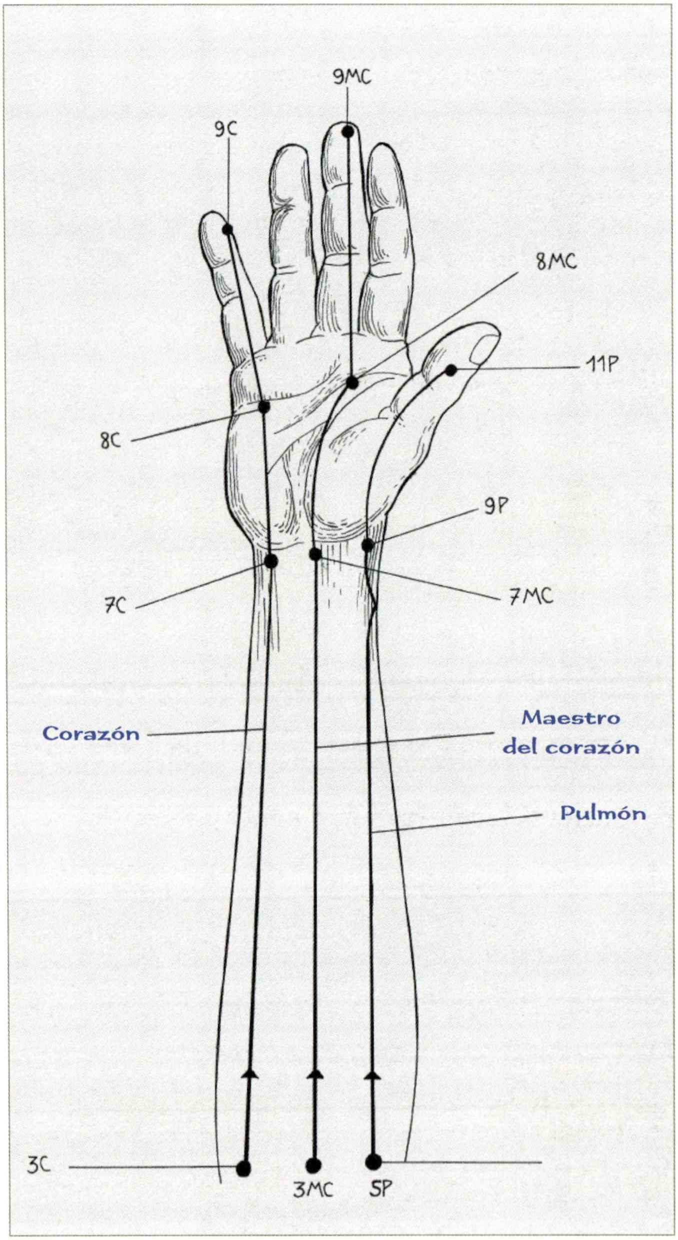

17.1 - Corazón

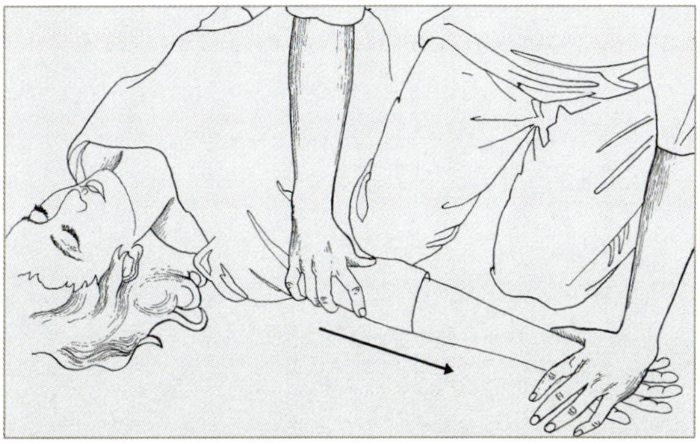

La mano del receptor está en supinación (vuelta con la palma al cielo).

Pon la mano externa sobre la del receptor y desciende desde la axila hacia el codo, con la mano interna. Después, la mano que trabaja se coloca a nivel del codo, mientras que la otra desciende del codo hasta el borde interno de la muñeca (punto 7C).

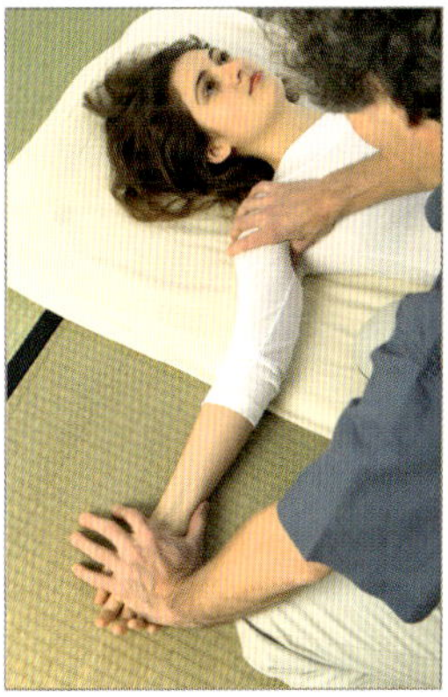
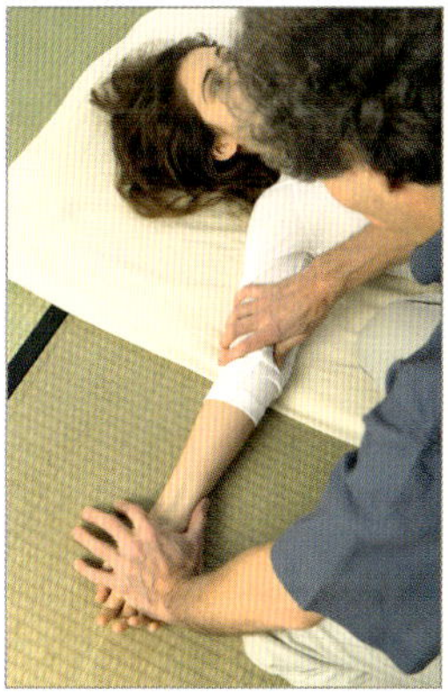
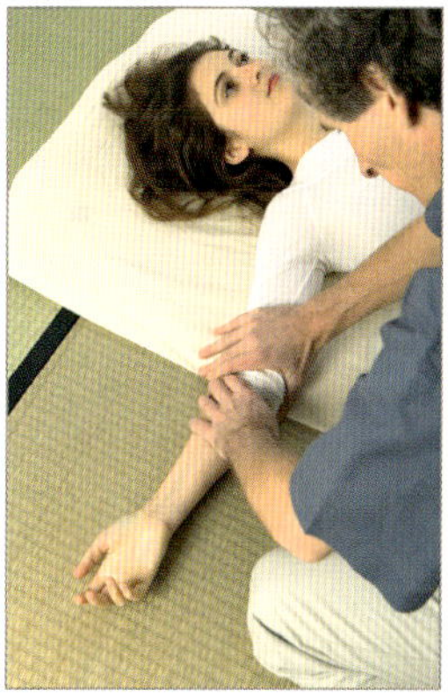
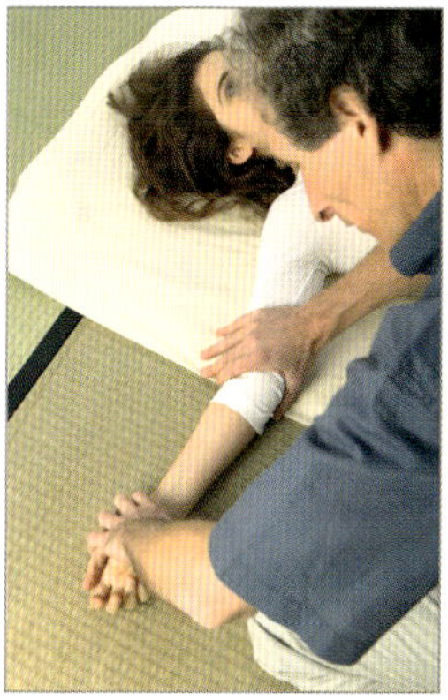

- El primer punto del meridiano del corazón está en la axila. No se aprieta mucho porque es un punto peligroso.
- 7C: *Shenmen* - «puerta del espíritu». Gran punto psíquico: calma el corazón.

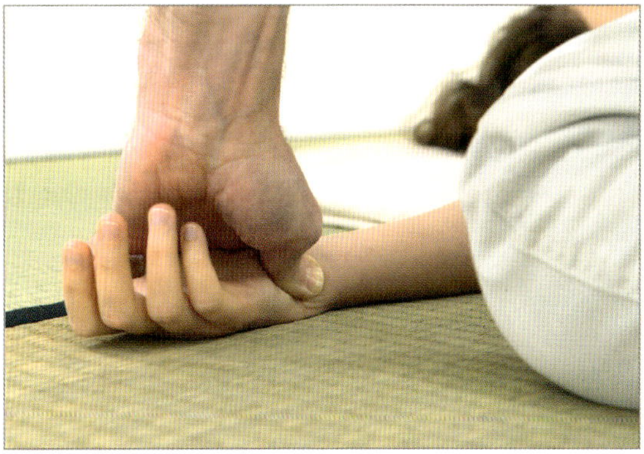
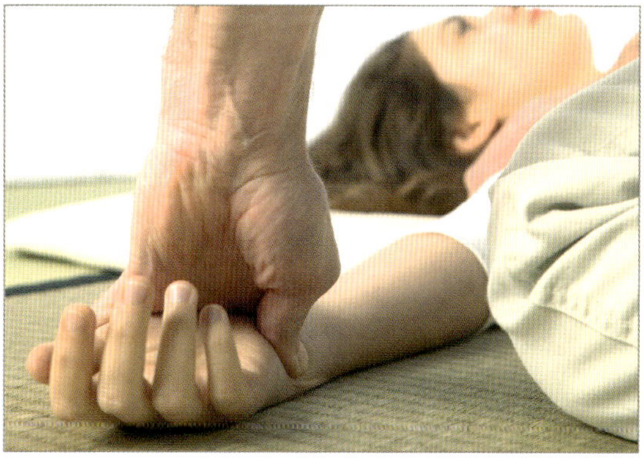

17.2 - Maestro del corazón

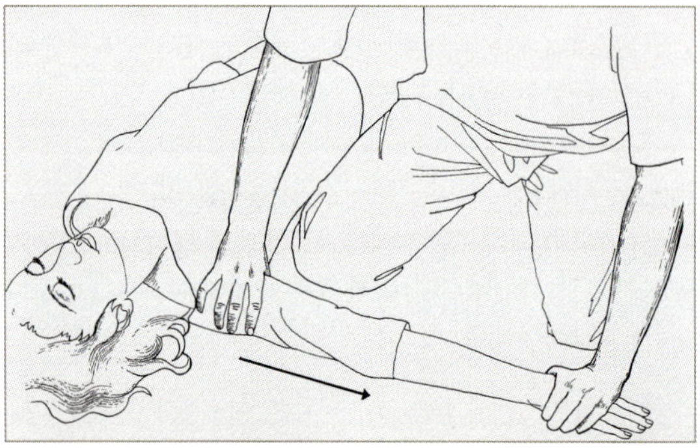

La mano del receptor está en pronación (palma mirando al suelo) para el trabajo del brazo, y en supinación para el trabajo del antebrazo. Desciende desde el codo hacia el centro de la muñeca (punto 7 MC).

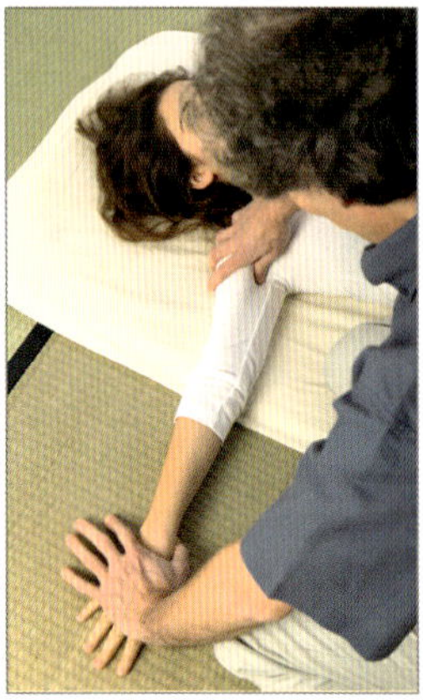

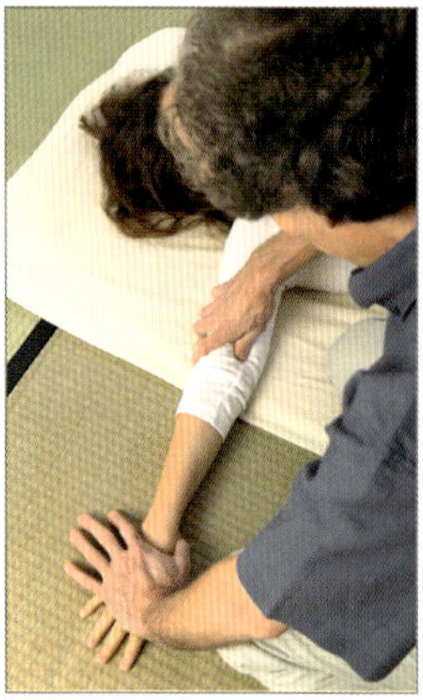

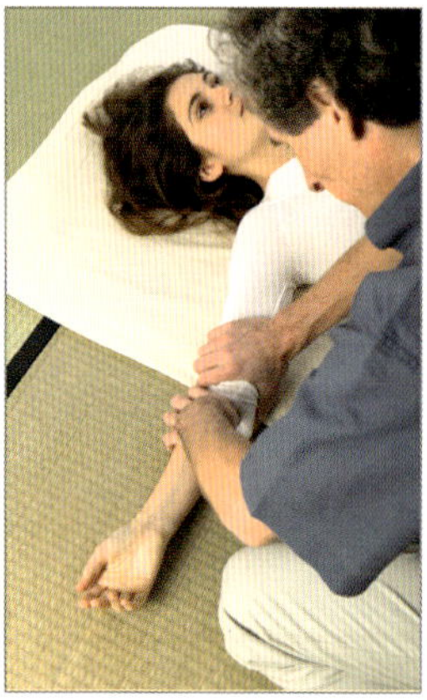

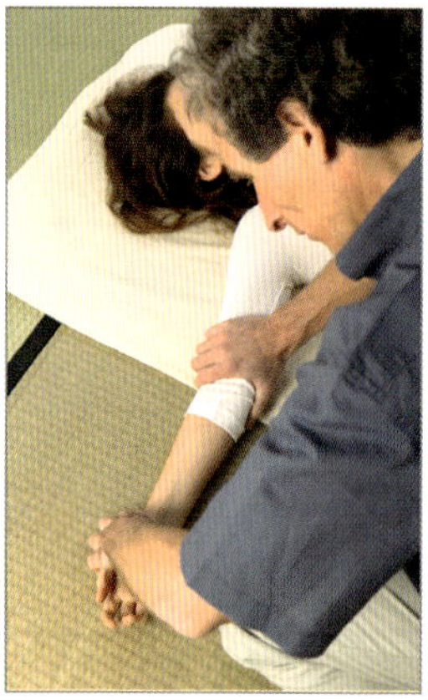

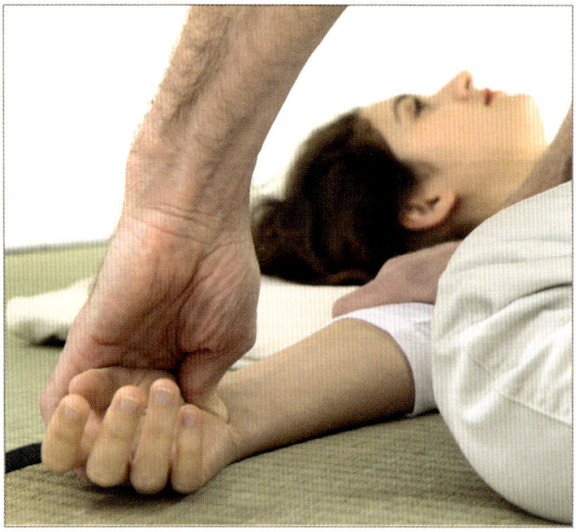

- 7 MC: *Da Ling* - «La gran colina». Gran punto de la hipertensión; punto del canal carpiano, del síndrome de Raynaud.

17.3 - Pulmón

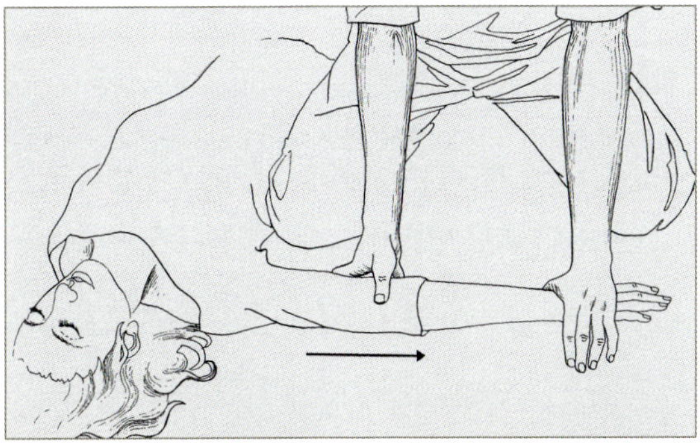

La mano del receptor está en pronación para el trabajo del brazo. Tu pulgar está posicionado hacia adelante. La mano del receptor está en supinación para el descenso desde el codo hasta la muñeca (punto 9 P).

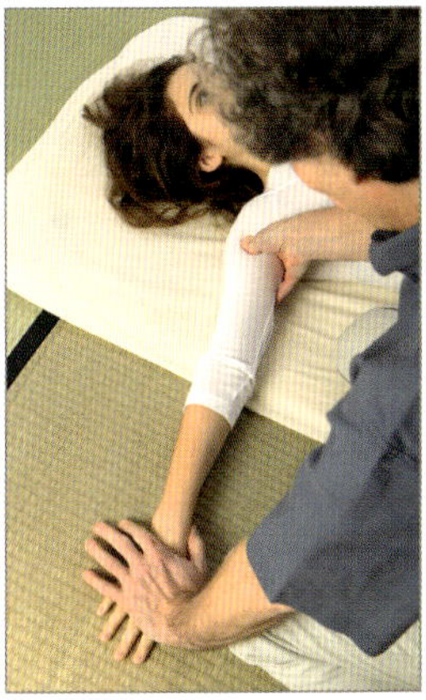

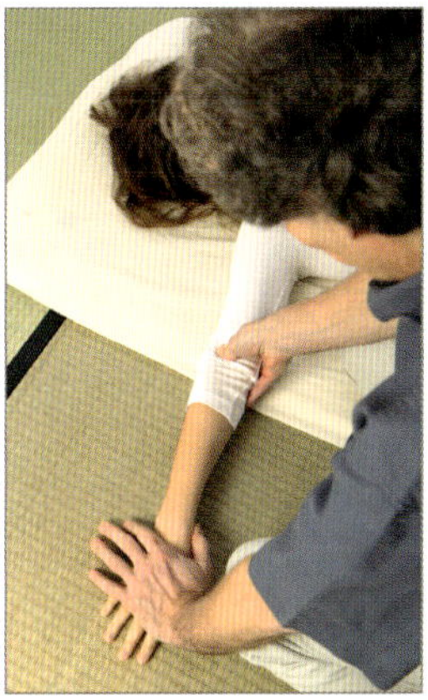

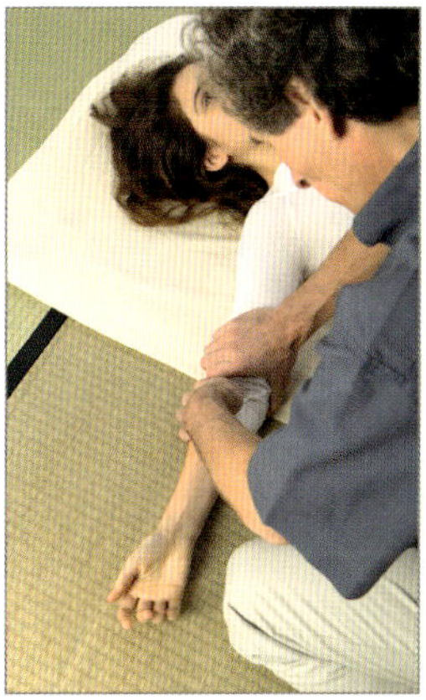

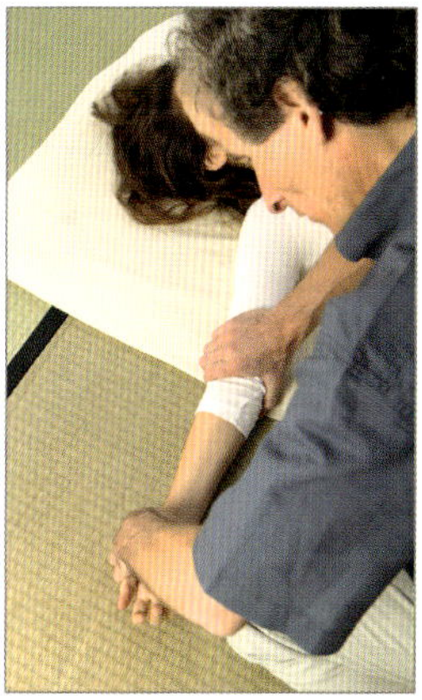

- 9 P: *Tai Yuan* - «El gran abismo», gran punto de las venas, las arterias y del *Chi* interno.

18 - MANO

18.1 - Giro de la muñeca

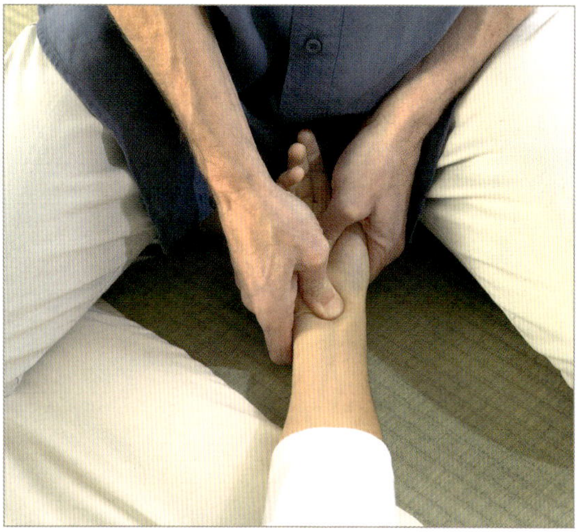

Con tu mano interna, efectúa una rotación hacia el interior. Presiones potentes y ritmo sostenido.

Cinco presiones, de tres a cinco pasadas.

18.2 - Punto 7 MC

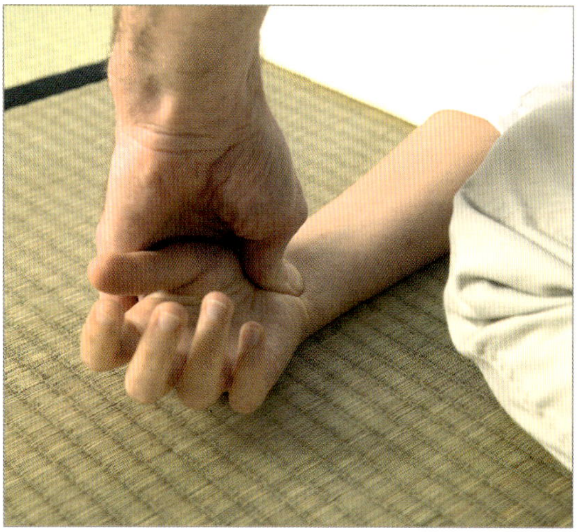

Efectúa tres presiones potentes.

Una presión, tres veces.

18.3 - Las eminencias de la mano

Efectúa tres potentes presiones, desde el puño hacia los dedos: una primera banda externa en V, luego una banda interna sobre la línea media.

De tres a cinco presiones, tres pasadas.

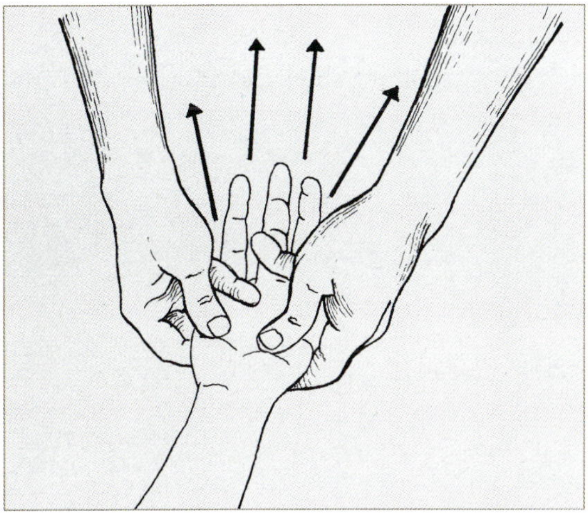

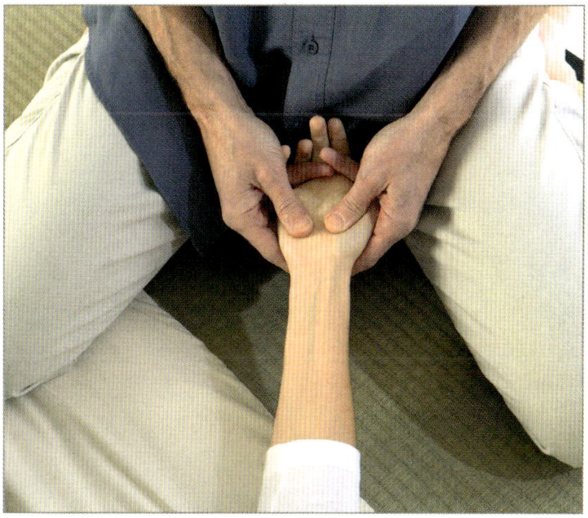

- El objetivo de esta maniobra es desprender la energía yin, con un ritmo sostenido, para llevar el Chi a la punta de los dedos.

18.4 - Dedos

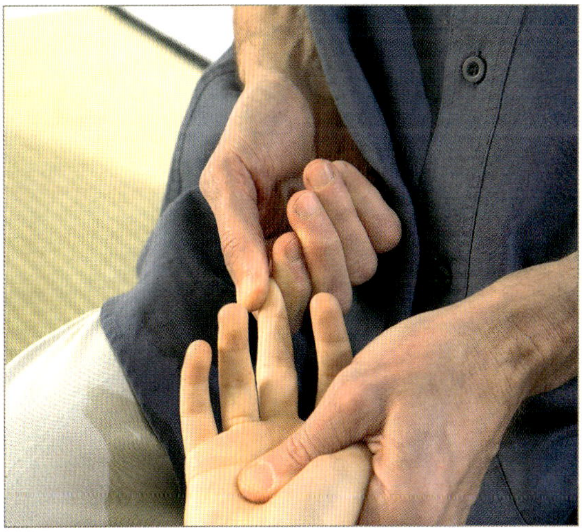

Efectúa una presión sobre cada dedo para sacar la energía de cada mano.

Una vez.

18.5 - Las tres maniobras vibratorias

8 C + 8 MC - «Abrir dos puertas en las nubes»

No se trata de una presión: los pulgares están puestos sobre los dos puntos al mismo tiempo.

Una vez.

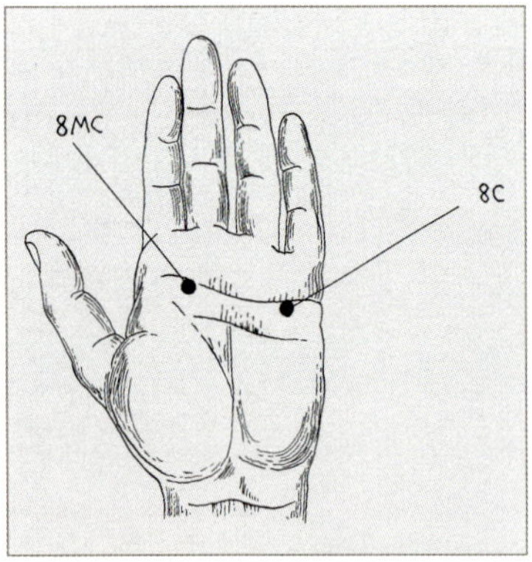

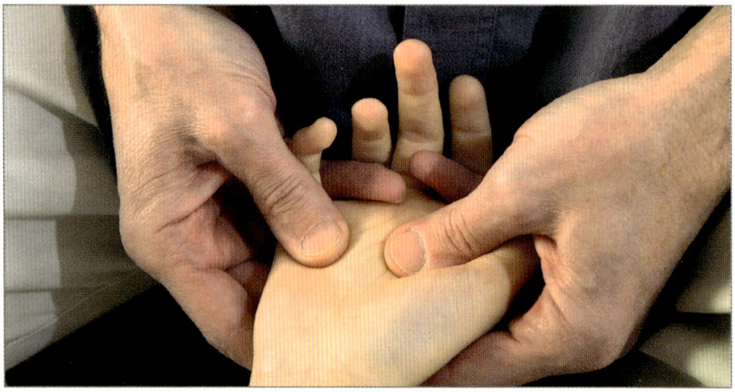

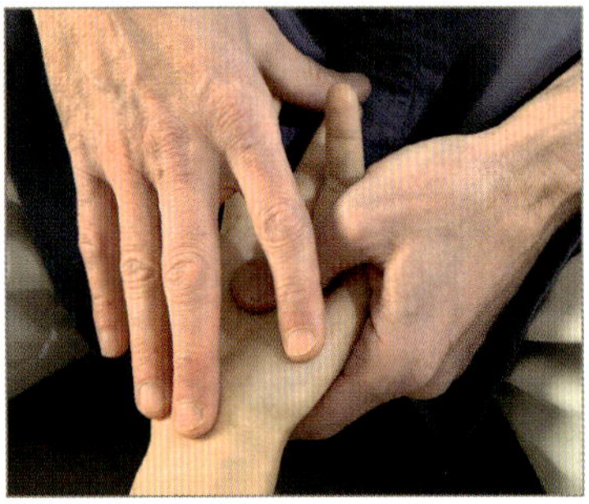

Pasar el puente

Manteniendo el pulgar de la mano externa en el 8MC, pon el pulgar de la mano interna en el 9MC y el índice sobre el 7MC. **Una vez.**

- Estos puntos restauran la consciencia.

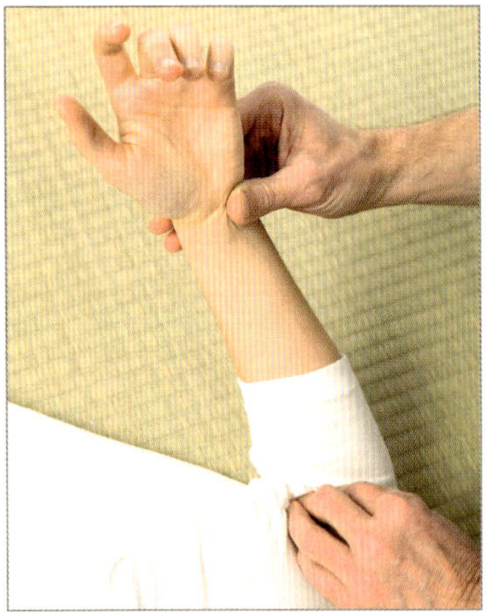

Restaurar la alegría

Abre el 7C con el pulgar de la mano externa y presiona el 3C con el índice y el corazón de la mano interna. El pulgar está delicadamente colocado sobre el 7C, mientras que el índice y el corazón presionan dando vueltas en el sentido de las agujas del reloj. **Una vez.**

- **3 C:** *Shaohai* - «Pequeño mar». Punto de la alegría de vivir, punto importante para tratar depresiones.
- Esta maniobra tiene por efecto la serenidad del corazón, calma las pasiones, regula el estado de ánimo y relaja la mente.

19 - LOS TRES YANG DE LA MANO

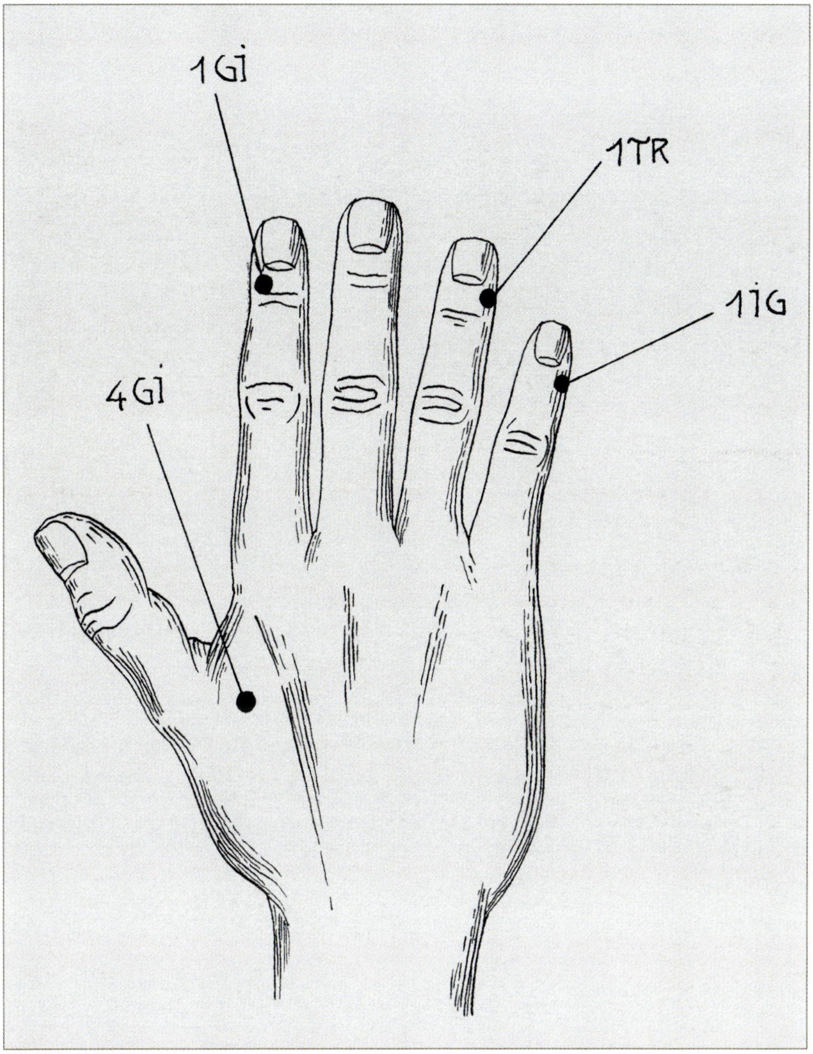

19.1 - El intestino grueso - antebrazo

Con la mano interna, sube desde mitad del segundo metacarpiano hacia la parte externa del codo. El primer punto presionado será el 4 GI, gran punto yang, situado en el cruce entre el pulgar y el índice.

Seis presiones, tres pasadas.

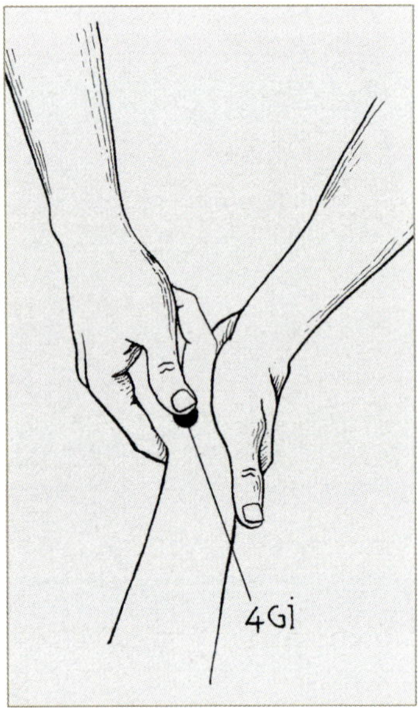

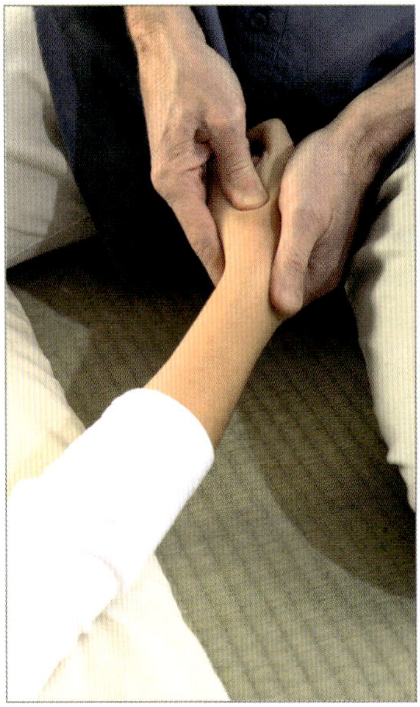

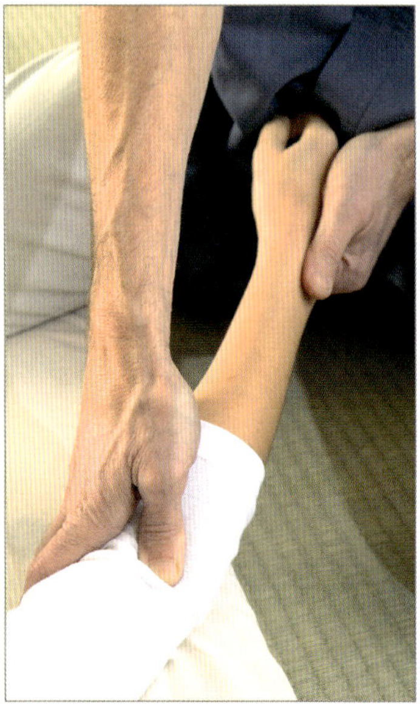

- Cuidado con no tocar el meridiano del pulmón, que es más interno.
- Durante las maniobras de los tres yang, es la mano interna la que trabaja.

19.2 - Triple calentador - antebrazo

Mantén firme la mano del receptor con tu mano interna y sube desde la mitad de la muñeca hasta el codo, con la mano externa.

Seis presiones, tres pasadas.

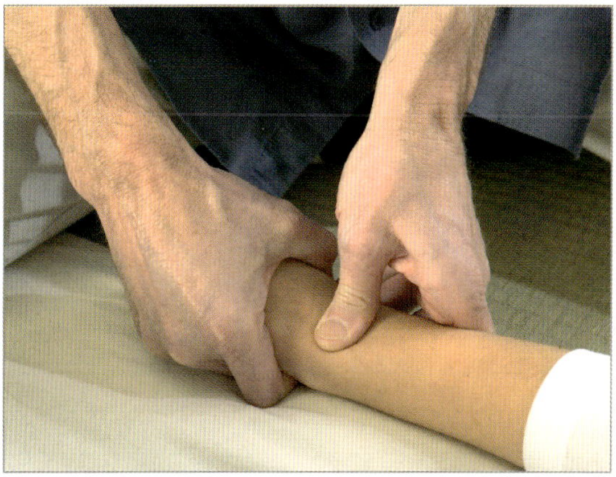

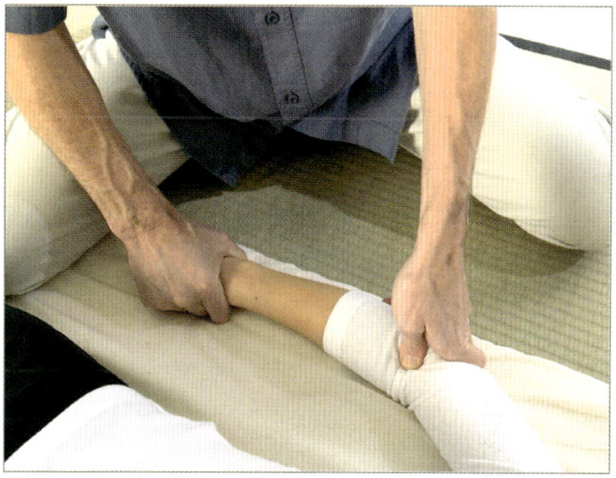

19.3 - Intestino delgado

Gira la mano del receptor de manera que el pulgar mire hacia abajo, luego presiona toda la cara externa del antebrazo.

Ocho presiones, tres pasadas.

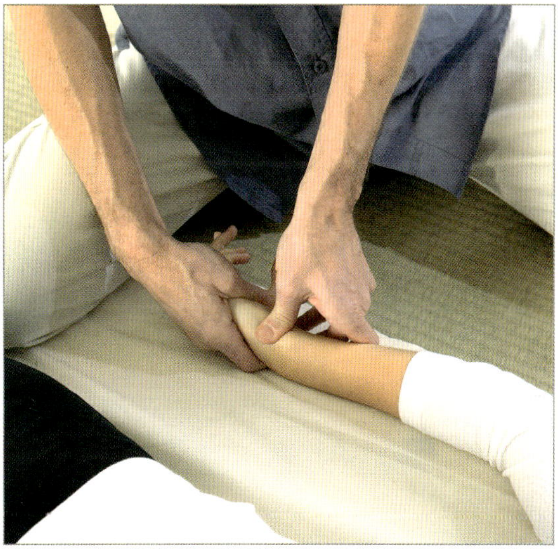

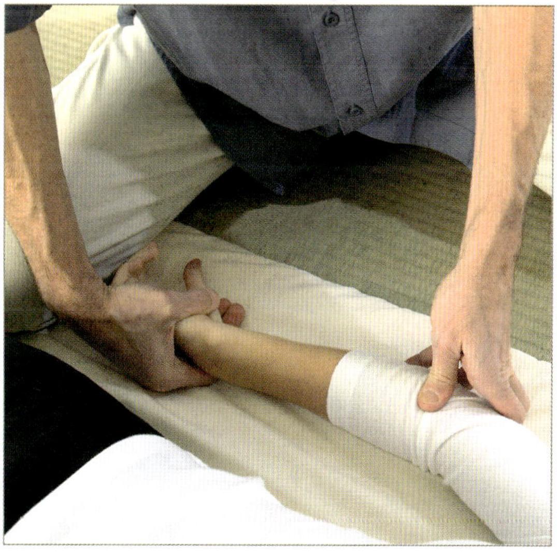

19.4 - Intestino grueso - brazo

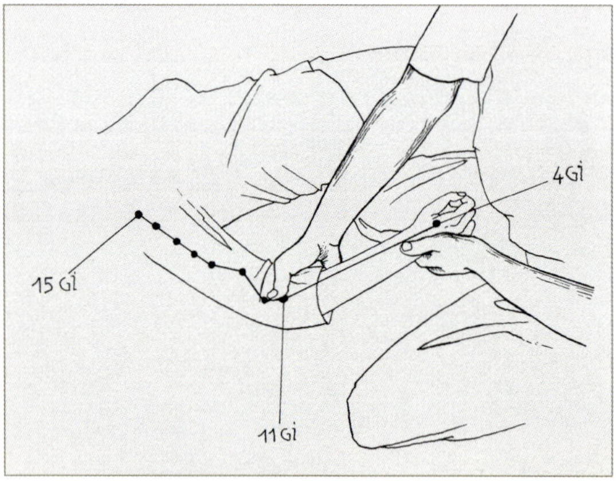

Con la mano externa, sube desde el codo hasta la línea articular del hombro (15 GI).

Cinco presiones, tres pasadas.

- El 15 GI es muy eficaz contra los dolores de hombro (periartritis, tendinitis, capsulitis).

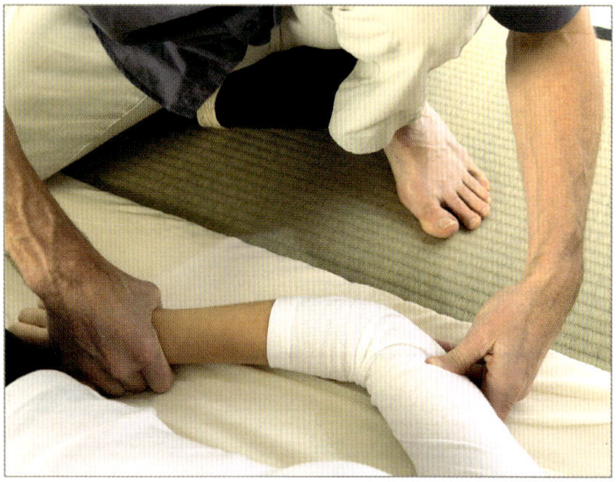

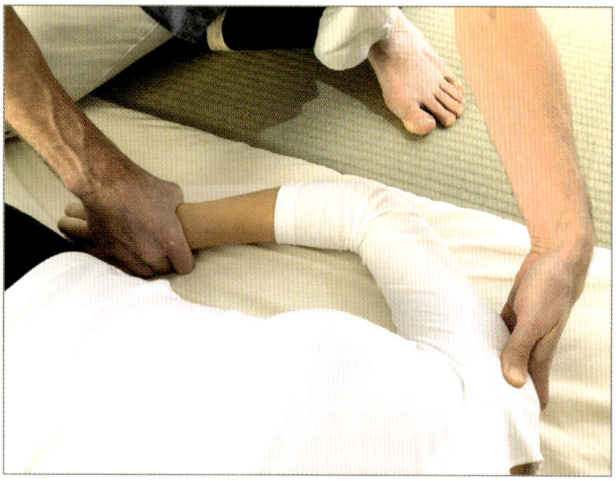

19.5 - Triple calentador - brazo

Lleva la mano del receptor a su hombro opuesto y, con tu mano interna, mantén el codo en vertical. Con la mano externa, efectúa cinco presiones desde el codo hasta el hombro.

Cinco presiones, tres pasadas.

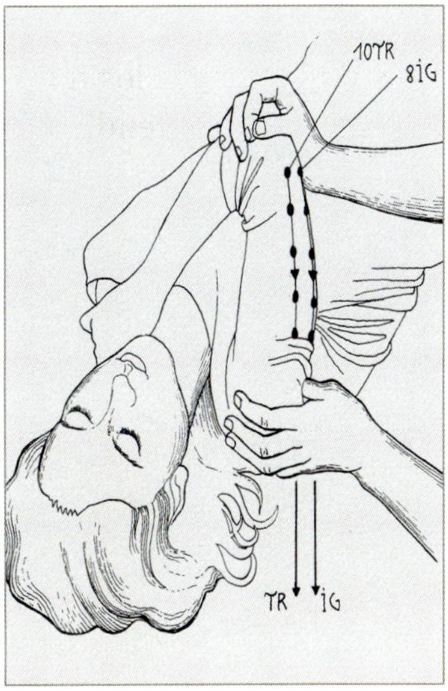

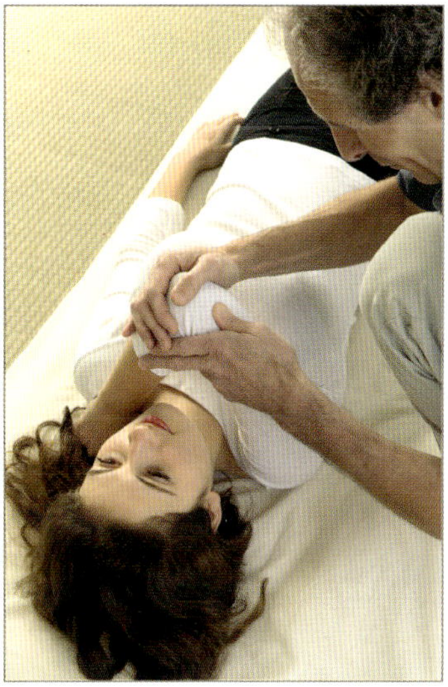
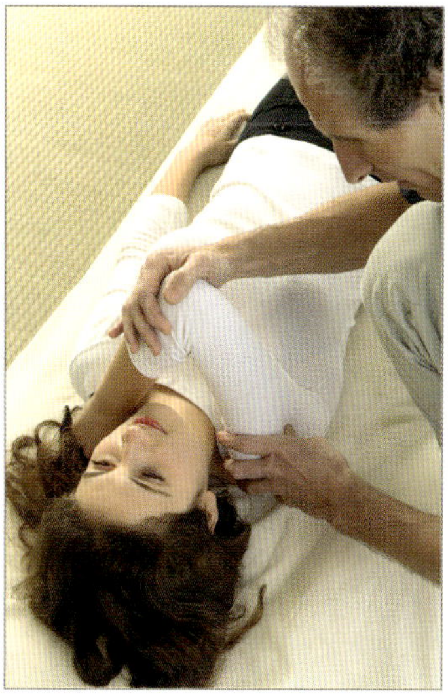

19.6 - Intestino delgado

Procede del mismo modo que precedentemente, comenzando paralelamente por el trayecto del triple calentador (en el 8IG).

Cinco presiones, tres pasadas.

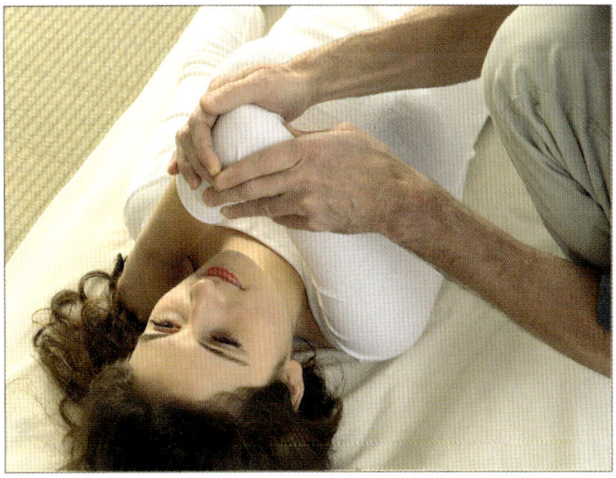
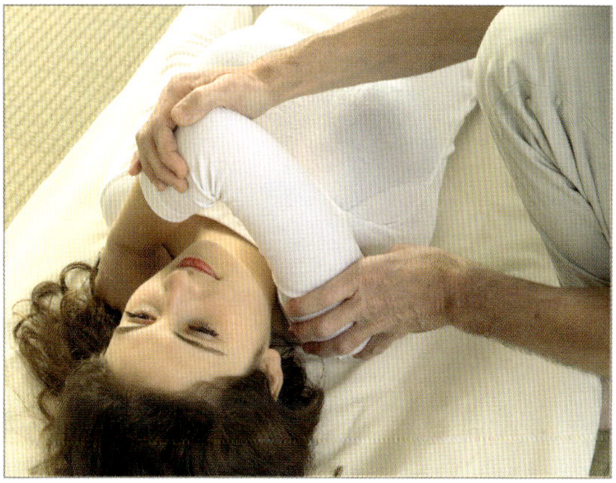

20 - MANIOBRAS DE DESENGANCHE DEL BRAZO

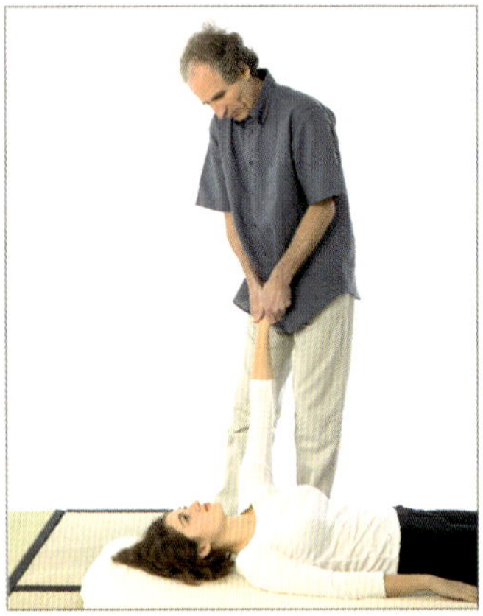

20.1 - Estiramiento del brazo hacia el cielo

De pie, efectúa diez tracciones subiendo progresivamente el brazo, sin dejar que se relaje.

Diez tracciones.

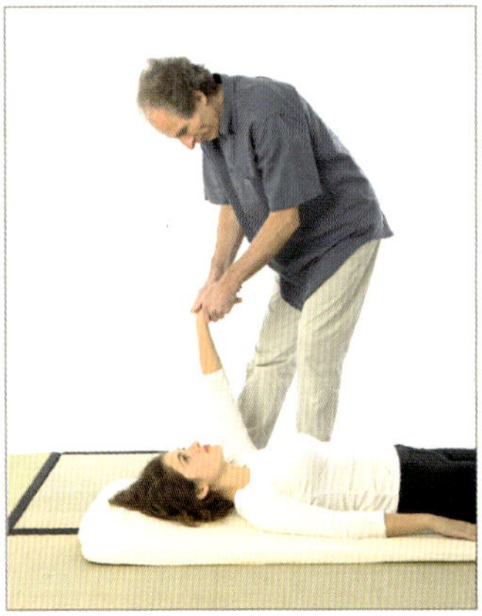

20.2 - Sacudida del brazo

En la misma posición, efectúa diez sacudidas lo bastante energéticas como para relajar el brazo.

Diez movimientos.

- Piensa en dar movimiento de ola.

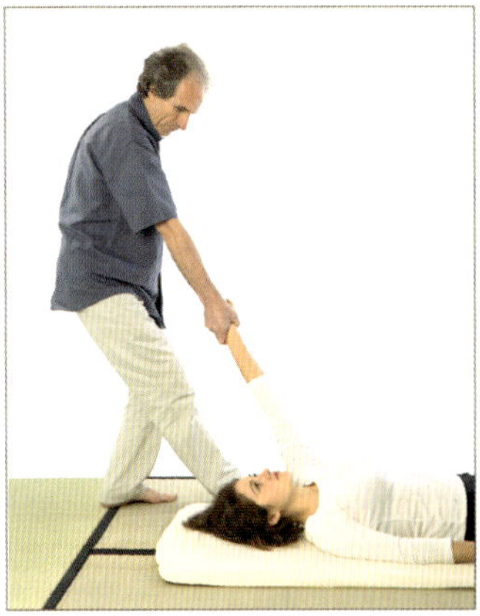

20.3 - Estiramiento del brazo hacia atrás

Pivota con medio giro y tira del brazo del receptor hacia atrás.

Una vez.

- Cuidado con la muñeca durante la tracción, no tires con demasiada fuerza.

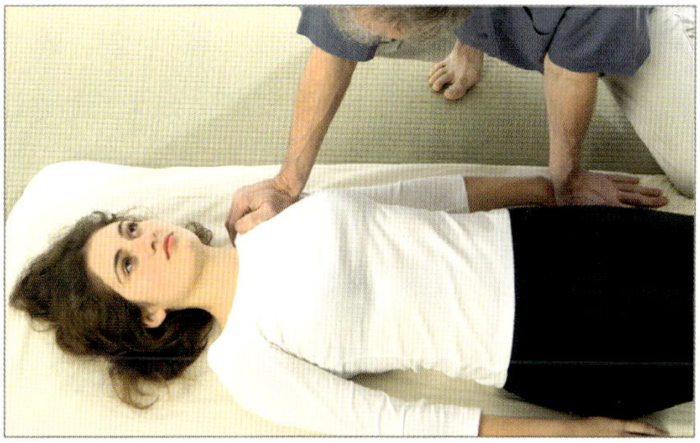

20.4 - Cepillado

Coloca el brazo a lo largo del cuerpo pensando en posicionar bien la mano, plana en el suelo. Apoya tu mano externa contra el hombro del receptor y gira ayudándote de tu rodilla apoyada en el suelo, al tiempo que cepillas el brazo de arriba abajo.

Una vez.

21 - LA CABEZA

Sentado en posición Seiza, coloca el *tenugui* (el pañuelo) sobre la cabeza del receptor. El *tenugui* es algo obligado en Asia porque la cabeza se considera la parte más noble del cuerpo.

21.1 - Presiones horizontales en la frente

Recorre tres líneas de cinco puntos cada una:

- La primera irá desde las cejas hasta las sienes.
- La segunda, por toda la mitad de la frente.
- La tercera, en la base del cuero cabelludo.

Cinco presiones, tres pasadas.

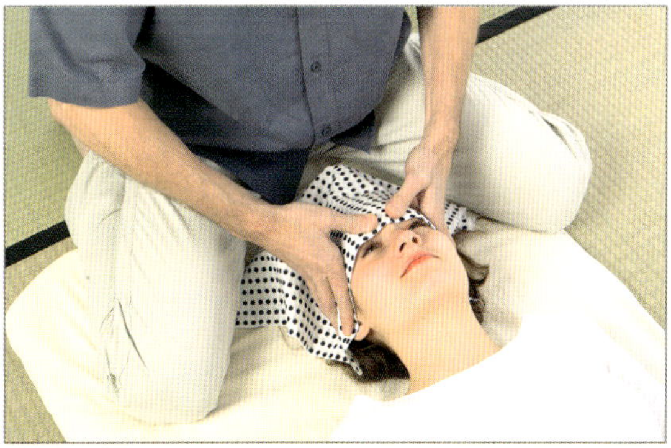

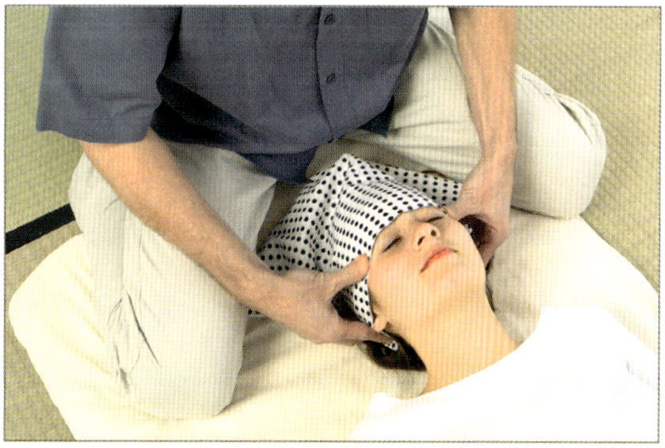

- Trabaja con la yema del pulgar, los codos ligeramente separados, de modo que las presiones no sean fuertes.
- Las presiones deben ser serenas, penetrantes y potentes pero no molestas.

21.2 - Presiones verticales en la frente

Con ambos pulgares, dirigidos hacia abajo, efectúa presiones suaves y potentes desde la raíz del pelo hasta mitad del cráneo.

Cinco presiones, tres pasadas.

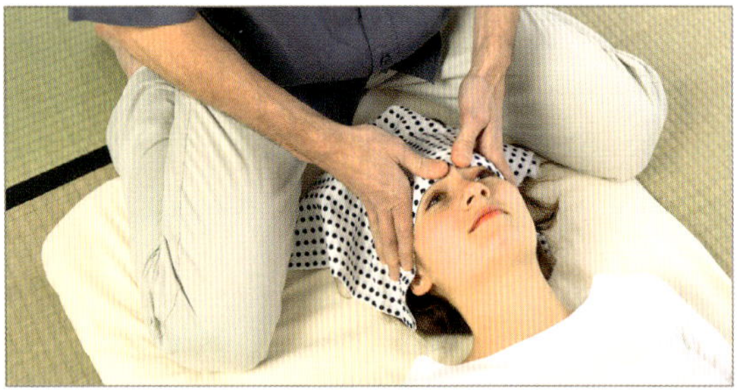

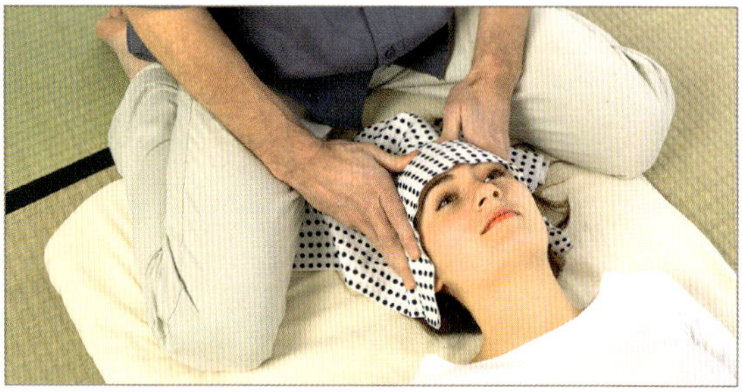

- Cuando estas presiones se hacen correctamente, todo el cuerpo del receptor se mueve.

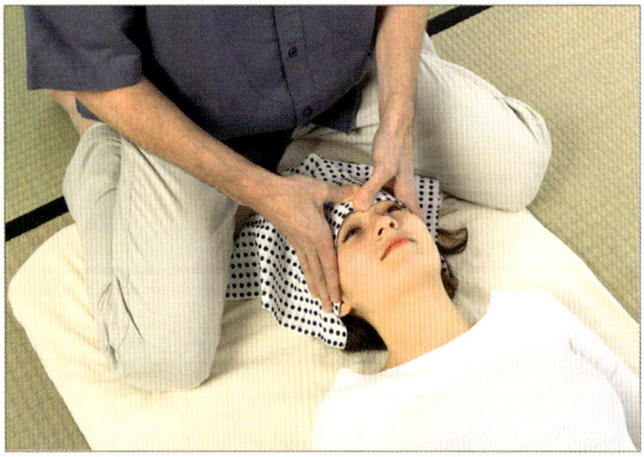

21.3 - Presiones sobre el Du Mai

Los pulgares se posicionan horizontalmente y juntos, efectuando las mismas presiones de se han descrito precedentemente.

Cinco presiones, tres pasadas.

- El maravilloso vaso Du Mai es el regulador del yang. Esta maniobra es, pues, excelente para adormecer niños... y adultos también.

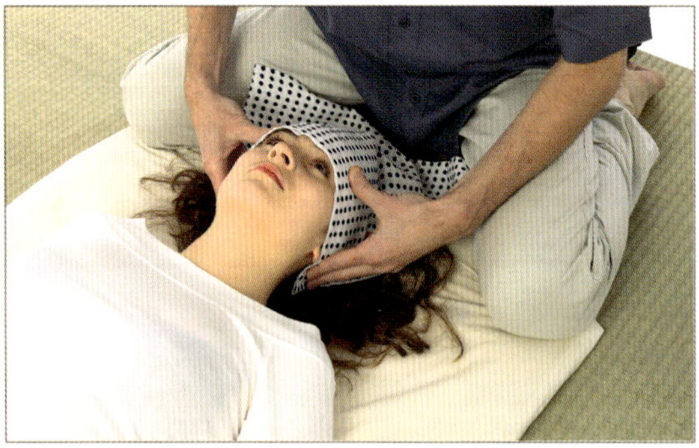

21.4 - Los cuernos del carnero

Efectúa círculos hacia atrás en la frente, por encima de las cejas.

Cinco presiones, de tres a cinco pasadas.

- Los círculos deben ser amplios, acercándose a ojos y orejas.

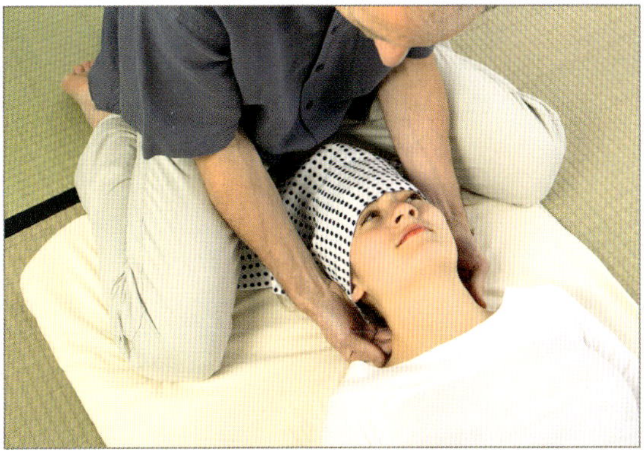

21.5 - Presiones en la nuca

Las manos planas con las palmas hacia el cielo. Empieza en la séptima cervical y sube hasta el occipucio con las yemas de los dedos.

Cinco presiones, tres pasadas.

- La tracción del occipucio hace que se muevan los pies.

21.6 - Cabeza/hombros opuestos

Coloca tu mano izquierda sobre el occipucio del receptor, haciendo pivotar la cabeza del lado izquierdo al tiempo que se hace presión en el hombro opuesto, con la mano derecha.

Repite esta maniobra cambiando de mano para hacer pivotar la cabeza hacia el lado derecho.

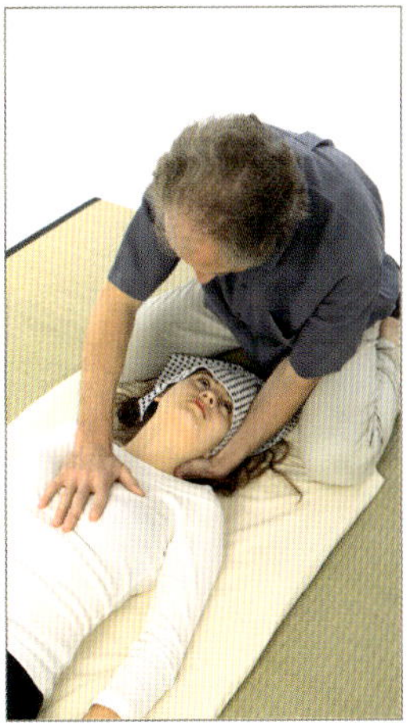

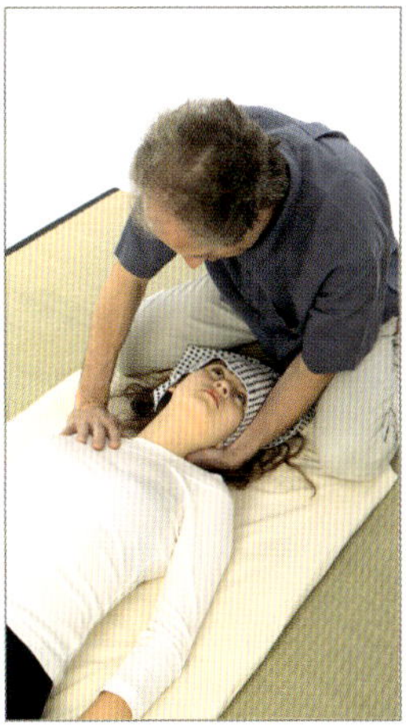

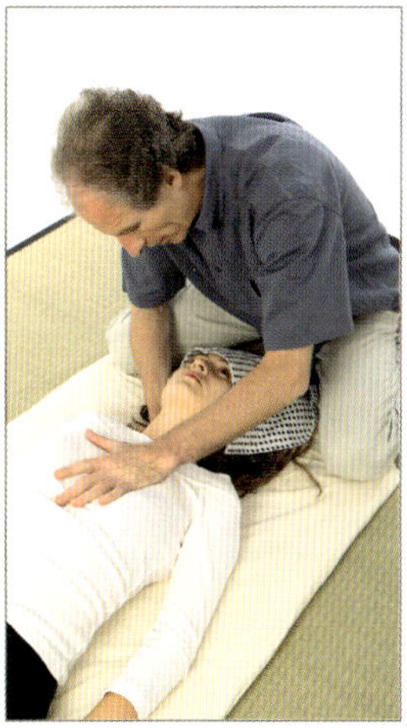

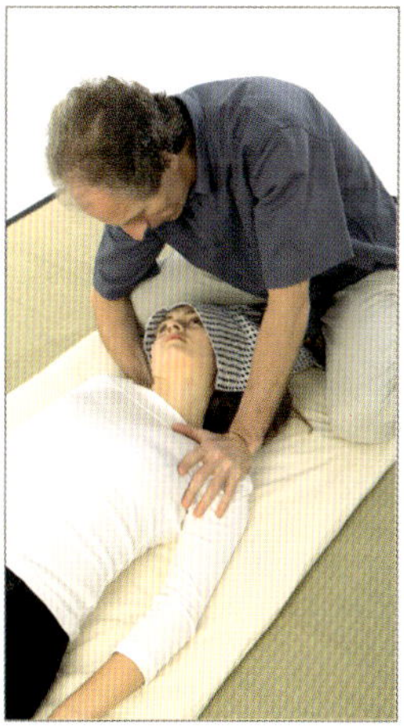

21.7 - Dos manos cruzadas bajo la nuca

Pasa un brazo bajo la nuca del receptor y pon la mano sobre su hombro. Efectúa la misma operación con el otro brazo y después levanta la cabeza del receptor usando tus antebrazos cruzados, así estirarás su columna vertebral.

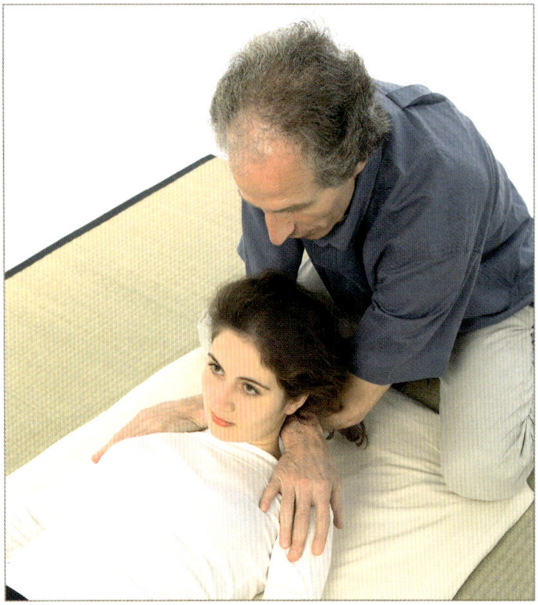

- Aunque parece muy impresionante, esta maniobra no es en absoluto peligrosa.

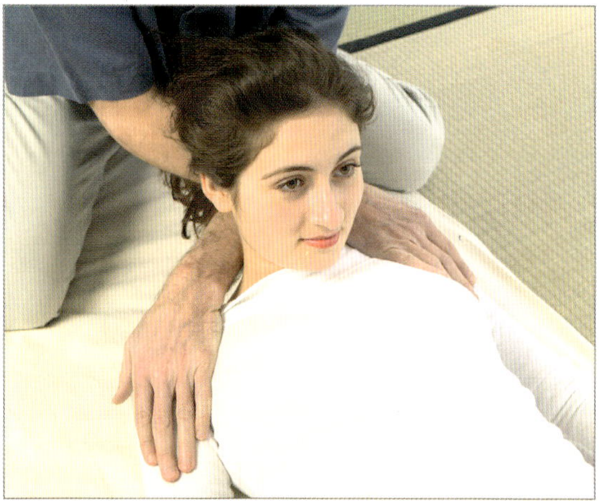

22 - CARA

22.1 - Los tres peces

Con los pulgares, presiona de tres a cinco veces bajo los arcos superciliares, desde la raíz de la nariz hacia las sienes, ambos lados simultáneamente.

De tres a cinco presiones, tres pasadas.

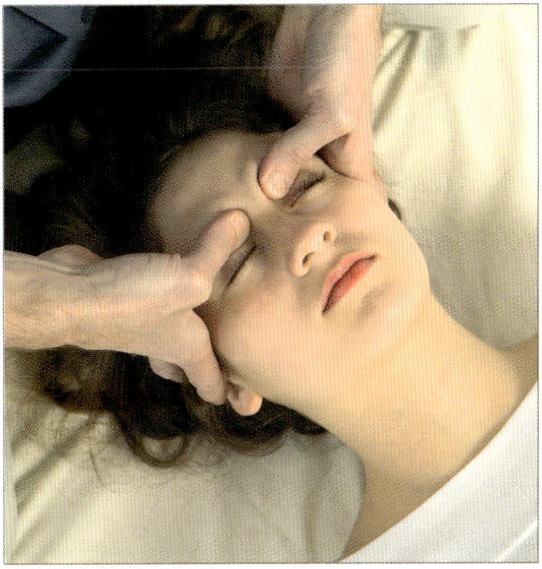

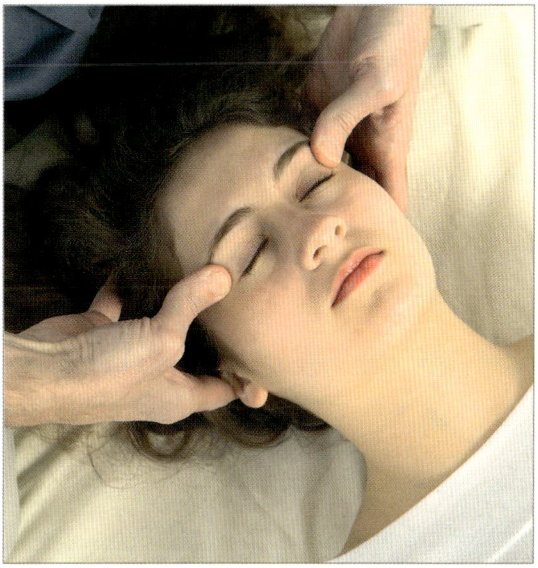

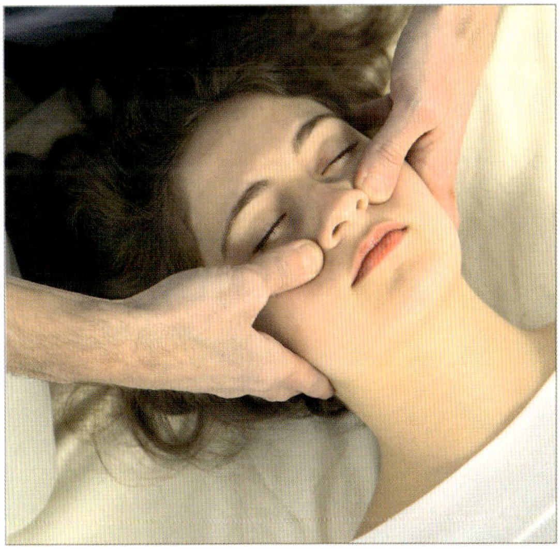

22.2 - Sobre el hueso malar

Efectúa cinco presiones sobre el hueso malar, desde la nariz hasta las orejas.

Cinco presiones, tres pasadas.

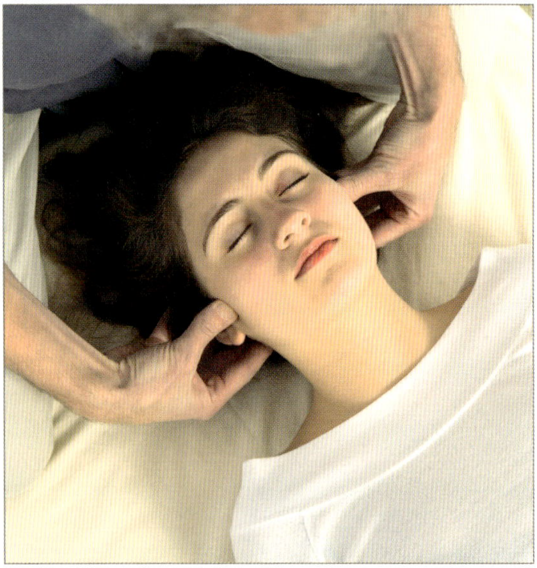

22.3 - Bajo el hueso malar

Procede como en la maniobra anterior, pero por debajo del hueso malar.

Cinco presiones, tres pasadas.

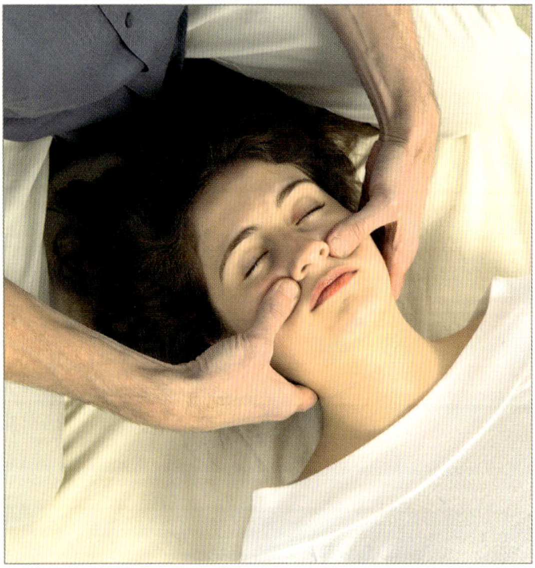

22.4 - Surcos nasales

Partiendo del borde externo de las aletas de la nariz (20 GI), efectúa cinco presiones sobre el surco nasal hasta el maxilar inferior. (5 E)

Cinco presiones, tres pasadas.

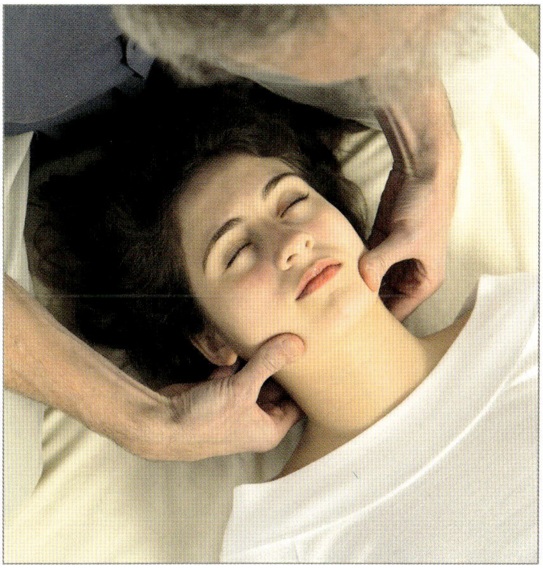

22.5 - Maxilar inferior

Parte del mentón con ambos pulgares simultáneamente, y efectúa cinco presiones hacia las orejas, recorriendo la mandíbula.

Cinco presiones, tres pasadas.

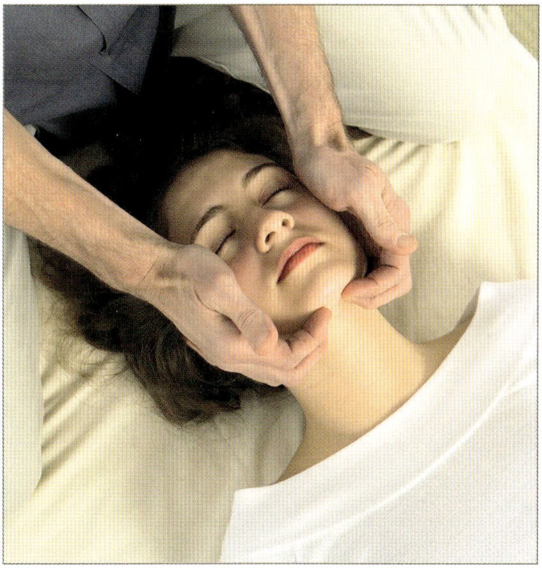

22.6 - Enganche de la mandíbula

Con la yema de los dedos, tira de la mandíbula del receptor hacia arriba.

Tres veces.

PUNTOS PARTICULARES

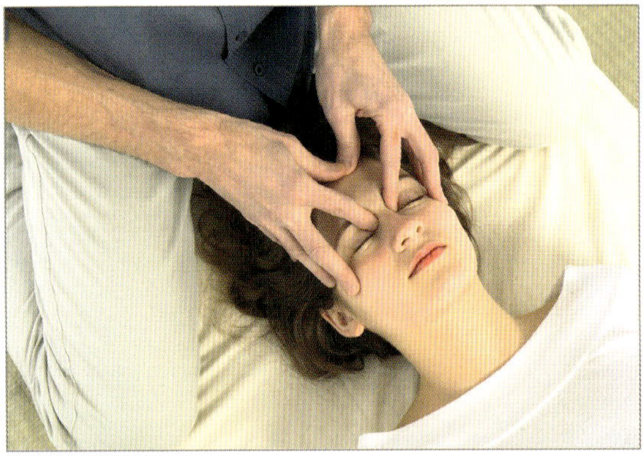

Presión del 1V
«Tsing Ming - Brillo de la pupila»
Presiona el 1V, situado sobre la nariz al rabillo del ojo.

Tres veces.

- Excelente maniobra para tonificar la agudeza visual y despertar la mente.

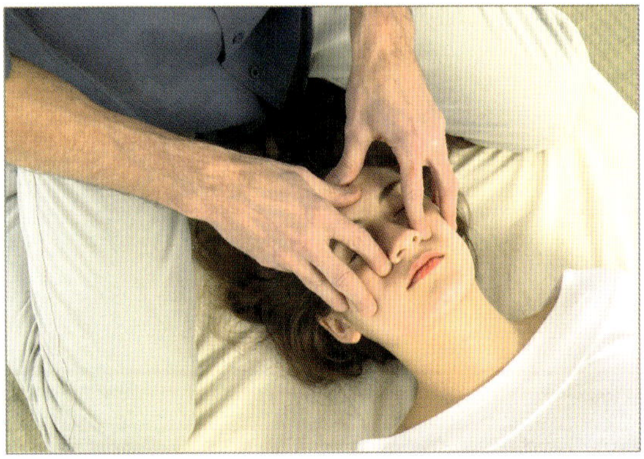

Presión del 20 GI
«Yin Tsiang - Acopio de perfumes»
Presiona el 20 GI, situado en el borde externo de la aleta de la nariz.

Tres veces.

- Cuando se asocia con el 4 G, este punto lleva al yang en la cara: excelente para combatir resfriados.

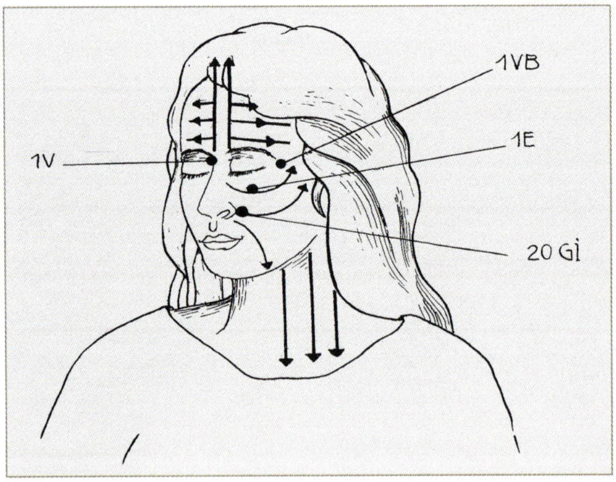

MANIOBRAS VIBRATORIAS

La mano está «presente», el practicante busca más la resonancia que la presión. Cada maniobra se desarrolla durante tres ciclos respiratorios (inspiración/exhalación).

Concentra tu atención en el dedo corazón.

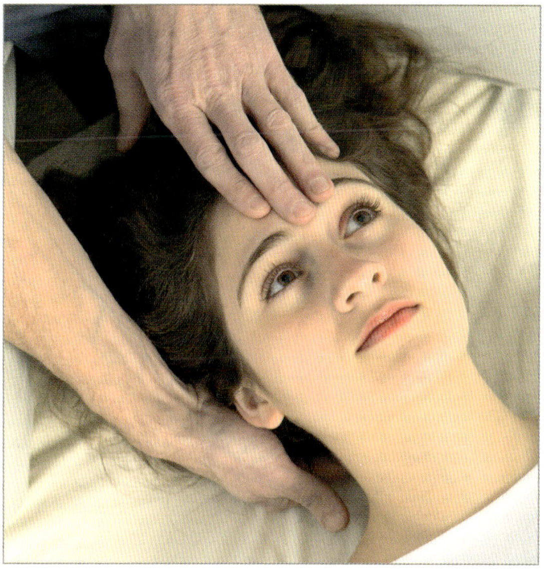

Apertura de la habitación de cristal

La mano izquierda está en la frente, en el tercer ojo, y la otra en el occipital.

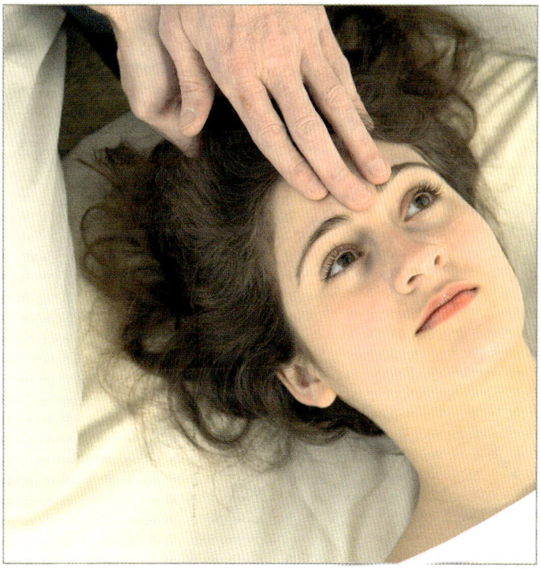

Apertura del espíritu

La mano izquierda estará siempre en la frente, mientras que la derecha está sobre el 20 DM.

Apertura del corazón

La mano izquierda está siempre en la frente; la derecha sobre el pecho, a nivel del 17 RM. Presta atención al 8 MC.

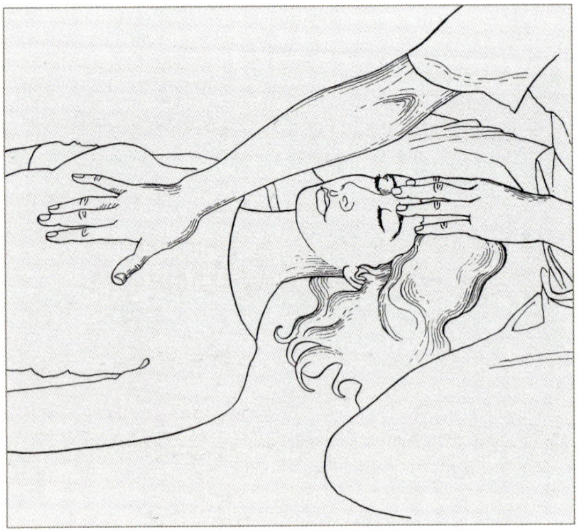

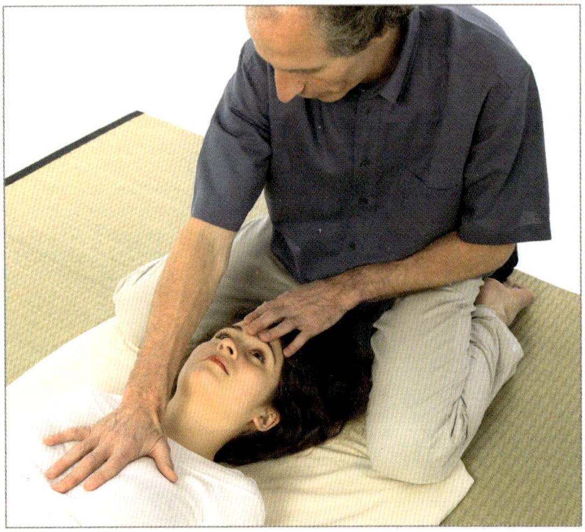

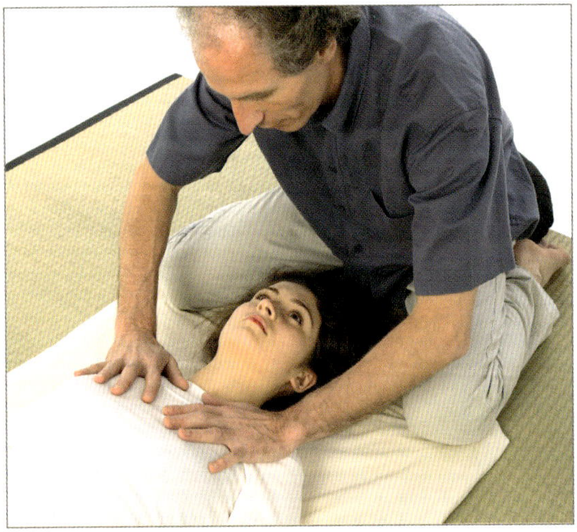

Apertura del pecho

Pon ambas manos sobre la parte alta del pecho. Sopla tres veces en tus manos con la intención de enviar energía hacia los pies. Lleva la atención al 8 MC.

Receptor sentado

23 - El cuello: esternocleidomastoideo (SCM)

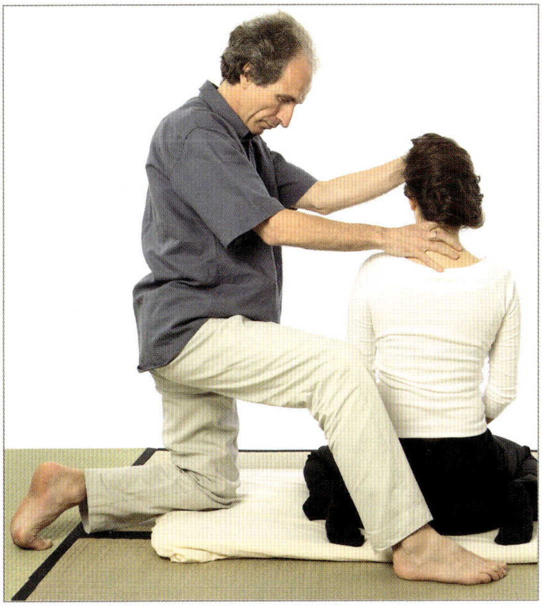

El receptor permanece sentado en posición Seiza sobre un cojín, o en una silla, según sus posibilidades y edad.

Tú estás en posición de caballero sirviente, con la rodilla en contacto con la espalda del receptor.

Cuando estás a la derecha del receptor, tu mano derecha sujeta la frente del receptor al tiempo que la izquierda desciende por el cuello de arriba abajo, efectuando presiones: delante del SCM, sobre el SCM y detrás del SCM.

Cinco presiones, tres pasadas.

- El pulgar se borra para hacer presiones más suaves.

24 - Ventanas del cielo

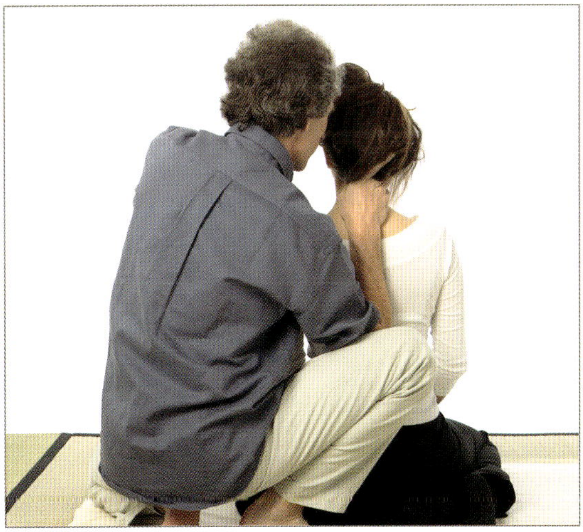

Colócate detrás del receptor en posición Iai Goshi. Efectúa presiones bajo el occipucio, desde el exterior hacia el interior. Repite la maniobra en el lado derecho.

De tres a cinco presiones, tres pasadas.

- Los puntos así presionados son, del más exterior al más interior: 20 VB, 10 V, 16 DM.
- El 20 VB y el 10 V son puntos que equilibran el sistema nervioso autónomo. El 20 VB es un gran punto para las cefaleas.

25 - HOMBRO

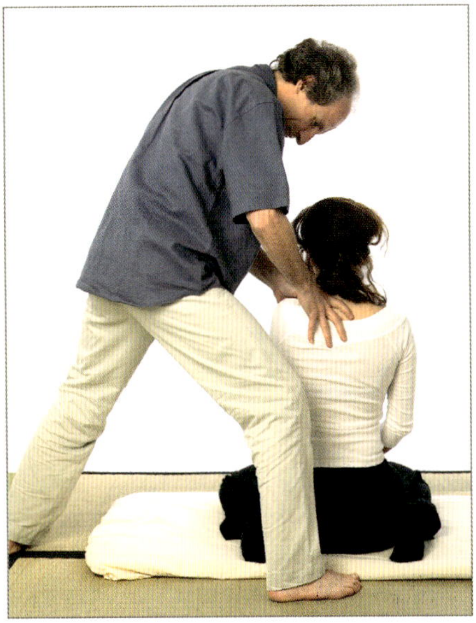

Levántate y haz presiones de la nuca al hombro:

- Delante del trapecio.
- Sobre el trapecio (a partir del 21VB).
- Detrás del trapecio.

Cinco presiones, tres pasadas.

26 - CABEZA

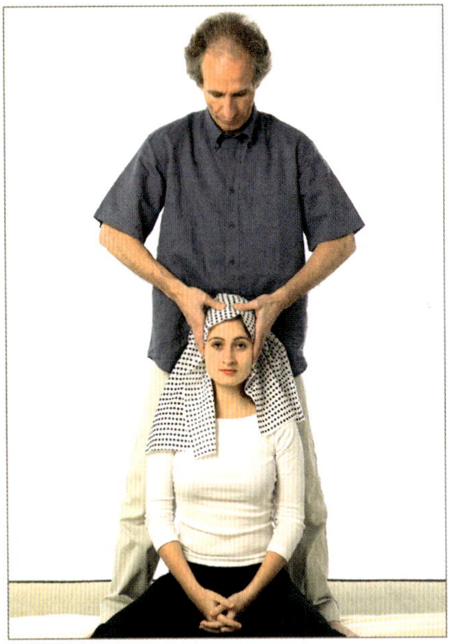

Coloca el pañuelo sobre la cabeza del receptor y efectúa presiones siguiendo tres líneas, desde el centro de la cabeza hacia el exterior, empezando por la raíz del cabello.

Cinco presiones, tres pasadas.

27 - VUELTA A LA ESPALDA

El practicante se coloca de rodillas detrás del receptor. Sostiene el hombro derecho con la mano derecha y efectúa presiones desde arriba hasta debajo de la espalda:

- Una banda interior a izquierda.
- Una banda exterior a izquierda.
- Cambio de mano, donde la izquierda sostiene el hombro izquierdo mientras la mano derecha desciende.
- Una banda interior a derecha.
- Una banda exterior a derecha.

Cinco presiones, tres pasadas.

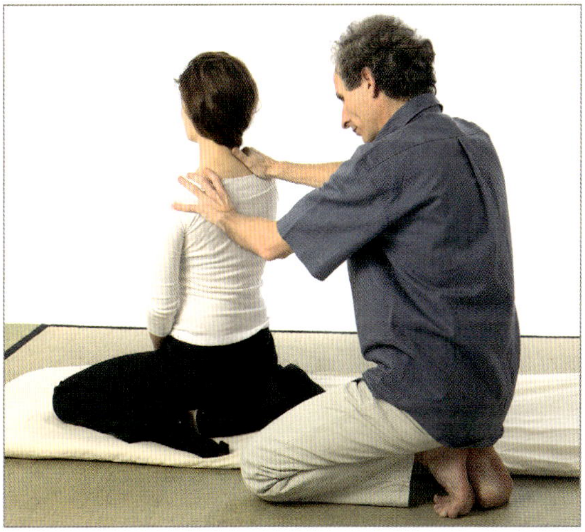

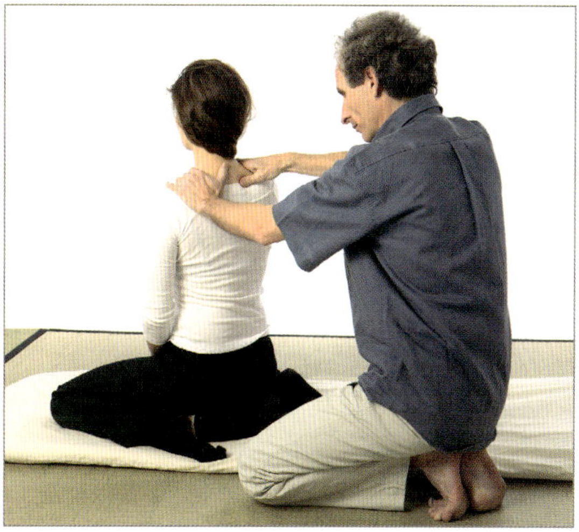

27.1 - Repaso a los omoplatos

Con ambas manos al mismo tiempo, dar la vuelta por los omoplatos desde arriba hasta abajo. Parte de la vértebra C7, desciende y vuelve a subir por el exterior.

Cinco presiones, tres pasadas.

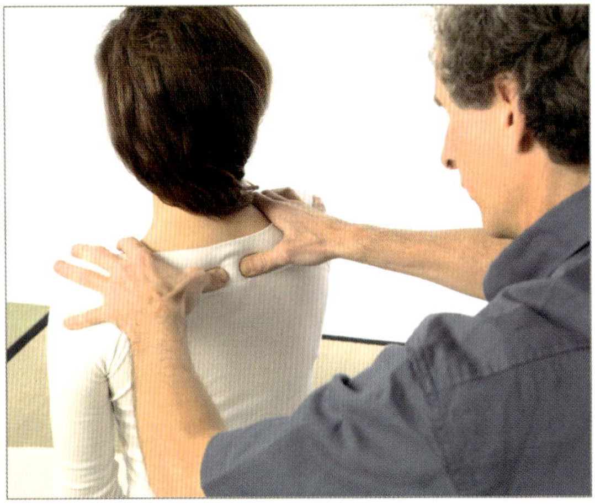

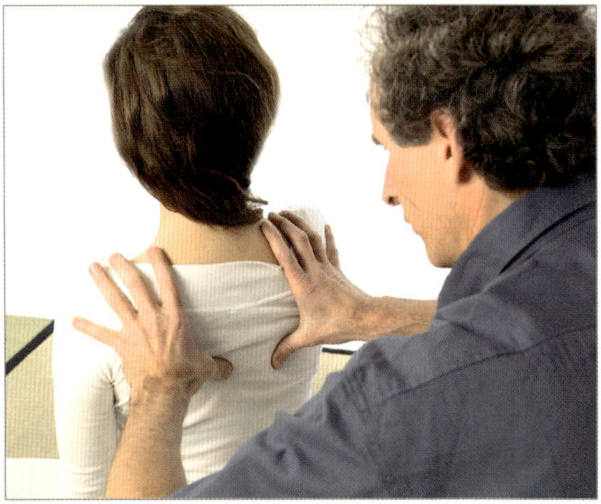

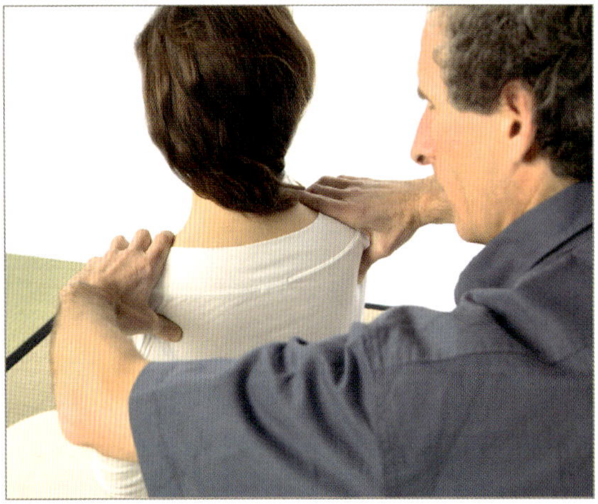

27.2 - «Quitar el polvo»

Cepillar enérgicamente los trapecios:

- Hacia el exterior de los hombros.
- Hacia la parte baja de la espalda.

27.3 - Percusiones con los puños

- Alrededor de C7, la gran vértebra donde se reúnen los yang.
- Alrededor de los omoplatos, desde arriba hasta abajo, en diez tiempos. Esta maniobra tiene por efecto liberar el plexo solar y cardíaco, liberando así todo el fuego superior.

Ambas manos simultáneamente.

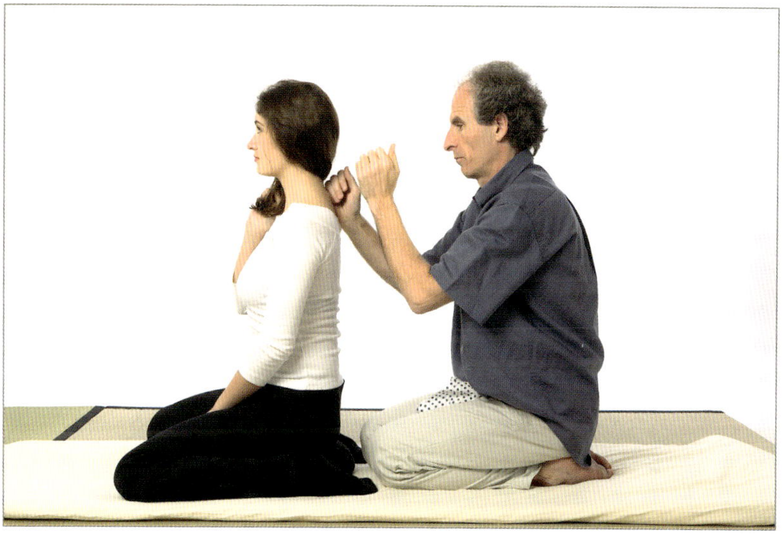

Manos juntas

Lleva la energía a la superficie.

Dar toques en el cuerpo con los bordes de las manos juntas, dejando las muñecas sueltas para que la percusión sea correcta. Se oye un ruido seco como a madera.

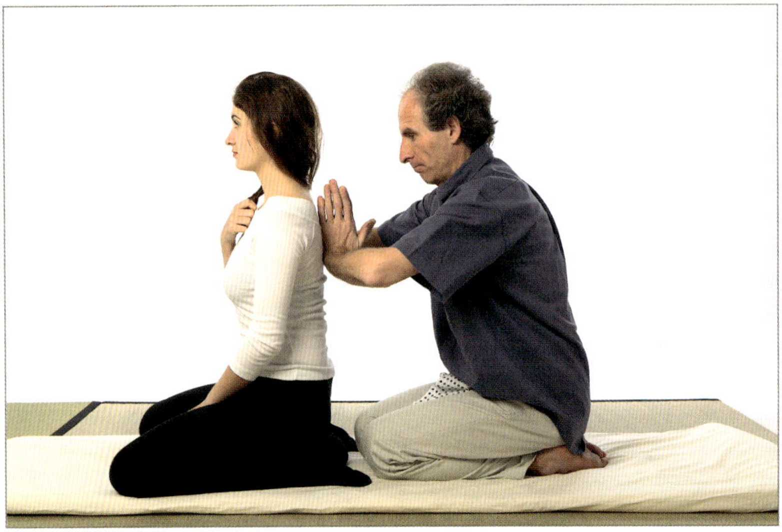

MANIOBRA FINAL - ARMONIZACIÓN GENERAL

Colócate a la izquierda del receptor, con la mano izquierda sobre su pecho y la derecha en sus riñones. Espera tres ciclos respiratorios. Vacía el corazón, llena los riñones e imagina un círculo que va de la mano izquierda hacia la derecha, pasando por la cabeza.

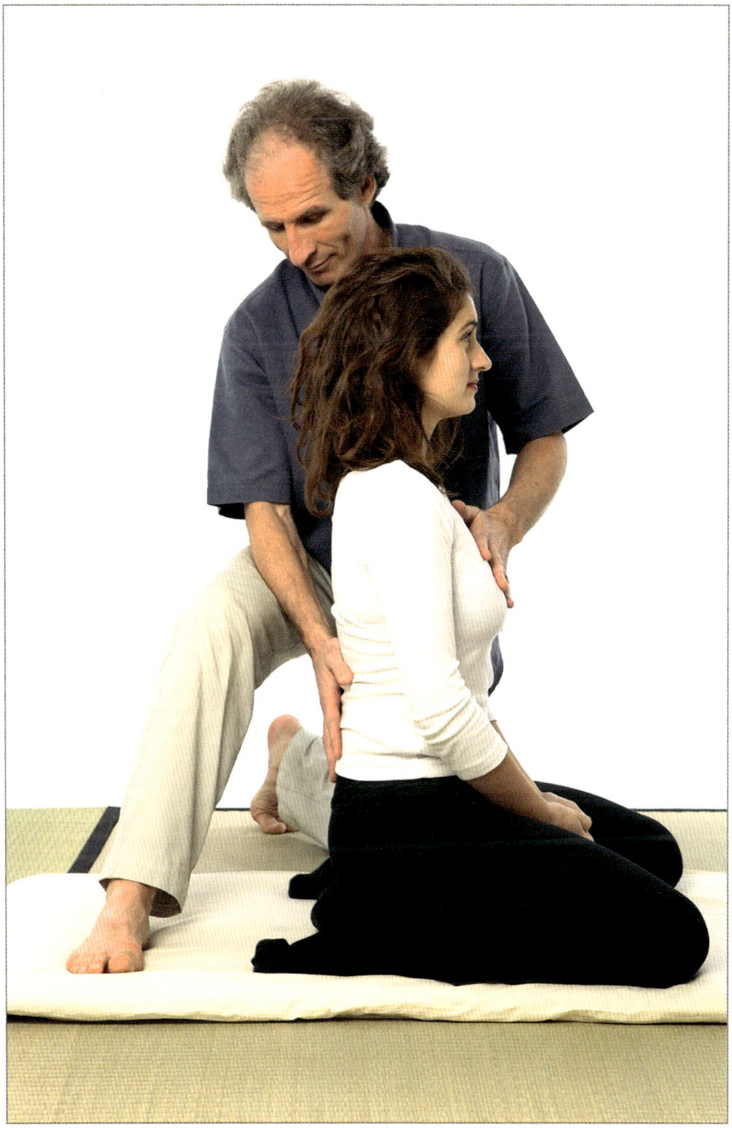

Deja las manos respirar.

LA SABIDURÍA DE LAS MANOS

Suegra y nuera vivían juntas bajo el mismo techo. Desde el principio, ninguna de las dos soportaba a la otra. El marido, harto como la mayoría de hombres en la misma situación, se guardaba mucho de meterse entre ellas.

La vida de la joven se había vuelto insoportable y desarrolló un odio enorme por el verdugo de la suegra. Decidió hacerla desaparecer sutilmente, para lo cual fue a consultar a una vieja bruja que vivía en una choza de ramas, no muy lejos del pueblo. Sin manifestar la menor emoción, la vieja escuchó su funesta petición.

Cerró los ojos un rato largo y finalmente dijo: «En materia de venenos hay que ser muy prudente. Te voy a dar una mezcla de hierbas tóxicas que actúan lentamente. Para activar su efecto, tendrás que darle masajes a tu suegra dos veces al día. Pero para que ella acepte que le hagas masajes, empezarás por echarle este brebaje en la comida. Se pondrá enferma unos días. Cuando vaya el médico a casa y no encuentre remedio, envía a que me busquen a mí. Yo iré y le prescribiré un remedio».

Todo se desarrolló como estaba previsto. La vieja del bosque fue solicitada para ir a ver a la suegra enferma. La bruja prescribió una tisana y masajes dos veces al día, durante un mes. Enseñó a la nuera cómo debía hacerlos. Gracias a las virtudes de los masajes cotidianos, la suegra se relajó y su carácter mejoró mucho. Suegra y nuera se sintieron muy próximas, sus energías se armonizaron. Al cabo de quince días, se sentían como madre e hija, unidas por un afecto profundo y sincero. Entonces la nuera sintió remordimientos. Corrió a la cabaña de la bruja para pedirle un antídoto.

La bruja la recibió con una radiante sonrisa: «No te preocupes, hija, la tisana es completamente inofensiva, incluso es beneficiosa. Todo ha sucedido como yo tenía previsto. La práctica del Tao nos enseña a transformar lo negativo en positivo».

Eso fue una revelación para la joven. A partir de ese día, visitaba regularmente a la vieja del bosque para seguir sus enseñanzas y seguir la vía del conocimiento. Con el tiempo la sucedió como médico de cuerpo y alma, particularmente mediante el arte de los masajes, que transmitió a otras generosamente. Quizá sea éste el origen de la tradición de los masajes familiares en oriente, tradición que va acercándose poco a poco a occidente.

Sabiduría taoísta

La luz de tu música ilumina el mundo...
El aliento vital de tu música salta de cielo en cielo...
¡Ah! Has cautivado mi corazón, maestro,
en los lagos infinitos de tu música.

R. Tagore

Heme aquí pura espera
¿Dónde estás clara cascada?
Solo basta que vengas
Para que suene la melodía.
François Cheng

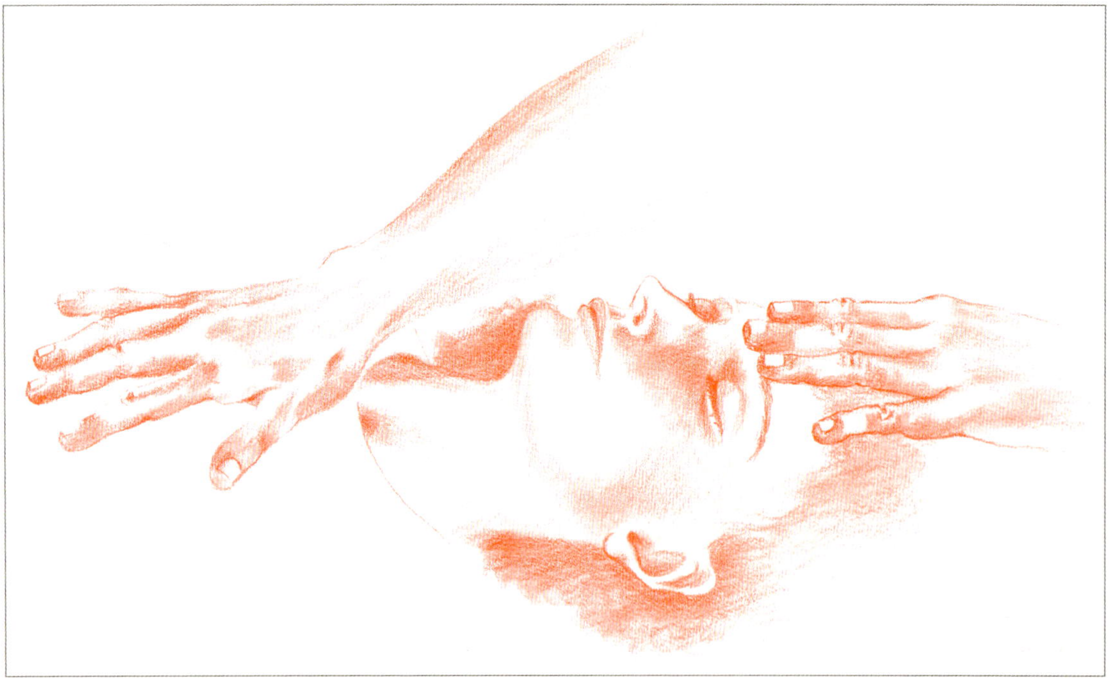

12

El ritmo en el shiatsu

Cuando el corazón está en paz, melodía y ritmo conciertan.

Su Dong Po

Ya lo hemos repetido, el shiatsu es un arte. En este caso, un arte familiar; mañana quizá llegue a ser un arte médico o terapéutico para ti. Sea como fuere, desde hoy mismo, ábrete con sentido artístico hacia la búsqueda de la belleza («el gesto hermoso es el buen gesto»), con sinceridad, entusiasmo y... con sentido del ritmo.

La primera virtud del practicante, a parte de la delicadeza, será la capacidad de dar ritmo a sus presiones, a fin de hacer que el cuerpo del receptor entre en vibración. Es a través del ritmo que el practicante de shiatsu hace entrar el cuerpo de su receptor en resonancia y puede, así, pasar de su cuerpo físico a su cuerpo energético.

Un practicante confirmado entiende la música del cuerpo: un cuerpo enfermo no canta, está desafinado y ninguna melodía puede salir de él.

Muchos artistas aprecian el shiatsu porque perciben que su cuerpo es trabajado con las mismas leyes, con los mismos ritmos que generan la emoción creativa. La fibra artística se encuentra en los cuerpos sutiles, invisibles pero no insensibles; con ella es con quien debes trabajar a fin de llegar al corazón de tu receptor.

Personalmente, cuando trabajo, oigo la música del cuerpo de mi receptor y ésta me habla de su estado de salud. De cada parte del cuerpo emana un sonido, un ritmo, una melodía particular: el buen practicante restaurará la armonía del cuerpo en su conjunto y, para hacerlo, cada maniobra desencadenará una melodía reparadora a través de las presiones apropiadas.

En ocasiones, el shiatsu shi se comporta como un relojero (cuando regula las funciones biológicas), otras veces es un escultor (cuando modela la estructura corporal). Pero siempre es un músico porque no hay vida feliz sin unión con la música interior.

Tenemos por costumbre, en nuestras enseñanzas, decir que el shiatsu se declina en triplete de corcheas, como un vals a tres tiempos: 1, 2, 3– 1, 2, 3... Cuando la presión se hace más profunda, percibimos sonidos graves y cuando las manos se quedan en superficie, aparecen sonidos ligeros y chispeantes.

Todo es ritmo, todo es armonía, cada cuerpo es una partitura que hay que leer. Cada cuidado es una obra que debe cumplirse.

El triplete de corcheas se comprende así:

- Poner las manos sobre el cuerpo.
- Olvidar toda voluntad.
- Retirarse apoyándose sobre el cuerpo del receptor.

El primero de todos mis profesores, Okuyama Shizan, tenía la costumbre de expresarlo así:

- Se llama a la puerta.
- Se entra en la casa (siempre con permiso).
- Se cierra la puerta.

Una vez están las manos sobre el cuerpo, no se empieza a toquetear sin ton ni son. Hay que dejar las manos tranquilas, pedirles estabilidad para que el cuerpo pueda trabajar. Trabajar con todo el cuerpo, en su globalidad, con todas las esferas conectadas.

Otra noción musical es la del *point d'orgue* que puntúa el final de un recorrido o de un segmento. Permite al practicante encontrar la calma; da el ritmo al final de una secuencia cambiando el tempo, y el cuerpo adora esos cambios de cadencia. Para hacer bien un *point d'orgue*, el cuerpo debe abandonarse totalmente. Es, por ello, un ejercicio de descompresión, necesario para seguir la vía del shiatsu sincero (Sei Shiatsu Do).

La música del cuerpo

En la práctica, percibimos que, según las partes del cuerpo sobre las cuales trabajamos, las presiones se efectúan con tempos diferentes y variaciones de profundidad.

Toma de contacto: tranquilo, andante.
Inicio: más rítmico, más activo.
Círculos sacro – 5.ª lumbar: sostenido, allegro.
Yin del pie (hígado, bazo/páncreas, riñón): ritmo tónico y ligero.
Vientre y pecho: ritmo calmado y suave.
Manos: ritmo tónico y profundo.
Cabeza: ritmo sereno y profundo.

13

El shiatsu para los niños

Guarda en tu mano la mano del niño que un día fuiste.
Cervantes

Si hay un colectivo para el cual el shiatsu tiene efectos positivos incontestables, es, sin lugar a dudas, el de los niños. Siendo yo mismo padre de tres hijos, he podido constatar a lo largo de su crecimiento hasta qué punto es eficaz el shiatsu, sobre todo cuando es aplicado desde muy temprana edad y de manera regular. Ni que decir tiene que mis hijos han ido muy poco al médico en sus vidas y que nuestro botiquín da risa porque está casi vacío. Nunca he olvidado el proverbio chino que reza: «*Si todos los médicos cayeran al mar, sería el fin de los peces*».

La buena alimentación supervisada por la mamá los mantenía en un buen estado general y las manos del papá intervenían para reforzar el equilibrio y eliminar los pequeños males que podían tener.

Más allá de los criterios de salud, las sesiones de shiatsu permiten una relación estrecha entre padres e hijos, realmente privilegiada. Estoy convencido que, en mi casa, los cuidados dispensados y recibidos durante la infancia han proporcionado a mis hijos un equilibrio profundo y duradero, que dejará trazas imborrables en sus cuerpos cuando sean adultos. Practicar el shiatsu con los niños permite evolucionar con una buena estructura física y psíquica, aportándoles un excelente esquema corporal y una buena motricidad, que les permite entablar buenas relaciones con el mundo exterior. Un montón de cosas buenas que les permitirán tener éxito en sus vidas y transmitir en su propio entorno el equilibrio que ellos habrán cultivado.

Algunos sabios taoístas dicen que «*No puedes hacer mejor regalo al mundo que tu propia transformación*».

Es cierto que el mundo va fatal, que la sociedad está enferma, pero también lo es que reaccionamos y buscamos el equilibrio, la estabilidad, en amor en nuestro propio cuerpo, que es nuestra primera casa, y luego lo difundimos naturalmente en el resto del hogar, en la comunidad y en el seno de todas nuestras relaciones y actividades.

El mundo no cambiará a base de lamentaciones, peleando y discutiendo sobre la mejor solución, ni mirando la tele sentados en una butaca. El mundo sólo cambia cuando la gente comprende que nosotros, en primer lugar nosotros mismos, somos los encargados de cambiar el mundo: y eso es tarea más sencilla cuando se conoce el shiatsu.

Acostumbra a tus hijos a recibir masajes de shiatsu periódicamente y verás, como lo vi yo, que los apreciarán mucho y que empezarás a compartir con ellos una relación especial emanada de esos momentos de calma y relajación, en los que tus manos hablarán su propio lenguaje, al que tus hijos responderán a través de su cuerpo, es decir, yendo a lo esencial en el momento presente. Quizá, para hacerlo, tengas que renunciar a tu ratito con el periódico, a navegar por la red, a responder la móvil o a lo que sea, para dedicar ese tiempo a tu familia. Pero no debería haber nada más importante que esa ocasión de encuentro profundo: mañana podría ser demasiado tarde.

Desarrollo de una sesión de shiatsu con un niño

Si puedes y dispones de espacio suficientemente grande, es ideal reservar una pequeña habitación destinada al shiatsu, con un suelo confortable (moqueta, parqué, alfombras, tatamis...) y fácil de ventilar. Pero si no tienes tanto sitio en casa, busca un rincón agradable, alguna zona propicia para el descanso, donde os podáis instalar cómodamente y lejos de las miradas de otros. Incluso en el seno de la familia, el shiatsu es cosa íntima, aunque no exclusiva.

Si tienes varios hijos, es preferible que cada uno espere su turno, en caso de que haya un día especial para shiatsu, y que cada cual sea atendido con tranquilidad. Es bueno aislarse durante las sesiones y dicho aislamiento no causa problemas porque las sesiones nunca son largas. En efecto, hay que estar aislados para que el niño se relaje y se exprese. El shiatsu se practica en silencio y hay que procurar que el entorno no moleste.

La sesión propiamente dicha no debe alargarse. Voy a indicar tiempos de referencia, aunque son sólo aproximaciones que te servirán de guía.

- Para los bebés y los niños hasta los 5-6 años: de 10 a 15 minutos como máximo.
- Para los niños de 6 a 12 años: 20 minutos.
- Para los jovencitos de 12 a 18 años: 30 minutos.

Los bebés deben recibir tratamientos suaves pero firmes. Aunque sus cuerpos no están completamente formados, son elásticos y flexibles, de modo que aceptan la presión firme, pero con suavidad.

Los niños presentan problemas en algunas zonas, como el interior de los muslos y el vientre, siendo muy quisquillosos. No insistas si los niños se quejan, avanza y pasa a otras zonas. Cuando una zona resulta dolorosa hay que dialogar y pedir permiso al niño para insistir o pasa seguir adelante (desde luego lo mismo hay que hacer con los adultos). En los niños, las ventanas del cielo (en la base de la nuca) pueden desencadenar bruscamente lágrimas, sin necesidad de presiones fuertes. No son lágrimas de dolor sino que es una zona de evacuación emocional: hay que saber esto para enfrentarse o no a esa zona.

Una vez terminada la sesión, la mayoría de los niños se excitan muchísimo. Es una reacción completamente normal, sus cuerpos son muy sensibles y reaccionan de inmediato; deja pasar la tormenta (suele durar una hora aproximadamente). El shiatsu tiene efectos rápidos en los pequeños. La mejoría, en caso de dolencia, se produce horas después de la sesión o, como mucho, al día siguiente. En ocasiones, el color de la cara cambia durante la sesión y las mamás se quedan horrorizadas. Aconsejo no comer mucho después de una sesión, pero beber todo lo que se quiera.

Las necesidades infantiles de shiatsu

Una pequeña sesión de 10 minutos cada noche sería ideal. ¡Anímate, sólo son 10 minutos y nos es difícil! Es un ritual excelente antes del sueño: los niños pasarán la noche mucho mejor y descansarán más. La sesión semanal de los fines de semana es también una buena opción.

Si llevamos los niños a un profesional, una sesión cada estación del año permitirá verificar el equilibrio general de los pequeños.

No olvides que mediante las sesiones, por cortas que sean, establecerás un nuevo lenguaje con tus hijos. Pronto los verás imitar tus gestos, intentar hacer shiatsu con otro hermano o con muñecas o con el gato... Así se expande la consciencia y el corazón: ¡el mundo habrá cambiado ya un poquito y tú habrás participado de ello!

Maniobras a aplicar en los niños

No son diferentes de las que se aplican a los adultos, pero hay que tomar ciertas precauciones. Ya hemos señalado que las sesiones serán más cortas: no debe pasarse del cuarto de hora en un niño de menos de 6 años, de lo contrario los niños se cansan y tienen reacciones inútiles que es mejor evitar.

Las maniobras tendrán lugar en los mismos meridianos, dado que el emplazamiento de los mismos no cambia con la edad. Pero las presiones de los pulgares serán remplazadas por presiones con la palma de la mano. Si hay niños que aceptan presiones digitales, mejor, porque son beneficiosas. Hay que ser flexible y adaptarse a lo que los niños prefieran.

Trabajar la espalda es indispensable: en sí, el shiatsu de la espalda produce un equilibrio natural porque armoniza el funcionamiento de los doce órganos o funciones del cuerpo. Debe descender la energía hacia los pies escogiendo un solo meridiano yang: por ejemplo, privilegiar la vesícula biliar o el estómago cuando se presentan problemas digestivos, tan frecuentes en la actualidad.

- Insistir en los pies: cruce mayor entre yin y yang.
- Subir la energía por los yin del pie: un solo meridiano bastará. Se puede escoger el meridiano en función de la estación (ej: riñón en invierno).
- Vientre y pecho: con la palma de la mano.
- Brazo: escoger una pareja de meridianos, como corazón e intestino delgado, que equilibran el ánimo. Triple calentador y maestro del corazón para restaurar el sueño.
- Pulmón en intestino grueso: para los problemas ORL, también frecuentes y desgraciadamente recurrentes.
- Cabeza, frente, nuca, son muy apreciados por los niños.
- Acabar sentados: trabajar omoplatos, espalda, cepillado y percusiones (muy solicitadas por los niños).

Cuanto más acepte un niño tu shiatsu, mejor será su capacidad relacional. Los niños que viven tensiones en la familia tienen tenso todo el cuerpo. El shiatsu puede detectar dichas tensiones y aparecerán problemas durante las sesiones. En el hogar, la práctica regular transformará el carácter y el comportamiento de los niños, de manera casi segura. No tienes por qué creer en mi palabra, pero puedes verificarlo personalmente.

Cuanto más practiques mayor será la cooperación del niño receptor. Cuidar de él es cuidar de ti mismo. Es cuidar del mundo de mañana. No esperes cambios políticos ni gobiernos con capacidad para transformar la sociedad. Ábrete al futuro desde el presente; debes saber que tus manos, junto con tu corazón, son los mejores sirvientes para engendrar una sociedad equilibrada, justa y bondadosa.

Toma conciencia de que el equilibrio futuro de tu propio hijo determina el tuyo mismo. Y su equilibrio futuro determinará también tu futuro. Tus hijos están ahí, creciendo, y no puedes ignorarlo.

A lo largo de toda mi vida como terapeuta, he podido constatar hasta qué punto reina en la actualidad la inmadurez paterna, tan peligrosa. No implicarse en el equilibrio de los hijos, aún antes de que tengan malos resultados escolares, es dejar que pese sobre sus hombros una carga demasiado pesada, con la cual tendrán que cargar los padres tarde o temprano.

Sería una pena no darse cuenta de que 10 minutos al día, repetidos regularmente, pueden transformar la salud física y mental de un niño, construir un verdadero equilibrio que recaerá en los padres. Todo esto es una cuestión de conciencia, de paciencia y de sabiduría. Recordemos el proverbio indio:

«Todo lo que no se ha dado está perdido»

Más que nunca, este proverbio se aplica a los hijos.

14

Indicaciones para algunos desarreglos

Cuando alguien quiere salud, primero hay que preguntarle si está dispuesto a eliminar las causas de su enfermedad. Sólo entonces será posible ayudarlo.

Hipócrates

En el marco del shiatsu familiar, el practicante no emite diagnósticos ni análisis sanitarios. Siempre priorizará los aspectos globales, holísticos. En efecto, la primera virtud del shiatsu es la de restaurar la libre circulación de la energía en el cuerpo y, del mismo modo, devolver al cuerpo su vitalidad, su equilibrio y un potencial de salud más elevado.

Ni siquiera un terapeuta profesional debe olvidar jamás el aspecto terapéutico general que se opera en el shiatsu familiar o completo. Cuando se practica en este marco, los cuidados consisten en restablecer los grandes flujos energéticos, es decir, descender las líneas del cielo hasta la tierra y ascender las de la tierra hacia el cielo. Haciéndolo, el cuerpo en su conjunto se encontrará irrigado, nutrido por esas corrientes esenciales. No olvides que practicando de este modo devolverás vida a las personas a través de todas sus esferas y que las reconectarás con el Gran Todo, fuente de toda vida y todo equilibrio.

Si algunos consejos se ofrecen para curar problemas pasajeros, es en el seno del shiatsu que deberán ser tratados y donde tendrán más oportunidad de desaparecer. No olvidemos que el shiatsu no es una especie de acupuntura sin agujas donde los dedos hacen las veces de éstas. Es en el trabajo de conjunto donde operamos de la mejor manera y donde tendremos más éxito.

Depresión

Es frecuente tratar depresiones suaves y pasajeras mediante el shiatsu. Las depresiones severas requieren de la intervención de un médico.

- Insistir en el meridiano del corazón que devuelve la alegría cuando se le estimula. Los resultados pueden ser muy rápidos.

Dolores de espalda

Dorsalgias, lumbalgias, lumbago, todos serán tratados con el shiatsu del tronco.

- Maniobra 1 (toma de contacto), luego 2 y 4. La maniobra 3 (percusiones) se hará con muchas precauciones.
  Se encadenarán a la maniobra 6, excelente para las lumbalgias. Descender por el meridiano de la vejiga (maniobra 10) hasta los pies: insistir en la planta (maniobras 13.9).
- Retomar las maniobras de tronco con el receptor boca arriba.
- Insistir en las maniobras 2 (de liberación del diafragma) y 5 (giro articulación lumbosacra)
- En el brazo, trabajar el maestro del corazón y el triple calentador, así como la mano entera.
- Terminar con el receptor sentado, con las maniobras de 1 a 6.

Cuando se cogen a tiempo, los dolores del raquis ceden rápidamente; si se tarda más en tratarlos, es mejor que se consulte antes con el médico, con un profesional de shiatsu o con el osteópata.

Dolores en la nuca - hombros: dolores cervicales y braquiales

Dichos dolores son tratados privilegiando las ventanas del cielo, maniobra 2 de shiatsu sentado. A menudo, es en la base del occipucio donde la circulación del Chi se ve bloqueada. Hay que insistir en los meridianos del brazo, sobre todo en los tres yang (IG, TR, ID).

Fatiga

Aquí también, las fuentes de la fatiga pueden ser múltiples y ser tanto físicas como psíquicas. Sin embargo, el shiatsu completo será beneficioso.

- Piensa en drenar los órganos excretores insistiendo en los meridianos de hígado, bazo-páncreas, riñón e intestino grueso. Tonificar el corazón siempre es juicioso.
- Supervisa la alimentación excesiva o demasiado rica que da pesadez al cuerpo. Vela por el ritmo de la vida: alternancia trabajo-reposo.

El punto 36 E es el gran punto de la fatiga física.

Insomnio

Obviamente, las dificultades con el sueño son muy diversas en cuanto a sus causas. No obstante, en nuestro lenguaje energético, podemos decir que el yang es excesivo porque la persona no se relaja ni suelta sus problemas para abandonarse al sueño de manera natural (fase yin de reposo). Así, todo sucede como si el día se desbordara sobre la noche, como si la actividad se comiera el rato de reposo. Habrá pues que liberar la circulación del Chi en los meridianos yang: priorizar el descenso de vejiga, vesícula biliar, estómago, que llevan el Chi hacia los pies.

- Trabajar bien la cabeza: maniobra 21 de 1 a 6, insistiendo en la primera (presiones horizontales de la frente) y la segunda (presiones verticales de la frente).
- Hacer circular el Chi por las extremidades: trabajar bien pies y manos.

Dolores de cabeza

En este caso también sabemos que un dolor de cabeza puede tener infinidad de causas: problemas musculares, articulares (artrosis), problemas orgánicos (particularmente de hígado y vesícula), problemas relacionados con la mala visión, desórdenes alimenticios, etc. Pero un buen cuidado de shiatsu puede ser muy liberador cuando el dolor aún no es excesivamente intenso.

- Trabajar la espalda para equilibrar.
- Descender por la vesícula biliar; insistir en la cuarta banda del pie (entre el cuarto y el quinto dedo).
- Subir por el meridiano del hígado.
- Trabajar el maestro del corazón y el triple calentador.
- Insistir en todas las maniobras de la cabeza (21 y 1 a 6). Presta atención particular a 5 y 6. No tengas miedo de presionar los puntos dolorosos en la medida en que la persona lo soporte. Ello puede ser solicitado por la persona que lo sufre: a menudo se les oye decir que «ese dolor les alivia».

Problemas de comportamiento en los adolescentes

Por su aspecto global, estructurador, el shiatsu puede ayudar a los adolescentes en un período muy complicado de sus vidas. En estos casos se requerirá del shiatsu completo. Éste armonizará las esferas psicológicas y devolverá vigor al cuerpo. Así se ayudará a solucionar los problemas relacionados con adicciones (dependencias alimenticias, drogas...).

- Insistir aquí en los meridianos de corazón y del maestro del corazón así como el del pulmón para facilitar las relaciones con el mundo exterior.

El punto 8 MC será beneficioso.

Problemas menstruales

El shiatsu tiene efectos remarcables, inmediatos, sobre la esfera ginecológica. Ayuda al ciclo menstrual a regularse. Atenúa, incluso hace desaparecer el síndrome premenstrual, así como los dolores asociados a esos días.

Lo ideal es practicar una sesión de 7/8 días antes de la aparición de la regla y repetir los masajes cada semana. Los resultados se verán inmediatamente.

- Insistir en los meridianos de hígado, estómago, bazo-páncreas. Piensa en el punto 6 RM: presiones ligeras o con la palma de la mano.

Problemas digestivos

El shiatsu podrá tener efectos positivos manifiestos para todos los problemas relacionados con la digestión (estreñimiento, diarrea, flatulencias, meteorismo...).

- Insistir en los meridianos de la vesícula biliar, el hígado, estómago, bazo-páncreas, intestino grueso e intestino delgado.
- Corregir la alimentación.

El 4 IG es un punto importante del aparato digestivo, asociado al 36 E.

Problemas de alimentación

Todos los desórdenes infantiles pueden tratarse con el shiatsu: dolencias digestivas leves, espasmos, tos, fiebres, problemas de sueño, eczemas, etc.

- Un shiatsu completo, insistiendo en la espalda y el vientre, y después en la cabeza, puede reequilibrar los desórdenes pasajeros. Hay que hacer sesiones cortas y próximas entre sí.

Problemas ORL

Los problemas de este orden son abundantes en la actualidad. Su causa principal es la contaminación (agua, aire, alimentación) que desencadena defensas innecesarias, llamadas alergias. Habrá que drenar el cuerpo a través de los meridianos de hígado y riñones, así como la esfera pulmonar por el meridiano del pulmón y su pareja, el intestino grueso.

El 4 IG y el 20 IG serán beneficiosos (sinusitis, rinitis, anginas...).

Problemas del sistema nervioso

Actualmente se admite que el 80% de los problemas de salud provienen de un sistema nervioso desajustado y, por lo tanto, deficiente. El shiatsu tiene efectos inmediatos en él. Sabiendo que el sistema nervioso regula todas las grandes funciones del cuerpo, será muy útil practicarlo una vez por semana, de manera completa, para mantenerlo en equilibrio y luchar así contra las agresiones repetidas de la vida moderna.

- Insistir en el maestro del corazón y en el triple calentador: pensar en el 8 MC y en el 17 RM.
- En caso de espasmofilia, insistir en los meridianos de hígado y corazón.

En caso de fiebre

Un shiatsu de 20 minutos será siempre de agradecer.

Prioriza los pies, el vientre y las manos.

- Insistir en las extremidades.
- Equilibrar el sistema nervioso practicando sobre el maestro del corazón y el triple calentador.

LA EMPATÍA

La empatía es sentir lo que siente otra persona a la velocidad del rayo, sabiendo que no te equivocas, como si el corazón saliera de tu pecho para alojarse en el pecho del otro.

Es una antena que llevamos dentro que nos hace percibir lo vivo: hoja de árbol o ser humano (...). El corazón (...) es el más potente de los órganos del conocimiento y ese conocimiento llega sin premeditación alguna, como si nadie más que nosotros pudiéramos entender lo que le pasa a la otra persona, como si sólo hubiera un foco de atención fundado en el conocimiento de la ética común.

En la empatía, se puede cuidar a los demás como jamás nos cuidaríamos a nosotros mismos, como si de un haz de luz se tratara, pero sin dejar la menor huella psíquica en el otro. Es el arte doble de la mayor proximidad dentro de la distancia sagrada.

Christian Bobin, *La lumière du monde*

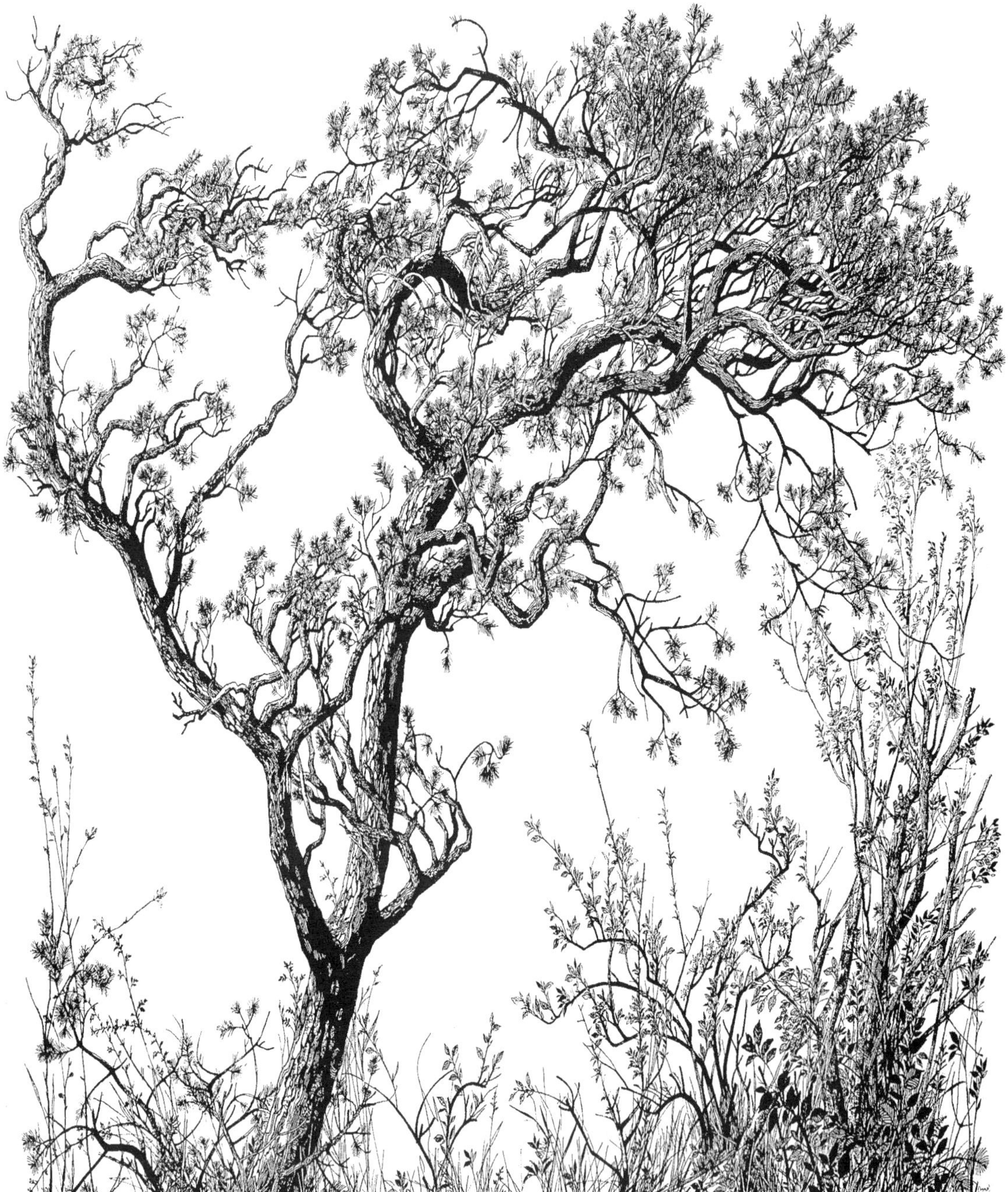

15

Conclusión

No hay travesías por el desierto.
Sólo hay paseos hacia los oasis.
Jean Biès

Empecé con la escritura de este libro en julio de 2004 en el corazón de Venecia, y acabé en Djerba, siendo ya 2005. A lo lejos se oía la llamada a la oración del ocaso, la voz del muecín remplazaba el sonido de las campanas. Sólo a lo largo de mis vacaciones encontré la disponibilidad necesaria para acabar esta obra. El tiempo de una gestación, de una larga respiración salpimentada con alegría, con búsqueda, con esperanza, pero también con dudas e incertidumbres. ¿Cómo resumir en un solo libro toda la dimensión de una disciplina manual como el shiatsu? ¿Conseguiría despertar el interés y las ganas de mis lectores para que cada cual se anime a practicar este arte terapéutico?

Una cosa es segura, he experimentado un inmenso placer poniendo sobre papel este estudio del shiatsu familiar, en describir sus raíces históricas, su contenido filosófico, su ética generosa y sincera, su exigencia postural y la autenticidad de esta vía que se abre ante nosotros, quizá a ti en este mismo momento, cuando se sigue el camino del shiatsu con todo el corazón y cuando nuestras manos, como llaves, abren los cuerpos, curan los males y sintonizan dador y receptor en una unión común, única, en ocasiones intemporal.

¡El mensaje está claro! ¿Por qué esperar a estar enfermo para cuidarse? ¿Por qué esperar a ser adulto para cuidarse cuando podemos cuidar a los niños en el seno mismo de la familia? ¿Por qué fatigar el cuerpo tan temprano con toxinas pesadas y medicamentos alopáticos cuando, tan a menudo, los problemas desaparecen con un simple cuidado manual?

Nada más lejos de mi intención que intentar remplazar a los médicos oficiales, pero me parece inteligente ayudarlos cuando, en el día a día, en el seno del hogar, somos nosotros los que estamos en contacto directo y diario con nuestra familia y podemos ayudarlos, gracias a las técnicas ancestrales, a curarse y restaurar la energía del cuerpo y del espíritu.

Además, se establece entonces una relación magnifica a base de compartir experiencias, de escuchar, de compadecerse, de amar, de la cual serás el pilar. Tu vida adquiere entonces un nuevo sentido, en relación con los demás, como un espejo de ti mismo y, a través de él, en unión con el mundo entero, con el Gran Todo que nos espera paciente e inexorablemente. Como dice los taoístas: *«Se sale de la vida para entrar en la muerte»*. Todos los grandes maestros de la meditación repiten incansablemente: *«Ir hacia el prójimo es ir hacia uno mismo»*.

El maestro Masunaga, gran practicante y profesor del siglo XX, nos corregía: *«Cuando practicas shiatsu no tienes maestro alguno, es el receptor quien se convierte en tu maestro»*. Y añadía: *«Con el shiatsu no sólo tratamos dolencias físicas y mentales de otra persona, sino que nos esforzamos por compartirlas, sintiéndolas a través del tacto de su cuerpo, como si fuera un todo indivisible»*.

Evidentemente, los males del cuerpo y de la mente se calman; evidentemente, cuando cuidan de nosotros nos sentimos reforzados, equilibrados, armonizados, pero más aún: tendremos la oportunidad de acceder a la paz, a la tranquilidad anímica que asegura la prevención contra las dolencias y ofrecen una salud de hierro.

Como subraya el Dr. Kespi, célebre acupuntor francés: *«La simplicidad es la garantía para la libertad, es nuestra mejor defensa»*. Pensamos como él en buscar la simplicidad de corazón, que es lo mismo que buscar su naturaleza esencial y que el camino que tenemos por delante es un itinerario espiritual. Es lo que siempre ha querido decir el taoísmo a través del Wu Wei, la no acción, que no significa «pasar de todo». *«La naturaleza original emerge espontáneamente cuando nos vemos eximidos de las exhortaciones de la familia, de la sociedad, de la religión...»*, añade Kespi.

Otra educación verá la luz: la del corazón. Educar y guiar a los niños, a los estudiantes, a cualquier persona que siga un camino nunca a través del «no», ni de los «tienes que» ni de los «debes», sino permitiendo la emergencia de su naturaleza esencial, el contacto privilegiado y único que se mantiene con la pareja cielo-tierra para poder realizar la tríada cielo-hombre-tierra.

La astrología tradicional ha procedido del mismo modo: todo hombre ha nacido de una madre y un padre, maridaje terrestre de un yin/yang, en un día preciso y a una hora concreta (cielo-tiempo), en un lugar dado (tierra-espacio), como combinación cósmica del yin y el yang.

El shiatsu, disciplina tradicional y ancestral, ayudará a quien quiera que pretenda caminar por la vía del «regreso al origen», la vía del crecimiento, de la liberación, de la verdad y de la elevación espontánea. Recordemos las palabras del sabio: *«Los hombres son como las plantas, se ven atraídos por la luz»*. Si dicho tropismo no tuviera lugar espontáneamente, sería porque se ve obstaculizado. Las curas de shiatsu permiten encontrar la simplicidad y la liberación para ir hacia nosotros mismos y llegar a ser lo que realmente somos deshaciéndonos de las tensiones del cuerpo y restaurando la libre circulación de alientos.

Al salir de una sesión de shiatsu, los receptores suelen comentar: «Todo ha sido muy sencillo», «He visto las cosas con distancia», «Ahora veo las cosas de otra manera», «Me siento liberado de un gran peso»...

Oriente siempre lo ha puesto de manifiesto y no hay nada más que añadir: todo está ahí, no hay nada que hacer, todo es devenir, no hay nada que decir, todo está en el silencio. Sólo hay que «descubrirse», ver lo que está tapado. El shiatsu puede ayudar a este descubrimiento. Practícalo, sorpréndete, son semillas que plantarás y un día recibirás sus hermosos frutos.

Ahora que se nos proponen las vitaminas de la eterna juventud, las técnicas de desarrollo personal ultrarrápidas, las pastillas de la felicidad, de la salud, de la prosperidad, no debemos caer en la trampa de los milagros gratuitos e inconscientes. *«El milagro nace de las manos del modesto trabajador»*, decía Rodin. *«Para encontrar una perla hay que sumergirse»* decían los sufíes. La salud, el equilibrio, la felicidad, se conquistan luchando. La salud del cuerpo, del corazón y del alma es un camino que se empieza bien ataviado, el camino es difícil pero prometedor, azaroso pero repleto de esperanza, largo *pero «un viaje de mil leguas empieza con el primer paso»...*

Sí, la salud se conquista y se mantiene. Aunque para la mayoría de nosotros ha sido dada, no suele parecernos un deber y la sociedad moderna es realmente inmadura cuando exige al Estado (Estado/Papá) el derecho a la salud, olvidando que es obligación de cada individuo conservarla cuando la tiene a través de cuidados cotidianos: higiene alimentaria, descanso adecuado, pensamiento positivo... Por muchas manifestaciones, pancartas y huelgas que hagamos, nada cambiará. No somos todos iguales ante la salud porque múltiples factores entran en juego, en la vida de cada cual. Si bien es deber del Estado allanar desigualdades y preservar las mismas oportunidades para todo el mundo, en ningún caso puede hacer «justicia de la salud» más allá de sus propias capacidades.

¿Qué queremos para nuestros hijos: una medicina intervencionista cada vez más y más sofisticada (y brutalmente cara) o una medicina preventiva, no invasiva, con una educación respetuosa para con la naturaleza de cada individuo? En los primeros años de la vida todo está en juego, por lo tanto es a nosotros a quienes nos toca jugar; seamos los primeros médicos en casa.

Para concluir, ya lo he señalado varias veces, ningún libro por sí solo puede describir la extensión del shiatsu, pero puede despertar nuestro interés sincero por cuidar de los demás.

Todo, en la sociedad moderna, nos empuja fuera de nosotros mismos y tiende a alejarnos de la naturaleza. Demasiado ruido, demasiado estrés, demasiada contaminación, demasiadas expectativas, demasiado consumo, demasiada competitividad que exacerba el individualismo, mientras que nuestra naturaleza profunda prefiere nutrirse de solidaridad, de cooperación y de escucha recíproca. La práctica del shiatsu, como todas las vías auténticas, te ayudará seguramente a reintegrar esa casa (el cuerpo, el cuerpo que eres y no el cuerpo que tienes) que la sociedad de consumo quiere que olvides para controlarte mejor. Sólo entonces podrás ayudar a los que te rodean, hijos, padres, amigos, colegas, a volver a sus casas también. ¿Cuántas personas mantienen, hoy en día, el contacto con su interior, con esa vocecita interna, con lo que Malraux llamaba *«el latido de bronce de nuestros sueños más profundos»* que sintoniza con el corazón?

Si durante tu práctica, rodillas en el suelo, bien arraigado, escuchas resonar en tu interior ese batido primordial, esencial, eterno y en concierto con el ritmo de tus manos, sabrás que tu corazón está abierto y que mi testimonio no ha sido vano. Sabré que estás en la «vía del shiatsu sincero», el *Sei Shiatsu Do*, y fieles a Confucio podremos decir juntos:

«Quien oye hablar del Tao por la mañana, puede morir feliz esa misma noche».

¡Feliz práctica y buen viaje!
8 de mayo de 2005

EL REY SABIO

Un rey sabio y poderoso a la vez gobernaba en la ciudad de Wirani. Sus súbditos lo temían por su poder y lo amaban por su sabiduría.

En el corazón de la ciudad había un pozo famoso por sus aguas frescas y cristalinas. Todos los habitantes de la ciudad bebían de sus aguas, incluso el rey y su corte, porque no había ningún otro pozo.

Una noche, mientras que todos dormían, una bruja penetró en la ciudad y echó en el pozo siete gotas de un extraño líquido diciendo: «Todo el que beba de estas aguas se volverá loco».

A la mañana siguiente, los habitantes de la ciudad –excepto el rey y su chambelán– bebieron agua y se volvieron locos, como la bruja había previsto. A lo largo de todo el día, la gente andaba como ida por callejones y plazas cuchicheando: «El rey está loco. El rey y su chambelán han perdido la cabeza. No queremos que nos mande un loco. Hay que destronarlo».

Esa noche, el rey hizo llenar una copa dorada con agua del pozo. Bebió largamente y luego hizo que su chambelán bebiera también. Grande fue la alegría del pueblo en la lejana ciudad de Wirani. El rey y su chambelán habían recobrado la razón.

Khalil Gibran, *El Loco*

AGRADECIMIENTOS

Las hojas caen
sobre las hojas;
la lluvia cae sobre la lluvia.
Kato Gyodai

Tras todos estos años de práctica, me toca agradecer a mis pacientes la confianza que han depositado, y siguen depositando, en mí. Todos han sabido hacerme avanzar en el camino de la curación a través del corazón. Les estoy inmensamente agradecido por esta camaradería terapéutica.

Mis agradecimientos son para:

Mi familia cercana, que han sabido acomodarse a las obligaciones de la escritura de este libro y que han sabido crearme un espacio en el que todo era posible.

A mi familia extensa: a mi tío abuelo misionero, que se fue a Asia a morir, sabiendo de antemano que perdería la vida en ese viaje; a mis abuelos paternos y maternos, fuertemente atraídos por oriente en sus tiempos, sumergiendo a mis padres, desde su más tierna infancia e influenciando en mi gusto por el sol naciente.

A mis hijos: Annabelle, valiente y estoica durante las largas sesiones de fotos; Johanna, por haber comprendido los primeros capítulos de este libro antes de liarse con las huellas de nuestros ancestros para verificar las impresiones de la familia y las opiniones de su padre; Emmanuel, por haberse rapado y sometido a sesiones de fotos que al final no han visto la luz.

A François Lewin (llamado «Coyote»), maravilloso instrumento del destino, por haberme dado la posibilidad de conocer a Okuyama Shizan (Th. *Riesser-nadal*) en 1977, en Montpellier, que me enseñó un shiatsu de gran calidad por primera vez.

A Hervé Scala, por llevarme a Japón.

A Agnès Rembert, que me ha ayudado constantemente editando mis cursillos y conferencias con la ayuda de Catherine Blance y sus amigas cercanas, además de su compañero Frédéric.

A Stéphane Gouillard, por la ayuda aportada en este libro, así como por su ánimo constante en la vía de la transmisión.

A Bruno Lazzri, por haberme transmitido el Chi Kung auténtico que pude compartir con todos en «*Les exercices préparatoires précédant la pratique*».

A Jacques Jovert, que me inició en la práctica del Chi Kung, disciplina que ilumina mi vida y mi trabajo terapéutico.

¡Gracias a todos!

A Nathalie Moreau, a quien tuve la gran idea de escoger para ayudarme en la construcción de esta obra. Gracias a Odile por su apoyo final.

A Astrid Filliol y Catherine Hugon, por la lectura y sus sabios consejos: gracias a ambas.

A todos los voluntarios del taller «poliartritis» por su disponibilidad y su voluntariado: Liliane, Nathalie, Isabelle, Soraya, Muriel, Lucette, Florence, Claire, Leila, Jean-Jacques y tantos otros...

A Claude Didier, secretario general de la FFST, por su constante ayuda.

A todos los que han ayudado al nacimiento y desarrollo de la AIST: Françoise por la web, Pascal por el seguimiento, Charles por todos sus servicios y la apertura de cuarteles, Annie, Nathalie B., Bruno, Jean-Luc, Albert (por el logo) y Florence H., por haber difundido el término *Sei Shiatsu* como referencia de mi trabajo.

A Miyoko por la creación del término «*Sei Shiatsu Do*» y la bella caligrafía japonesa.

Gracias a todos mis maravillosos alumnos por su buena disposición, que me ha permitido seguir siempre por el camino de la alegría, transmitiendo conocimientos.

Agradecimientos muy particulares a la madre Anastasia (Delphine Weulersse), por los sinogramas caligrafiados de esta obra, así como por sus sabias explicaciones. Gracias también a la madre Yohanna que la asistió en esa tarea.

Finalmente, desde lo más profundo de mi corazón, agradezco a Éliane, mi compañera desde hace veintidós años, por su presencia, sin cuya clarividencia mi equilibrio y mi éxito no hubieran sido los que son.

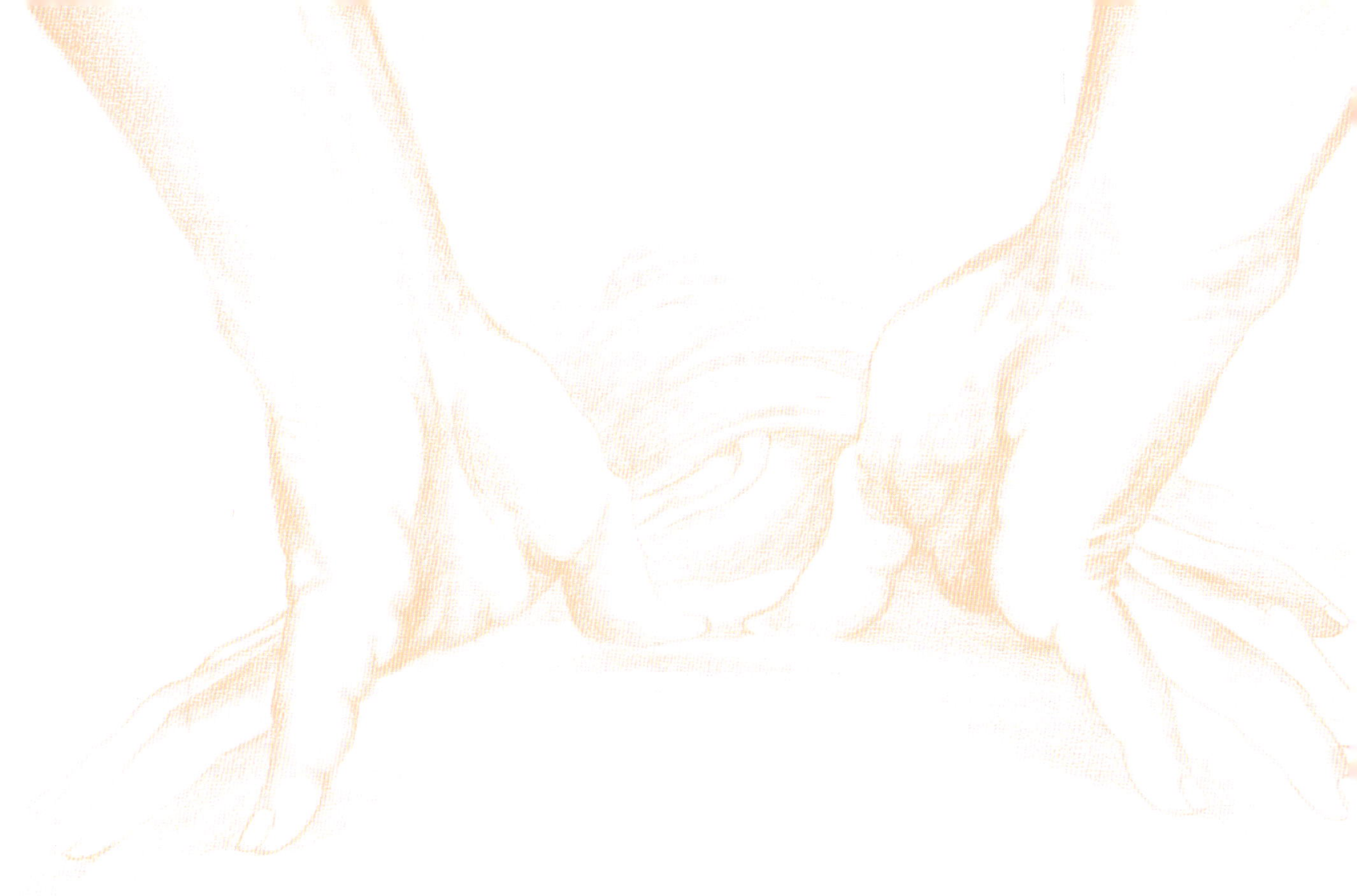

LAS MIGUITAS DE PAN

Nasruddin tiraba migas de pan fuera y no dejaba de hacerlo.

Su vecino le dijo:

— ¿Qué haces, Mullah?

— Tiro migas de pan para alejar a los tigres.

— ¡Pero si aquí nunca ha habido tigres!

— Claro, remedio eficaz ¿no? –le respondió Mullah.

Sabiduría sufí

Bibliografía

Antología del poema corto japonés, Gallimard.

G. Charles, *Traité d'énergie vitale*, Encre.

Anne Cheng, *Histoire de la pensée chinoise*, Seuil, «Essais».

Ding Huang Wu, Michel Angles, Siavoch Darakchan, *Les massages de la médecine chinoise traditionnelle*, Éditions du Rouergue.

G. Faubert / P. Crépon, *La chronobiologie chinoise*, «Espaces libres», Albin Michel.

M. Guillaume, J-C de Tymowski, M. Fiévet-Izard, *Acupuncture*, Que sais-je ? – PUF.

Dr. Jean-Marc Kespi, *L'homme et ses symboles en médecine chinoise*, Albin Michel.

Maestro Lam Kam Chuen, *La voie de l'énergie*, Courrier du Livre.

Lao Tseu, *Tao To King*, Traducción de Liu Kai-Hway, «Connaissance de l'Orient», Gallimard.

C. Larre y E. Rochat de la Vallée, *Les mouvements du cœur*, Ed. Desclée de Brouwer.

J. Lavier, *L'acupuncture chinoise*, Marabout.

Lie-Tse, *Le vrai classique du vide parfait*, Traducción de Benedykt Grynpas, «Connaissance de l'Orient», Gallimard.

Shizuto Masunaga, *Zen Shiatsu*, Guy Trédaniel Éditeur.

Toru Namikoshi, *Le livre complet de la thérapie shiatsu*, Guy Trédaniel Éditeur.

J. M. Pelt, *La langage secret de la nature*, Fayard.

Précis d'acupuncture chinoise, Editions de Pékin.

Y. Requena, *Acupuncture et psychologie*, Maloine.

—: *Le guide du bien-être selon la médecine chinoise*, Maloine.

J. B Rishi, *Do In, l'art du massage*, Centre européen du Yoga.

Ryoukyu Endo, *Tao Shiatsu*, Guy Trédaniel Éditeur.

A. de Souzenelle, *Le symbolisme du corps humain – De l'arbre de vie au schéma corporel*, Dangles.

Tchuang Tseu, *Œuvre Complète*, Traducción de Liu Kia-Hway, «Connaissance de l'Orient», Gallimard.

Dr. Tran Tien Chanh, *L'acupuncture et le Tao*, Partage.

Wang Fu, *Méthodes chinoises de massothérapie*, Éditions en langues étrangères de Pékin.

Dr. Yang Jwing-ming, *Massage Qi Gong*, Budo Éditions.

Zhao Bichen, *Traité d'Alchimie et psychologie taoïste*, Les deux océans.

Direcciones útiles

FRANCIA

AIST

1 bd Arago – 75013 París
Tel. 01 42 00 06 33
www.shiatsu-aist.org
E-mail: contact@shiatsu-aist.org

FFST

12, rue des Épinettes – 75017 París
Tel: 0890 710 017
www.ffst@wanadoo.fr

EUROPA

International Shiatsu Network
www.shiatsunetwork.com

Anexos

Presentación del E.S.T.

La Escuela de Shiatsu Terapéutico de París, de la cual es director Bernard Bouheret, intenta difundir una enseñanza tradicional en la que se alían cultura y filosofía oriental, teoría médica y sus aplicaciones prácticas.

Todas las materias se imparten mediante ciclos completos.

El E.S.T. tiene por vocación la iluminación de toda persona deseosa de iniciarse en este arte ancestral, así como la formación de practicantes completos. Para conseguirlo, sus cursos se dividen en tres aprendizajes:

— El Qi Gong, ejercicios para abrir los canales energéticos. Despierta al practicante para enseñarle físicamente la circulación interna.
— La teoría de las grandes leyes de la energía: el Tao, el yin/yang, los cinco elementos, la seis cualidades del cielo, los principales meridianos, el psiquismo...
— La práctica:
  - equilibrio de la salud a través del pulso.
  - shiatsu – tratamiento global del cuerpo.

Bernard Bouheret comparte su experiencia profesional como practicante enseñando a todo el que quiera iniciarse en la vía del shiatsu, Sei Shiatsu Do, como disciplina manual energética.

E.S.T.- Bernard Bouheret
1 bd Arago – 75013 París
Tel. 01 47 07 77 25
Bernard.bouheret@wanadoo.fr

Presentación de la A.I.S.T.

Un cierto número de practicantes se han reunido en torno al Sei Shiatsu Do, todos deseosos de trabajar en la línea de un shiatsu auténtico y generoso. A fin de conservar dicha integridad, se fundó la A.I.S.T. (Asociación Internacional de Shiatsu Tradicional).

Esta asociación se autodenomina «internacional» porque, desde su creación, muchos practicantes de nacionalidades diversas (brasileña, japonesa, croata, belga, polaca, italiana, alemana, holandesa, etc.), están representados en los diferentes grupos de estudio de la Escuela de Shiatsu Terapéutico de París (E.S.T.).

Si la orientación de la A.I.S.T. sigue la «vía del shiatsu sincero», no hay que olvidar que tiene sus raíces en la del shiatsu imperial, Koho Shiatsu, del maestro Okuyama Ryuho, que la nutre de energía y de la fuerza de la tradición japonesa.

Esta asociación trabaja en talleres terapéuticos en relación con otras asociaciones, como la Asociación Francesa de Poliartritis.

Su vocación es, en efecto, la de abrirse al mundo de las dolencias, pero también al mundo de las artes escénicas (danza, canto, comedia) y al de las artes marciales, así como a todo público deseoso de conocer los beneficios del Sei Shiatsu Do.

La A.I.S.T. es sensible a la aparición de jóvenes practicantes, a los cuales aporta apoyo e información. Este año ha apoyado la creación de un taller de iniciación para niños y adolescentes. Acoge regularmente conferenciantes reputados para enriquecerse y abrir su campo de acción.

La A.I.S.T. es miembro de la Federación Francesa de Shiatsu Tradicional (F.F.S.T.).

A.I.S.T
1 bd Arago – 75013 París
Tel. 01 42 00 0633
www.shiatsu-aist.org
E-mail: contact@shiatsu-aist.org

Índice